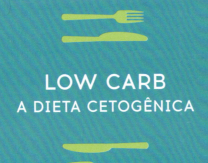

LOW CARB
A DIETA CETOGÊNICA

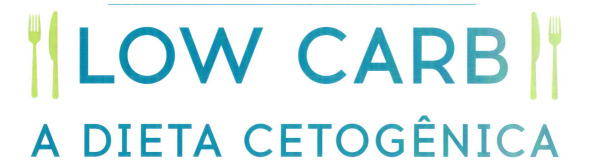

LOW CARB
A DIETA CETOGÊNICA

PARA PERDER PESO,
REEQUILIBRAR O ORGANISMO
E AUMENTAR SUA AUTOCONFIANÇA

LEANNE VOGEL

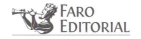

Copyright © A dieta cetogênica 2019 by Faro Editorial Eireli
The Keto Diet Copyright © 2017 by Leanne Vogel
All Rights Reserved.
Published by arrangement with the original publisher, Victory Belt Publishing Inc. c/o Simon & Schuster, Inc.
Todos os direitos reservados

Nenhuma parte desta publicação pode ser reproduzida ou distribuída de qualquer forma ou por qualquer meio, eletrônico ou mecânico, ou armazenada em um sistema de recuperação sem autorização prévia e por escrito dos editores.

A autora não é médica ou profissional licenciada da área médica e não oferece diagnósticos, tratamentos, sugestões ou aconselhamentos médicos. A informação contida neste livro não foi avaliada pela *U.S. Food and Drug Administration* e não tem a pretensão de diagnosticar, tratar, curar ou prevenir qualquer tipo de doença. Antes de começar ou modificar qualquer programa alimentar, de exercícios ou de estilo de vida é preciso obter o aval de um médico licenciado e informá-lo de todas as alterações nutricionais decorrentes.

A autora/detentora dos direitos autorais não se responsabiliza diante de qualquer pessoa ou entidade por nenhuma disfunção, perdas ou danos causados ou alegadamente causados direta ou indiretamente pelo uso, aplicações ou interpretações das informações deste livro.

Diretor editorial: Pedro Almeida
Fotos da capa e da quarta capa: Leanne Vogel e Nathan Elson
Projeto gráfico: Yordan Terziev e Boryana Yordanova
Tradução: Gabriela Erbetta
Preparação: Luiza Del Monaco
Revisão: Cristiane Saavedra
Adaptação de projeto gráfico: Osmane Garcia Filho

Dados Internacionais de Catalogação na Publicação (CIP)
Angélica Ilacqua crb-8/7057

Vogel, Leanne
   Low Carb: a dieta cetogênica / Leanne Vogel ; tradução de Gabriela Erbetta. - São Paulo : Faro Editorial, 2018.
   160 p. : il.

   ISBN 978-85-9581-055-6
   Título original: The keto diet

1. Saúde 2. Bem-estar 3. Hábitos alimentares 4. Dieta cetogênica 5. Dieta de emagrecimento 6. Dieta de baixo carboidrato I. Título II. Erbetta, Gabriela

18-1638   CDD 613.25

Índice para catálogo sistemático:
1. Dieta cetogênica 613.25

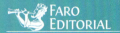

1ª edição brasileira: 2019 | Reimpressão: 2020.
Direitos de edição em língua portuguesa, para o Brasil, adquiridos por FARO EDITORIAL

Avenida Andrômeda, 885 - Sala 310.
Alphaville - Barueri - São Paulo - Brasil
CEP: 06454-010 — www.faroeditorial.com.br

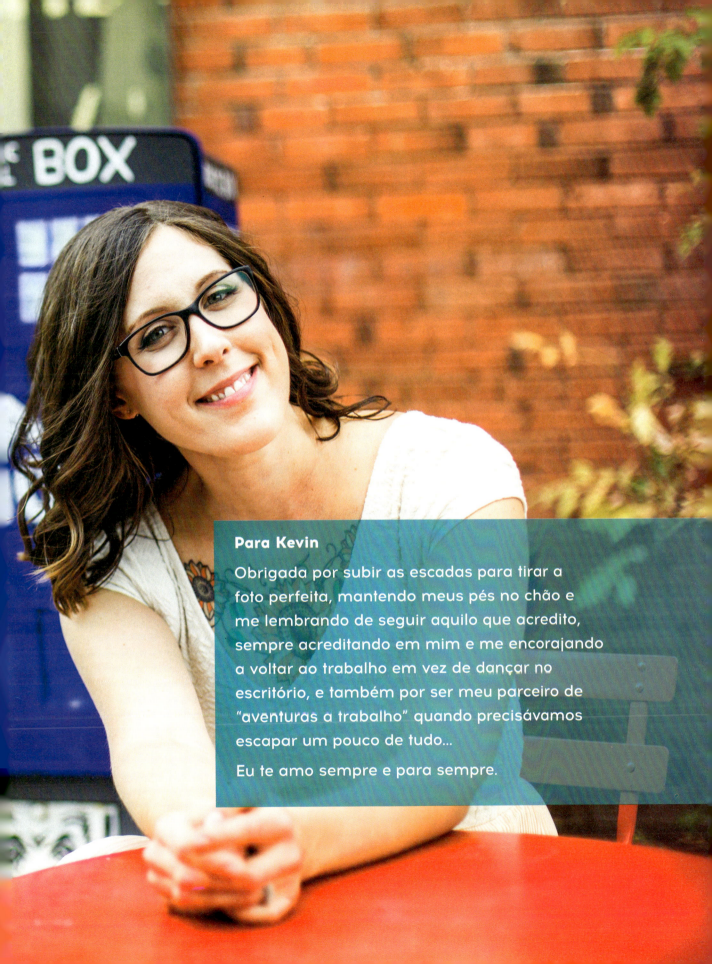

Para Kevin

Obrigada por subir as escadas para tirar a foto perfeita, mantendo meus pés no chão e me lembrando de seguir aquilo que acredito, sempre acreditando em mim e me encorajando a voltar ao trabalho em vez de dançar no escritório, e também por ser meu parceiro de "aventuras a trabalho" quando precisávamos escapar um pouco de tudo...

Eu te amo sempre e para sempre.

SUMÁRIO

INTRODUÇÃO
Oi, sou a Leanne / 11

Um novo tipo de "dieta" / 14

Você pode controlar as condições de seu corpo / 18

Perder peso não é só contar calorias / 20

Sobre este livro / 21

PARTE 1:
O QUE É A DIETA CETOGÊNICA? / 25

Capítulo 1
O QUE É A DIETA CETOGÊNICA E PORQUE VOCÊ VAI EMBARCAR NELA / 26

O que acontece com seu corpo durante a dieta cetogênica / 27

Juntando as dietas paleolítica e low carb / 29

A dieta cetogênica é boa para você? / 31

E o colesterol? E outras dúvidas sobre ingerir gorduras / 33

Capítulo 2
O "CAMINHO DO MEIO": FAÇA O QUE É MELHOR PARA VOCÊ / 37

O paradoxo das proteínas / 38

Se quiser comer carboidratos... Faça isso! / 40

Como customizar a dieta cetogênica / 46

Capítulo 3
A PRÁTICA CETOGÊNICA / 58

Macros e monitoramento / 58

Como saber se você entrou em cetose / 65

O que esperar com a dieta cetogênica / 68

Jejum e cetose: a dupla de ouro / 70

Exercícios na dieta cetogênica / 75

Suplementos / 79

Capítulo 4
A DIETA CETOGÊNICA EM CASA E FORA DELA: COMPRAS, RESTAURANTES E VIAGENS / 82

O preço das coisas / 82

Guia de viagens / 84

Comendo fora ao estilo cetogênico / 86

Capítulo 5
RESOLVENDO OS PROBLEMAS / 89

Você não consegue se adaptar ou emagrecer mais / 89

Gripe cetogênica / 94

Resistência fisiológica à insulina / 96

Acne / 97

Constipação / 98

Mau hálito / 99

Problemas no couro cabeludo: caspa, coceira... / 99

Baixa tolerância ao álcool / 100

Colesterol alto / 100

Queda de cabelo / 100

Insônia / 102

Prurigo pigmentosa / 102

Adaptado à gordura, mas sem estar bem / 103

PARTE 2:
ALIMENTAÇÃO KETO / 105

Capítulo 6
COMIDA: O QUE É BOM
E O QUE É RUIM / 106

O que você vai e o que não vai comer / 106

Qualidade dos alimentos / 110

Superalimentos para a dieta cetogênica / 111

Listas de alimentos / 115

Adoçantes / 118

Álcool / 119

Produtos derivados de coco / 121

Alimentos em conserva / 123

Sal / 124

Ajustes para dietas especiais / 128

Capítulo 7
GORDURAS PARA AMAR,
PARA ODIAR E PARA ABANDONAR / 131

Gorduras saturadas / 132

Gorduras monoinsaturadas / 132

Gorduras poliinsaturadas / 133

Gorduras trans / 133

Guia prático de óleos, azeites e gorduras / 135

Tudo sobre o óleo MCT / 140

Como usar gorduras e óleos cetogênicos / 141

Gorduras em alimentos naturais / 142

Capítulo 8
ABANDONANDO GRÃOS E LATICÍNIOS / 145

Sem laticínios: todas as suas opções / 145

Sem grãos / 147

ÍNDICE / 150

REFERÊNCIAS / 153

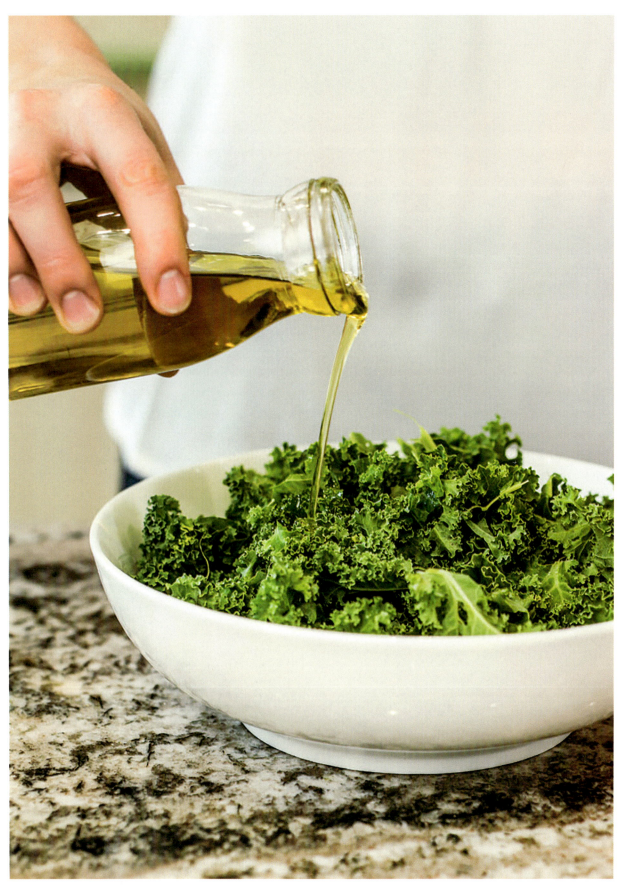

INTRODUÇÃO

Assuma o controle de sua saúde de um jeito novo, partindo do pressuposto de que tudo o que você sabe sobre nutrição e saúde está de ponta-cabeça, invertido e do avesso.

A cetose nutricional, estado em que o corpo obtém energia queimando gordura – e não açúcar –, é uma abordagem poderosa que beneficia a saúde radicalmente por meio de uma dieta que consiste na ingestão de muita gordura, pouco carboidrato e proteína em doses moderadas. Isso pode parecer paradoxal: a maioria de nós aprende que o melhor para a saúde é restringir o consumo de gorduras e aumentar o de carboidratos, principalmente dos chamados "grãos integrais saudáveis". Mas a verdade, comprovada por diversos estudos médicos avançados, é que comer mais gorduras e menos carboidrato traz benefícios para diversos problemas de saúde. Pode ajudar a perder peso, aprimorar a capacidade mental, aumentar a energia, estabilizar o açúcar do sangue, equilibrar hormônios e muito mais.

O livro que você tem em mãos é um guia abrangente – e que difere dos já existentes – sobre o estilo de alimentação rica em gorduras. Diferentemente de títulos tradicionais sobre a dieta cetogênica, conhecida por Keto ou low carb, este não se baseia em calorias, cálculo de macronutrientes ou regras rígidas. Ao contrário, ele dará liberdade e flexibilidade suficientes para que você possa fazer o que parecer certo para seu corpo e sua saúde.

Com as estratégias apresentadas aqui, você acabará com a obsessão, a ânsia e as restrições alimentícias ao adotar práticas nutricionais confiáveis e deliciosas refeições naturais que lhe permitirão alcançar o peso e a saúde desejados sem se odiar ou sentir culpa. Foi assim que eu finalmente perdi e mantive o peso, curei o desequilíbrio hormonal (que me deixou oito anos sem menstruar!), eliminei sintomas de transtorno do déficit de atenção com hiperatividade e fui capaz de substituir a negatividade por otimismo e alegria.

Meu objetivo é mostrar como as mesmas estratégias podem ajudá-la independente de qual seja sua situação atual: se estiver lutando contra a balança, com disfunções hormonais, problemas autoimunes e outras condições crônicas de saúde ou mesmo caso você apenas não esteja se sentindo bem – e tudo sem culpa nem raiva. Espero que o livro mostre como mudar sua alimentação

(e a maneira de pensar a respeito dela) irá lhe ajudar a se amar, se apreciar e ser grata pela bela pessoa que você é.

E tudo se resume a comer gordura! Lá no fundo, consigo sentir que o mundo está pronto para deixar de culpar as gorduras e começar a enxergá-las como realmente são: uma ferramenta que pode ser usada para diminuir nossa cintura, combater doenças, aprimorar o paladar, modificar a relação com a comida e muito mais. Todos nascemos com um instinto inerente para consumir alimentos gordurosos e ricos em nutrientes. Mas alguma coisa se perdeu em algum momento, no meio do caminho. A dieta cetogênica ajuda o organismo a voltar aos eixos – e recupera a tendência natural do corpo de comer gorduras deliciosas e supernutritivas.

Talvez você já tenha começado a trilhar o caminho das gorduras, mas ainda não saiba direito como proceder. Acredite, eu entendo muito bem esse sentimento. Não há nada mais frustrante do que sentir que você sabe o que fazer para melhorar as coisas, mas não ter ideia de como agir. Aqui, você encontrará as estratégias necessárias para entender como aumentar o consumo de gorduras do jeito mais fácil possível. Verdade!

Pode ser que você esteja pensando que comer um monte de gorduras e reduzir os carboidratos seja uma privação das melhores coisas da vida, mas estou aqui para garantir que você sentirá exatamente o oposto quando começar. Peço que encare as soluções deste livro para a cozinha do dia a dia e para o planejamento de refeições como ferramentas superpoderosas que incrementarão a saúde sem atribular radicalmente sua rotina, suas prioridades ou seu amor por tortas, bolos, batatas e outras coisas ricas em carboidratos.

Espero que a dieta cetogênica funcione como o trampolim necessário para que você se sinta no auge, confortável com seu corpo e confiante, amando a vida e pronta para arrasar.

Tudo bem, admito que esse é um conceito radical, mas eu realmente acredito que vai dar muito certo.

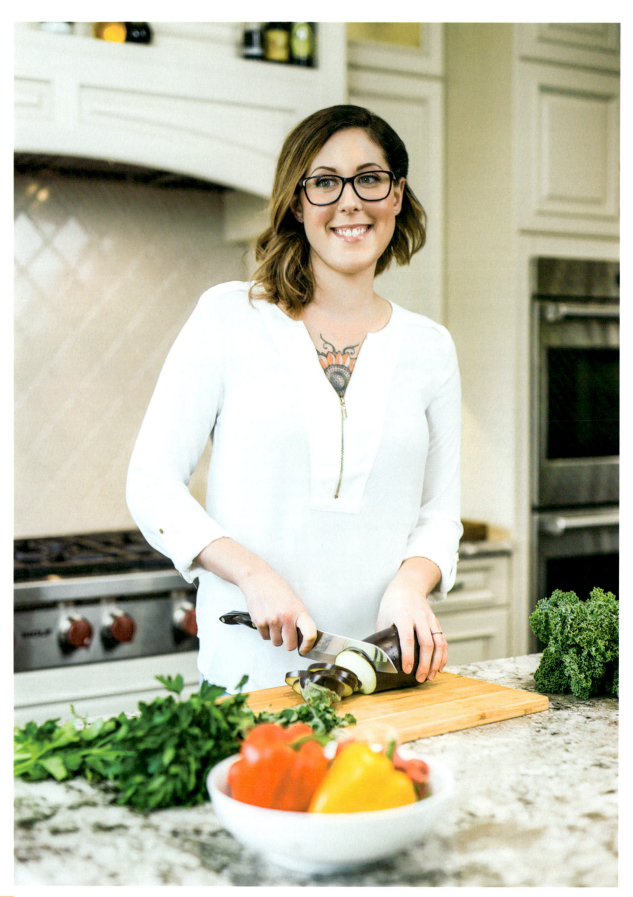

OI, SOU A LEANNE

Sou uma nutricionista holística, militante do bem-estar e criadora do site *Healthful Pursuit*, que nos últimos anos forneceu diretrizes e apoio para mais de cinco milhões de pessoas que buscavam adotar com sucesso o estilo de alimentação cetogênico, rico em gorduras e pobre em carboidratos.

Depois de me formar com honras na *Canadian School of Natural Nutrition*, no ano de 2007, comecei a dar consultas particulares e criei o *Healthful Pursuit*. Hoje tenho um canal de sucesso no YouTube que leva o mesmo nome, além de um podcast com informações sobre a dieta cetogênica (healthfulpursuit.com/podcast). Minha publicação mais recente, *Fat fueled* (healthfulpursuit.com/fatfueled), é um programa de trinta dias que usa gorduras para nutrir, revigorar e equilibrar o organismo.

Entretanto, minha relação com a dieta cetogênica começou de fato em 2014, quando passei a comer mais gorduras e menos carboidratos. Isso mudou minha vida. Ao abraçar essa prática – em lugar de tentar controlar meu corpo com padrões de alimentação restritivos –, eu:

- **Perdi dez quilos teimosos que ganhei em função dos hormônios.**

- **Me livrei de quinze anos de transtorno do déficit de atenção com hiperatividade.**

- **Voltei a menstruar depois de ter sido diagnosticada com menopausa precoce aos 24 anos de idade.**

- **Estabilizei o ânimo – hoje, vivo sem a leve depressão que costumava me incomodar.**

- **Eliminei o cansaço mental.**

- **Ganhei energia.**

- **Melhorei a aparência de minha pele, cabelo e unhas.**

- **Parei de ter desejos súbitos por alguns tipos de alimentos.**

- **Me libertei da obsessão por comida.**

- **Adquiri mais autoconfiança.**

Antes de você decidir que minha experiência libertadora está fora de seu alcance e jogar este livro de volta na estante, deixe-me contar a situação em que eu me encontrava.

Não pretendo aborrecer você com histórias dos lugares onde eu cresci ou sobre como são meus pais, contar como dei os primeiros passos ou como minha irmã caçula é legal (embora ela seja demais). Vamos direto ao ponto, sem enrolações.

Como a dieta cetogênica me ajudou a perder peso e outras coisas bacanas

A história do meu relacionamento com comida e boa forma começou quando parei de utilizar a comida como meio de encontrar um equilíbrio prazeroso e, ao invés disso, passei a usá-la para controlar o mundo à minha volta. Dos 13 aos 28 anos de idade, lutei contra distúrbios alimentares. Começou com bulimia, quando eu me entupia de comidas proibidas e depois vomitava tudo, avançou para anos passando fome com anorexia e abusando de remédios, voltou para a bulimia enquanto continuei a restringir minha dieta severamente e, finalmente, chegou à ortorexia (obsessão em só comer os alimentos "certos"), quando tinha ataques de pânico se não podia preparar minhas próprias refeições.

O problema físico mais significativo que tive diante dessa relação com a comida foi a perda da menstruação (o termo médico é *amenorreia*). Tomei anticoncepcionais dos 13 aos 21 anos. Quando parei a pílula, minha menstruação nunca mais voltou. Passei oito anos sem menstruar nenhuma vez.

Passei boa parte dos meus 20 anos sem ligar para isso. A vida, afinal, era muito mais fácil sem menstruação. Continuei a forçar meu corpo correndo maratonas, fazendo ciclismo, nadando e fazendo dietas, porque acreditava que não havia outra maneira de obter o corpo que eu queria tão desesperadamente ter. Mas, embora eu fizesse tudo isso em nome da saúde, a verdade é que meu comportamento não era verdadeiramente saudável.

Foi um período turbulento e cheio de inseguranças que disfarcei com promoções no trabalho, viagens para acampar e uma aparência de felicidade. Não tinha amor pelo meu corpo nem me cuidava direito. Estava obcecada em fazer exercícios físicos, seguir as "regras" da boa nutrição – que incluíam evitar gorduras – e ser a melhor em tudo. Embora as tendências clássicas dos distúrbios alimentares estivessem começando a se dissipar, eu não estava nem ao menos perto de amar e respeitar mais meu corpo. Ao contrário, a energia que gastei com restrições e compulsões foi transferida para exercícios em excesso e para o controle de nutrientes.

Cinco anos depois de ter parado com os anticoncepcionais, enquanto eu me revezava entre treinar em excesso e sentir dores provocadas pelos exercícios, comecei a fazer terapia de reposição hormonal (TRH). Ao fim de oito meses, meus hormônios não manifestaram nenhuma reação, mas a balança sim. Eu estava com 32% de gordura corporal e ganhei cerca de dez quilos que sou capaz de jurar terem se concentrado em forma de celulite.

Eu estava fazendo as coisas "certas" – alimentos veganos ou da dieta paleolítica, me exercitando uma ou duas vezes ao dia, parando de comer às 17h, comendo seis pequenas refeições por dia –, mas o peso só aumentava a cada semana. Quando meus quadris não entraram em um par de shorts que tinha comprado no verão anterior, senti que precisava fazer alguma coisa.

Então, como todo mundo que quer perder peso, reduzi o consumo de calorias e aumentei a intensidade dos exercícios. Rapidamente, passei a sentir fome e a ficar mal-humorada. A cada dois ou três dias, eu comia compulsivamente e parecia voltar à estaca zero. Frustrada, fui a um naturopata que sugeriu uma dieta pobre em carboidratos. Minha reação imediata foi um ressonante "não". Eu associava esse tipo de dieta aos molhos processados, adoçantes, bebidas gaseificadas, petiscos e suplementos para perda de peso que via nas propagandas. Essa associação, combinada com a imagem que meus professores de nutrição nos haviam passado de tais dietas como sendo absurdas e nem um pouco saudáveis ou naturais, foram suficientes para me convencer a não chegar nem perto.

Mas eu estava desesperada e, por fim, decidi que se pudesse comer menos carboidratos de um jeito que me fizesse bem, iria tentar. Naquele mesmo dia, uma amiga falou da dieta cetogênica em um *post* no *Instagram*. Curiosa, procurei o que significava aquela palavra e pronto, lá estava a solução que eu procurava, na tela à minha frente.

Embora no início eu tenha me assustado ao ver a quantidade de receitas que usavam laticínios como fonte primária de gorduras e se apoiavam fortemente em comida processada para reduzir os carboidratos, me interessei o suficiente e fiquei desesperada o bastante para tentar. Mas estava determinada a agir do meu jeito: sem grãos, sem laticínios e incluindo ingredientes naturais. Passei semanas pesquisando a dieta cetogênica e mergulhando nesse tipo de alimentação.

Pela primeira vez em toda a minha vida, me dei permissão para comer gorduras sem culpa, e isso foi libertador! Passava óleo de coco em *muffins* de linhaça, cozinhava hortaliças com colheradas de gordura bovina local e comia minha cota de bacon, incluindo as camadas marmorizadas e bem gordurosas que sempre evitei. Foi um verão de descobertas – a primeira costela assada, a primeira dose de manteiga de nozes. Enfiei o pé na jaca, e foi bom. Quanto mais eu comia, mais minhas emoções se equilibravam, meu humor se estabilizava e eu me sentia bem comigo mesma e confiante em minhas decisões. Além disso, não sentia mais aquela fome infinita. Comia até ficar satisfeita – e comecei a perder peso. Estava ingerindo 200 gramas de gordura por dia e, em apenas dois meses, perdi dez quilos e reduzi a taxa de gordura corporal de 32% para 20%.

Mas foi aqui que a história feliz deu uma reviravolta. Tenho uma tendência para abraçar restrições. Quando descubro algo novo que incentiva a redução de peso e me anima em direção ao que considero "meu melhor", levo isso ao extremo. Por que perder cinco quilos se posso perder dez? O que são dez quilos, diante de quinze? Eu estava a todo vapor e contava cada grama a menos como um passo para ser mais feliz e saudável.

Essa obsessão pela dieta rica em gorduras e pobre em carboidratos e calorias durou seis meses, até que eu não estava mais dormindo, meu cabelo caía e, secretamente, eu devorava carboidratos sem parar. Quanto mais eu restringia a alimentação, mais eu comia compulsivamente. Minha aparência era ótima e eu adorava a maneira como conseguia pensar de maneira clara e focada, mas no fundo eu sabia que estava perdendo cada vez mais o rumo.

Foi graças à dieta rica em gorduras que obtive o equilíbrio emocional necessário para admitir que tinha um problema e que precisava mudar. É que, quando você começa a consumir gorduras suficientes depois de um período sem consumir praticamente nenhuma gordura (no meu caso, mais de uma década), algo espetacular acontece: seu cérebro volta a funcionar direito, as emoções se estabilizam e você passa a ser capaz de tomar decisões em um instante.

Eu sabia que a dieta cetogênica tinha muito valor, mas precisava mudar a versão dela que havia adotado. Por isso, enquanto continuava a usar gorduras para me nutrir e me sentir bem, desenvolvi o programa *Fat Fueled*. Ao promover bem-estar, peso estável e felicidade seguindo os preceitos da dieta cetogênica, o programa se tornou minha redenção – e de tantos outros.

Além de comer todos os tipos de gordura, fiquei livre para ouvir meu corpo, priorizar o que me fazia bem e melhorar de dentro para fora. Comecei abandonando as restrições pesadas do estilo cetogênico tradicional e me libertei da vergonha e da culpa que eu tinha aprendido a sentir tão bem. Em vez de agir contra meu corpo, tentei sentir gratidão pelas coisas maravilhosas que ele faz por mim diariamente – desde as mais simples, como respirar, até as mais complexas, como produzir emoções em resposta a uma situação. Também me livrei dos monitores de cetona e de glicose, me propus a abandonar a contagem de calorias e o cálculo de macronutrientes e deixei de seguir gurus *fitness* que condenavam quem comesse mais de 20 gramas de carboidrato por dia alegando que isso não era "dieta cetogênica legítima". Meu cabelo parou de cair, a qualidade do meu sono aumentou e, ainda assim, mantive os benefícios da dieta rica em gorduras e pobre em carboidratos: emoções controladas, equilíbrio nos níveis de glicose no sangue, pensamento claro e perda de peso.

Depois de nove meses seguindo o programa *Fat Fueled*, minha menstruação voltou, passei a cuidar mais de mim e fiquei viciada em amor-próprio. Hoje, três anos depois de adotar esse estilo de vida, sou a Leanne que sempre conheci, mas que estava fora do alcance. Há quem diga que a autorrealização começa quando deixamos o amor entrar – mas, para mim, tudo se resumiu à gordura.

Percorri um caminho excessivamente tortuoso para ficar saudável. Mas a notícia boa é que você não precisará passar por isso! Ao seguir o que aprendi sobre a dieta cetogênica por meio de tentativa e erro, você poderá começar a se sentir bem amanhã mesmo.

E tudo começa com uma redefinição da palavra *dieta*.

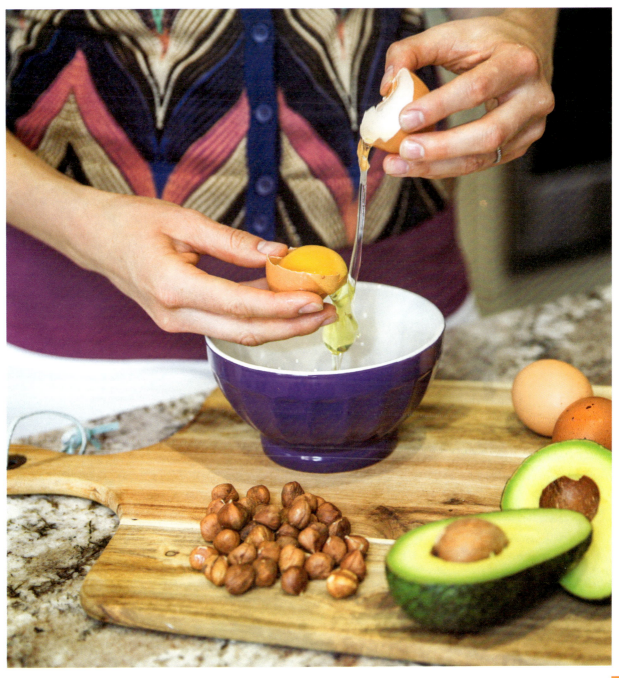

LOW CARB 13

UM NOVO TIPO DE "DIETA"

Preciso contar uma coisa: odeio a palavra dieta. Essas cinco letras têm tanto poder sobre as pessoas que fico com vontade de bater nas paredes, pisar duro e escrever um livro com a palavra *dieta* no título só para provar que *dieta* pode significar muito mais do que fomos levados a acreditar.

Pode apostar que este programa irá ajudá-lo a perder peso e fornecer as ferramentas necessárias para que você se sinta no auge. Entretanto, ele não levará você a dizer coisas como "não confio em mim mesma perto de chocolate quando faço dieta" ou "comecei uma nova dieta na segunda-feira".

Em vez disso, prepare-se para falar "não, obrigado, bolo não me faz bem" e "epa, é sério que passei uma tarde inteira sem pensar em comida?". Não se trata de ingerir menos calorias ou de consumir menos gordura, o que nos faz sentir como se a qualquer momento fossemos começar a comer descontroladamente e nos leva a mais desejos, proibições, cansaço mental e por aí vai.

A abordagem tradicional das dietas é limitadora, restritiva e condenatória – e eu não quero ter nada a ver com isso. Vamos redefinir a palavra *dieta* e retomar o controle sobre nossa vida, ok? Em lugar do velho ciclo que se repete em uma dieta e consiste em comer – se restringir – e sentir raiva de si mesma, gostaria de criar um plano baseado em amor próprio, respeito e metas que favoreçam a saúde.

Você provavelmente já leu uma série de depoimentos nessa linha: "segui a dieta por quatro semanas, perdi 22 quilos e hoje sou a mulher mais feliz do mundo. Minha vida mudou completamente: meu marido está obcecado por mim, meus filhos gostam de ficar comigo e minhas amigas querem *ser* eu".

Tenho uma notícia para você: as pessoas gostam de estar por perto porque você é gentil. Sua cara-metade ama sua confiança, sua ousadia e a maneira como você age com as crianças. Seus filhos adoram você porque você é o ídolo deles e, para eles, nada do que você faz pode dar errado. Quando as pessoas dizem que "perder peso mudou minha vida", muitas vezes o que elas querem de fato dizer é que emagrecer mudou a *percepção* que tinham a respeito de si mesmas, e isso influencia a maneira como interagem com o mundo. É claro que existe a chance de que perder peso vá possibilitar que você participe de uma trilha pela primeira vez na vida, e isso é muito legal. Desejo ajudá-la a fazer as coisas que você quer.

Porém, aposto que você está lendo este livro porque quer emagrecer e acredita que, quando isso acontecer, todos os outros aspectos da sua vida irão melhorar. Demorei anos para aprender que eu não sou meu peso. Para saber que posso fazer qualquer coisa que colocar na cabeça, não importa o quanto a balança esteja marcando. E que, em muitos casos, é a percepção que nós mesmas temos de nossos corpos e limites que nos afasta da vida com que sonhamos. Não é o peso que nos detém – *nós* é que estamos nos detendo.

Por outro lado, compreendo totalmente a sua posição. Talvez você tenha acabado de ler o último parágrafo e esteja pensando "essa mulher é louca. Claro que meu peso é um problema". E eu entendo. Eu também sentia que todos aqueles dez quilos que engordei durante aquela horrível terapia de reposição hormonal não pertenciam ao meu corpo. E teria feito quase qualquer coisa para me ver livre deles.

Mas e se eu disser que emagrecer e se manter saudável não precisa ser necessariamente uma guerra? E se eu disser que você pode se sentir confiante agora, com o corpo que tem, amando sua vida e as pessoas que estão nela, fazendo as coisas que quer e perdendo peso durante esse processo?

Se você abraçar essa ideia e der uma chance para a dieta cetogênica, você não somente perderá peso como também melhorará a saúde do seu cérebro. E quando seu cérebro está saudável, as coisas acontecem de um jeito um pouco diferente. Seu humor e a capacidade de tomar boas decisões aumentam, o cansaço mental desaparece e, pela primeira vez, você enxerga tudo de modo mais claro. Não é brincadeira, eu estou falando a verdade. Seu cérebro adora gordura. E, nesse momento, provavelmente não está obtendo o suficiente dela para trabalhar direito, o que afeta a maneira como você encara sua vida. Sei que parece um pouco ilusório – mas garanto que você não teria essa impressão, caso estivesse em uma dieta rica em gorduras.

Se você acha que esse papo de comer por causa das emoções e de manter uma "relação com a comida" é furado, eu respeito. Se tudo o que você quer é ser mais saudável, talvez perder alguns quilos e se sentir melhor, tudo bem – tudo o que eu digo neste livro vai ajudá-lo nesse sentido.

Mas caso você queira encerrar o ciclo infindável de regimes que te leva a trapacear e depois sentir culpa, eu gostaria de ajudar. O modo como a alimentação é tratada em *A dieta cetogênica* fará bem para seu corpo e ajudará a personalizar suas escolhas para que você fique bela e saudável sem enlouquecer durante o processo. E, na minha opinião, isso sim é "dieta" – ou, pelo menos, deveria ser.

Seu corpo quer se manter saudável. Se ele pudesse decidir, você com certeza não ganharia 100 quilos em apenas alguns meses. As decisões desequilibradas e incontroláveis não são tomadas pelo seu corpo, e sim pelo seu alter ego, você e mais um monte de expectativas fomentadas pela mídia sobre como deveria ser sua aparência, misturadas com uma dose de regras de alimentação, uma pitada de desordem emocional e – ahá! – comer compulsivamente à noite e sentir que você não tem controle sobre a comida, a receita perfeita para não confiar em si mesma.

Nas próximas páginas, incentivarei você a escutar seu corpo para descobrir o que ele quer. No início, isso pode parecer ridículo; lembro que, quando comecei a me embrenhar no assunto, parecia que meu corpo só tinha vontade de comer chocolate e batata-frita. Mas então, descobri que tudo o que ele quer é ser saudável, e que ele sabe perfeitamente qual é o peso ideal para mim. Hoje eu como, me satisfaço e não ligo muito para isso. Você pode fazer o mesmo e atingir um peso realista que esteja conectado com as preferências e necessidades de seu corpo.

Quero ajudar você a alcançar aquela vida maravilhosa e excitante com que sempre sonhou. E se ela inclui passar maionese no bacon todos os dias, você está no lugar certo.

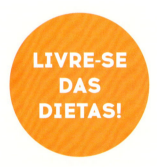

LIVRE-SE DAS DIETAS!

Estima-se que duas entre cinco mulheres estejam sempre em dieta. Não quero ser uma dessas pessoas. Não quero usar um aplicativo para contar calorias em um restaurante no sul da França enquanto meu marido espera até que eu decida o que pedir. Não quero deixar de provar o bolo de casamento da minha irmã porque ele ultrapassa o limite de carboidratos daquele dia. Não quero passar uma noite diante da lareira tostando marshmallows com medo de perder o controle e comer tudo. Não quero deixar de aproveitar a vida porque estou de dieta.

Quando adotei a dieta cetogênica, eu vinha de uma situação cheia de restrições. Eu pensava em todas as coisas que não podia mais comer, contava calorias e subia na balança duas, às vezes, três vezes por dia. Não saía nem visitava os amigos e ficava nervosa o tempo todo ao pensar em comida. Viver assim – se é que dá para chamar de "viver" – não era legal. Assim que me livrei da mentalidade restritiva, fui invadida pela maravilhosa liberdade que a alimentação rica em gorduras proporciona.

Esse tipo de pensamento, entretanto, foi incutido em nossa cabeça desde que éramos crianças, e nem sempre é fácil de superar. Desde cedo, a TV nos ensina que não podemos confiar em nosso corpo e que precisamos dominá-lo se quisermos perder peso, obter bem-estar e merecer amor. Lembra-se de uma propaganda de cereal dos anos 1980 que falava "graças a ele, você não engorda um grama"? Ou o comercial da Pepsi que falava sobre gordura corporal?

Se você costuma registrar todas as suas calorias como eu fazia, pense naquelas noites em que ainda restavam 150 calorias para atingir sua cota diária. Você comia mesmo que estivesse sem fome, por medo de ter apetite no dia seguinte – quando as mesmas 150 calorias não estariam sobrando, uma vez que "não podiam ser transferidas". Além disso, as atividades físicas daquele dia claramente exigiam um número certo de calorias; seria uma pena desperdiçar o bolo de chocolate que já tinha planejado, e sem o qual você certamente não atingiria "os macronutrientes necessários".

Ok. Agora lembre-se de quando você atingia a cota calórica do dia às 16h, depois de ter devorado um punhado de frutas secas na mesa do escritório. Você ia para casa arrependida, porque ainda faltavam cinco horas para ir para a cama e dormir. Fome. Muita fome. Pelo resto do caminho, você pensava no que ia fazer para se manter ocupada e não ter tempo para comer tudo o que visse pela frente – e ultrapassar o limite de calorias ou desestabilizar os macronutrientes.

Não sei quanto a você, mas eu não era feliz quando vivia nesse esquema de controle obsessivo. Na verdade, era muito infeliz. Mas não sabia como cair fora. Caramba, eu nem ao menos sabia que era possível cair fora.

Eis alguns sinais clássicos de que a obsessão por dietas tomou conta de sua vida:

- **Você toma nota de cada migalha que consome e certifica-se de que contribuem para você alcançar seus objetivos.**

- **Você tem muitos gases e não sabe que alimento pode estar causando isso.**

- **Você fica estressada quando vai comer. Ao jantar fora com os amigos, confere o cardápio do restaurante antes de sair e imagina as perguntas que fará ao garçom. Você fica na defensiva em conversas para combinar eventos, sentindo ansiedade e até mesmo cancelando em cima da hora algumas vezes.**

- **Seu ciclo menstrual está desregulado – você fica alguns meses sem menstruar e tem TPMs avassaladoras, e coisas do gênero.**

- **Você se pega falando frequentemente sobre escolhas alimentares, peso e dietas.**

- **Você fica ansiosa diante da possibilidade de faltar na academia.**

Se tudo isso parece muito familiar, peço que você faça duas coisas: primeiro, dê uma chance para novas ideias e permita-se ouvir seu corpo. Depois, tire um tempo para você mesma, para que seja capaz de entender as necessidades de seu corpo.

É aqui que entra o autocuidado, que é a prática de – sim, você adivinhou – cuidar de si mesma. Mas isso vai muito além de tomar banho e arrumar o cabelo. Trata-se de tomar conta de você com ações que intencionalmente atendam suas necessidades física, mentais e emocionais. Gosto de pensar nisso como "um tempo para mim". Por exemplo: algumas práticas do autocuidado físico podem incluir tomar um banho gostoso à noite, sair para caminhar, preparar o jantar sem pressa, espreguiçar antes de dormir e fazer uma massagem. Minhas práticas de autocuidado mental incluem escrever um diário, meditar e fazer desafios de sudoku. Para manter a saúde mental, removo as pessoas tóxicas de minha vida, tenho conversas profundas com meu marido, danço com os amigos e faço sessões de coach profissional.

Sua vez! Que coisas – mesmo que uma só – você pode começar a fazer diariamente para sentir-se bem? Não precisa tomar muito tempo; cinco minutos de autocuidado já é um bom começo!

Ao desenvolver a prática de autocuidado e seguir a dieta cetogênica, que deixará seu cérebro mais leve, alerta e focado, você será capaz de se conectar com as reais necessidades do corpo. Imagine saber o quê e quanto comer para conquistar o corpo e a saúde que sempre quis sem precisar restringir alimentos, contar calorias ou gastar rios de dinheiro!

Se você está se sentindo tão perdida quanto eu estava – sem confiar em si mesma diante da comida, tendo um forte sentimento de desgosto com o corpo ou cansada de seguir as regras de uma dieta –, eis algumas coisas que podem ajudar em conjunto com a dieta cetogênica:

ESQUEÇA A MATEMÁTICA leia mais na p. 58

Quantas vezes, na metade de uma refeição, você já se pegou pensando "não estou com tanta fome, mas preciso comer isso senão (escolha o motivo: vou sair do estado de cetos; não aguento até a próxima refeição; não desenvolverei músculos)"?

Essa voz que diz que você não está com fome é a maneira que seu corpo tem de falar que está contente e que já tem a quantidade de alimentos certa para suas necessidades. Ao insistir e comer o final da refeição, você vai contra seu corpo da pior maneira possível.

Isso quer dizer que medir e pesar a comida é uma perda de tempo total. Seu corpo sabe quando está satisfeito. Confie nele.

CONFIE EM VOCÊ leia mais na p. 68

Depois de algum tempo na dieta cetogênica, livre-se das "regras" e crie outras, você mesma. Quando estiver adaptada às gorduras, você será capaz de identificar o estado de cetose. Agora é hora de se divertir. Sua alimentação já causa bem-estar, mas será que dá para se sentir ainda melhor mudando algumas coisas nela?

ADOTE HÁBITOS AGRADÁVEIS leia mais na p. 77

Você odeia ir para a academia? Pense nos tipos de exercícios que a deixam contente e invista mais neles. Se detesta cada momento, por que embarcou nesse tipo de atividade física? Só porque acha que deve? Será que esse motivo é bom o suficiente?

COMECE A PRATICAR O AUTOCUIDADO

Escreva uma lista de coisas que fazem você se sentir bem e classifique-as de acordo com o tempo que demandam: dos itens mais demorados aos que levam menos de 15 minutos. Comece com uma atividade curta por semana e, aos poucos, aumente para pelo menos uma por dia. Minha prática de autocuidado inclui itens como: tomar uma xícara de chá antes de começar a trabalhar, sair para uma caminhada à tarde e terminar o dia com um banho relaxante antes de ir para a cama. Ao todo, dedico cerca de duas horas por dia ao autocuidado, mas não foi sempre assim. No início, eu tinha sorte de conseguir cinco minutos sozinha para fazer as coisas que me davam prazer. Hoje, consigo perceber que ganho em autorrespeito, autoconhecimento e autoconfiança (meu benefício favorito) quando dedico um tempo para mim mesma.

DEFINA SEU PROPÓSITO

Pode acontecer com qualquer um: apesar de nossas melhores intenções, de repente, nos vemos de volta ao modelo tradicional de dieta, contando calorias e nos xingando a cada pedaço de frango que comemos a mais. Quando isso acontece comigo, eu procuro lembrar qual é meu propósito.

Ao me livrar das dietas clássicas, meu objetivo era viver de maneira mais livre e espontânea, aproveitando o momento presente sem me regrar por medos ou arrependimentos. Quando começo a contar calorias ou a me restringir novamente, não estou seguindo a vida que quero. Então, ao retomar os velhos hábitos negativos, eu me lembro que eles não me permitem viver da maneira que escolhi.

Pode ser que você precise se reconectar ao seu objetivo diariamente quando começar a mudar seu estilo de alimentação, para lembrar-se do que é importante (por exemplo, por que você diz não para o açúcar e sim para aquela caminhada durante a tarde). Quanto mais você pratica, mais fácil fica de viver segundo seu propósito sem ter que pensar nele a todo instante.

Eis algumas perguntas que você pode fazer a si mesma para ajudar a identificar seu objetivo:

- O que a levou a comprar este livro?
- O que a atraiu sobre a ideia de comer mais gorduras?
- O que significa, para você, uma vida feliz e saudável?
- Como seus pensamentos e ações se transformam quando você se sente feliz e saudável?
- Que pequenas atividades você pode se comprometer a fazer todos os dias, e que a ajudarão a se manter firme em seu propósito?

No geral, espero que você descubra como essa maneira de se alimentar pode ser maravilhosa – e não só para o seu corpo. Claro que é bom demais perder peso e se sentir bem fisicamente, mas esse estilo de vida também permite que você realmente aprecie a jornada e aproveite tudo de um jeito mais equilibrado.

VOCÊ PODE CONTROLAR AS CONDIÇÕES DE SEU CORPO

As práticas da medicina tradicional não têm sido eficientes para resolver problemas de saúde crônicos e muito comuns. Só nos Estados Unidos, cinco milhões de mulheres têm síndrome de ovário policístico, 26 milhões de pessoas apresentam diabetes, três milhões possuem desordens neurológicas e 1,6 milhão é diagnosticada com câncer a cada ano. Pessoas de diferentes origens que buscam por mais saúde têm começado a perceber que nossa maneira de agir e de comer não está ajudando.

Muitos de nós já passamos ou vimos pessoas queridas enfrentarem momentos de dor, sofrimento e frustração ao receberem um diagnóstico devastador de Alzheimer, doença de Crohn, diabetes, câncer, esclerose múltipla ou males do gênero. É claro que o diagnóstico em si já é aterrorizante. Mas o que mais me assusta é ver que organizações relacionadas à saúde e veículos de mídia não se dispõem a mudar a conversa e reavaliar a maneira como falam sobre prevenção e cura. Em diversos casos, recomendam tratamentos ultrapassados em vez de adotar uma atitude inovadora que leva em conta o conhecimento atual sobre nutrição e doenças.

Vivi isso na pele no ano de 2010, quando meu pai passou por sessões de quimioterapia. Depois do tratamento diário, os pacientes tinham à disposição chá com açúcar e biscoitos industrializados. O propósito desse lanchinho doce era aumentar a energia dos enfermos, mas o que o hospital não estava levando em consideração era outro fator muito importante: o câncer se desenvolve ainda mais na presença de açúcar!

Ou, então, veja o que aconteceu com meu avô, que tinha Alzheimer. Em apenas alguns meses, ele foi da demência leve ao catastrófico estágio três da doença e então à morte. Tenho certeza de que essa progressão agressivamente rápida se intensificou pelos inúmeros pacotes de balas e outros doces espalhados pelo quarto dele na casa de saúde. Não é à toa que o Alzheimer foi chamado de "diabetes tipo 3". Entretanto, na época em que meu avô estava doente, os benefícios dos alimentos ricos em gordura, especialmente o óleo MCT, não eram conhecidos.

Tanto a experiência de meu pai quanto a de meu avô poderiam ter sido melhores, caso eles tivessem sido instruídos sobre os benefícios da alimentação rica em gordura. Talvez você tenha visto, ouvido falar ou vivido algo parecido?

Precisamos aprender a cuidar de nós mesmas, e isso começa e termina com educação. Você não precisa virar uma nutricionista, mas pode explorar diferentes modos de, por fim, adotar uma alimentação que funcione bem para seu corpo, sua saúde e sua vida. E, caso surjam problemas, você terá condições para entender quais ajustes devem ser feitos para amenizar a situação e para saber onde encontrar a ajuda necessária.

Digo isso não para assustá-la e, assim, forçar uma mudança, mas para incentivar que você se abra para novas formas de cuidar do seu corpo – seja para melhorar alguma condição de saúde que esteja incomodando agora ou para prevenir problemas futuros. Já que você comprou este livro, sinto que está interessada em assumir a responsabilidade sobre seu organismo. Nossos corpos são as coisas mais preciosas que temos, e quando nos educamos com informações vindas de fontes variadas, ficamos mais bem-equipadas para lidar com o que quer que apareça no caminho.

O conceito da cura por meio da nutrição tem se espalhado de forma cada vez mais rápida e eficiente. Apenas no ano passado, novos livros a respeito de dieta cetogênica e rica em gorduras foram *best-sellers* na Amazon e, desde o final de 2013, três títulos relacionados a alimentação sem grãos ou sem açúcar são assíduos na lista de mais vendidos do The New York Times.

O mundo está faminto por mudanças, e espero que este livro ajude você a fazer parte disso.

COMO AS GORDURAS AFETAM SEU CORPO

Pense nas gorduras como se fossem a Floresta Encantada. Queremos nos aliar aos príncipes, princesas e ajudantes devotados, heróis que melhoram nossa saúde, e evitar os vilões que nos prejudicam, as rainhas malvadas, criaturas marinhas desagradáveis e bruxas perversas. Mais para frente, falarei sobre as gorduras boas e ruins, mas, por enquanto, vamos rever como elas podem afetar nosso corpo.

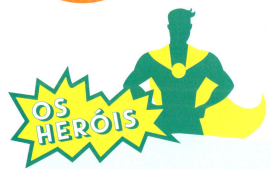

OS HERÓIS

- ★ Diminuem fatores de risco que causam problemas cardiovasculares.
- ★ Fortalecem os ossos.
- ★ Melhoram a saúde do fígado, pulmões e cérebro.
- ★ Amplificam o equilíbrio da comunicação nervosa para melhorar nossa capacidade de treinamento, aprendizado, memória muscular e muito mais.
- ★ Fortificam o sistema imunológico.
- ★ Promovem a integridade celular.
- ★ Diminuem o colesterol LDL (ruim), principalmente a lipoproteína (a).
- ★ Aumentam o colesterol HDL (bom).
- ★ Ajudam na assimilação de nutrientes.
- ★ Melhoram a composição do corpo, com bom equilíbrio entre massa muscular magra e gordura corporal.
- ★ Aumentam a sensibilidade à insulina.
- ★ Reduzem inflamações.
- ★ Estimulam o metabolismo saudável.
- ★ Auxiliam no funcionamento da tireoide.
- ★ Equilibram os colesteróis tipos LDL e HDL, o que ajuda a combater inflamações.
- ★ Causam sensação de saciedade, diminuindo a ânsia por comida.
- ★ Favorecem o equilíbrio hormonal.
- ★ Ajudam na formação dos músculos.
- ★ Contribuem com o emagrecimento.
- ★ Reduzem riscos de depressão, câncer e ataque cardíaco.
- ★ Melhoram as condições da pele e dos olhos.

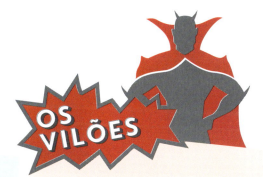

OS VILÕES

- ☠ Criam radicais livres, que danificam e envelhecem as células.
- ☠ Retiram vitaminas e minerais do corpo.
- ☠ Causam inflamações sistêmicas.
- ☠ Aumentam o colesterol LDL (ruim), principalmente a Apolipoproteína B.
- ☠ Deterioram as paredes celulares, causando sua desintegração.
- ☠ Danificam o DNA.
- ☠ Dificultam o combate a infecções.
- ☠ Diminuem a capacidade de lidar com o estresse.
- ☠ Causam estresse.
- ☠ Ampliam os efeitos do envelhecimento.
- ☠ Reduzem a capacidade do corpo em produzir energia.
- ☠ Afetam a microbiota intestinal de maneira negativa.
- ☠ Aumentam riscos de câncer, doenças cardíacas e Alzheimer.
- ☠ Entopem artérias.
- ☠ Causam dor de cabeça.
- ☠ Afetam a memória de forma negativa.

PERDER PESO NÃO É SÓ CONTAR CALORIAS

Houve um tempo em que eu consumia 1200 calorias por dia, controlava cada migalha que colocava na boca e vivia obcecada com a preparação de refeições, dietas e perda de peso. Hoje, há dias em que consumo cerca de 3000 calorias e não registro mais o que estou comendo – em compensação, estou mais magra, mantenho o peso estável sem esforço e me sinto muito bem. Se eu consegui superar aquela fase confusa da minha vida, então você também conseguirá.

Seu corpo não é uma máquina. Suas necessidades energéticas e, portanto, a quantidade de calorias de que seu corpo precisa são influenciadas pelos seus pensamentos, emoções, atividades, perfil hormonal, ritmo circadiano e escolhas alimentares. Veja só: agora, enquanto escrevo, sinto tanta fome que é como se eu não me alimentasse há dias, mas ontem mesmo tive uma rotina semelhante e nem pensava em comer. Por que isso acontece?

A abordagem clássica para o emagrecimento – "coma menos e faça mais exercícios" – baseia-se em uma mentalidade de contagem de calorias: a ideia por trás disso é que perder peso é apenas uma questão de consumir menos do que você queima. Mas nosso corpo é muito mais complicado do que essa fórmula.

Em primeiro lugar, ele dá respostas hormonais variadas para a comida. Pense, por exemplo, em proteínas. Elas estimulam a liberação de glucagon, um hormônio que, entre outras coisas, sinaliza que o corpo deve queimar a gordura armazenada. Ou considere a frutose: ela não ajuda a diminuir a grelina, o hormônio da fome – por isso, geralmente nos sentimos faminots após comer uma salada de frutas gigante, por mais que tenhamos consumido várias calorias. Portanto, os tipos específicos de alimentos que ingerimos podem afetar nossos hormônios de forma que ajude ou prejudique nossos esforços para emagrecer.

Em segundo lugar, a proporção de macronutrientes (carboidratos, proteínas e gorduras) que você consome influencia seu apetite e seu peso. As gorduras dão uma sensação de saciedade maior quando comparadas aos carboidratos e às proteínas. Logo, se o maior percentual calórico de seu dia vem delas, você pode comer menos sem achar que ainda tem fome. Ao mesmo tempo, quando consome muitas gorduras e seu corpo as utiliza para produzir energia, será possível ingerir mais calorias do que em uma dieta pobre em gorduras; em outras palavras, você pode comer mais e ainda perder peso sem esforço.

Terceiro, sua taxa metabólica – o quanto de energia seu corpo precisa para desempenhar funções básicas, como manter o funcionamento dos órgãos e uma temperatura estável – diminui quando há restrições calóricas. Ou seja: quando se consome menos calorias, o corpo reduz a quantidade necessária delas. Você perderá peso no início, mas isso durará apenas até que seu organismo se adapte à nova parcela de calorias; então, os quilos começarão a voltar. Quanto mais o total calórico for restringido, mais a taxa de metabolismo cai, até que emagrecer se tornará uma tarefa praticamente impossível.

E, em quarto lugar, o ambiente em que você vive e suas emoções podem afetar o quanto você come. Por exemplo: escrever este livro tem sido uma das coisas mais desafiadoras da minha vida. Não porque eu não entenda do assunto – posso falar disso todos os dias –, mas porque estou me expondo para o mundo de uma maneira que nunca fiz antes. É assustador! E, como muita gente, eu reajo ao medo comendo demais. Comer faz com que eu me sinta bem e é a maneira mais fácil de agir quando estou preocupada. No entanto, ao longo dos anos descobri maneiras mais eficientes de enfrentar o medo do que procurar conforto na comida.

Com esses quatro fatores em mente, fica claro que perder peso é muito mais do que contar calorias. Ajudar os hormônios, equilibrar os macronutrientes e aumentar o metabolismo também são peças muito importantes no quebra-cabeça do emagrecimento. A dieta cetogênica facilita a experiência positiva da perda de peso e sua manutenção para a vida toda ao atender perfeitamente todos esses requisitos. (Vamos falar exatamente como ela faz tudo isso mais para frente).

Uma pequena observação às minhas companheiras obcecadas com dietas/ódio ao corpo/emagrecimento: estou com os dedos das mãos e dos pés cruzados para que, neste ponto, você já tenha tido algumas epifanias em relação a comida, nutrição e autocuidado. Em nome do emagrecimento, fiz muitas coisas ruins para meu corpo que prejudicaram meus relacionamentos, minha libido, meu metabolismo, minha sanidade, meu funcionamento intestinal... a lista vai longe. Aprenda com meus erros e tome atitudes mais sensatas para perder peso, cuidando de seu corpo de uma maneira saudável durante essa transição.

SOBRE ESTE LIVRO

Eu quis tanto escrever este livro porque sei que você também provavelmente luta contra alguma coisa, e sinto profundamente que comer gorduras, lidando bem com elas e celebrando a presença nutritiva que elas têm em sua vida pode ser seu bilhete de entrada para qualquer coisa. Estudos mostram que aumentar o consumo de gorduras e entrar em cetose nutricional pode diminuir não só a obsessão por comida como também os níveis irregulares de glicose no sangue, o cansaço mental, sobrepeso, crescimento celular anormal, desequilíbrio psicológico, infertilidade e outros fatores.

Nas próximas páginas, vou mostrar como você pode se sentir livre com uma alimentação sem glúten, sem grãos, sem açúcar, sem laticínios, sem leguminosas e paleo, que usa a cetose nutricional para incrementar sua saúde. E esse estilo de alimentação inclui muitas gorduras. Tanto faz se você não está muito contente com a aparência de seu corpo ou se está cansada da perda de energia que acontece toda tarde, das dores de cabeça, perturbações digestivas diárias, desequilíbrios hormonais, humor alterado ou qualquer outra coisa – eu realmente acredito que as gorduras vão ajudar.

Isso pode soar contraditório, ou mesmo completamente maluco para você. Mas, caso você perceba que está resistindo às ideias deste livro, pergunte-se se isso vem de algum medo ou se você realmente acha que seu corpo não vai gostar do que estou sugerindo. Neste último caso, saiba que você pode ajustar toda e qualquer estratégia e conceito aqui apresentados para que se adaptem a você, seu corpo e sua vida. Há diversas opções para personalizar a dieta cetogênica e, à medida que você descobrir o que funciona melhor em seu caso, será possível adequá-la ainda mais.

Meu caminho para uma dieta rica em gorduras e pobre em carboidratos – o que eu chamo de programa Fat Fueled – é um pouco diferente do que pode ser encontrado em muitos outros lugares porque aprendi que precisa ser assim. O modelo cetogênico padrão não funcionou para mim e nem para muitos de meus clientes; por isso, resolvi fazer algumas alterações nele. Adaptar a dieta para seus gostos tira o estresse. Você pode se beneficiar da mágica operada por muitas gorduras e poucos carboidratos sem se preocupar demais com a quantidade de carboidratos ingeridos e sem ter que registrar e controlar tudo o que come.

O programa Fat Fueled trata menos de restrições e obsessões e mais de nutrir o corpo para encorajar o bem-estar – você sabe do que estou falando: vamos redefinir o que significa "dieta" e, assim, poderei me sentir orgulhosa ao ver a palavra estampada na capa do livro.

E caso você esteja pensando "muito legal se sentir bem, mas quando é que vou perder peso?", digo que, em geral, o bem-estar leva a um emagrecimento que dura para sempre.

É muito provável que você emagreça, se sinta bem e coma um montão de gorduras ao combinar a dieta cetogênica tradicional e o Fat Fueled. Mas o programa também irá ajudá-la a se livrar da ideia de que dieta tem que se basear em medo e permitir que você encontre um estilo de alimentação que não seja restritivo, limitador ou cheio de culpas.

Quer você esteja lendo este livro ou vasculhando a internet para obter mais informações, receitas e guias gerais, lembre-se que não deve fazer nada que pareça inapropriado para você – ou que a deixe mal. E se você fizer parte de uma comunidade que a deixa desconfortável diante de suas escolhas, procure outro grupo de pessoas que a apoiem e ajudem a fazer da dieta cetogênica uma prática positiva para a vida toda. Não sei quanto a você, mas eu pretendo continuar vivendo por um bom tempo, então vamos nos divertir com isso, ok?

Imagine acordar todas as manhãs sabendo que você pode – e vai – fazer as coisas que quer, no corpo que sempre quis. Imagine viver em paz com seu corpo. Imagine preparar a comida com facilidade, sentindo-se bem com suas escolhas, sem ter que atacar a geladeira durante a noite, se sentir culpada ou passar pelo eterno ciclo de começar e parar outras dietas.

A alimentação cetogênica tem o potencial de mudar tudo em sua vida, e fico muito contente em fazer parte desta transformação.

Tudo se inicia com as gorduras! Vamos começar?

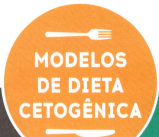

MODELOS DE DIETA CETOGÊNICA

MODELO CETOGÊNICO PADRÃO	PROGRAMA FAT FUELED
Resultado: perda de peso, controle da glicemia, colesterol equilibrado	Resultado: Perda de peso, controle da glicemia, colesterol e hormônios equilibrados, menos inflamações, nutrição mais completa e outros
Quantidade obscena de laticínios: queijo, iogurte, queijo, sour cream, queijo cottage, queijo...	Foco em alimentos integrais e práticas nutritivas que recuperam o corpo
Adoçantes processados, refrigerante diet e barrinhas ricas em fibras que prometem poucos carboidratos líquidos	Princípios paleo, com escolhas conscientes e práticas alimentares intuitivas
Foco muito limitado em hortaliças	Lema: não controlo a quantidade de couve-de-folhas
Pouquíssimo carboidrato para sempre	Os perfis do programa *Fat Fueled* flexibilizam o consumo de carboidratos de acordo com o que acontece em seu corpo e em sua vida
Comprometimento radical à alimentação cetogênica	Cinco perfis *Fat Fueled* que podem ser customizados de acordo com suas necessidades
Controle diário de calorias e macronutrientes	Confie em seu corpo, não na calculadora: controles e cálculos são menos importantes
Medo de carboidratos	Use os carboidratos a seu favor com os perfis *Fat Fueled* – especialmente importante para a saúde da mulher e para os esforços durante a prática de exercícios
Medo de proteínas que afetam a cetose	Use a proteína a seu favor com os perfis *Fat Fueled* – muito importante para o bom funcionamento das glândulas suprarrenais
Falta de apoio para exercícios anaeróbicos*	Muito apoio e estratégicas para exercícios anaeróbicos*

* Exercícios anaeróbicos são formados por treinos curtos de alta intensidade, como HIIT, corridas de curta distância, saltos e levantamento de peso.

Eu tinha 28 anos quando minha médica sugeriu que eu começasse a tomar estatina para o colesterol alto e metformina para controlar a glicemia. Ela também disse que ajudaria se eu emagrecesse um pouco. Com 1,64 m e 59 kg, eu não tinha sobrepeso nenhum. Anteriormente, tinha sido diagnosticada com ovários policísticos e apresentava quadros leves de depressão e ansiedade. Seguia uma dieta vegana e fazia exercícios com frequência. Por instinto, soube que algo estava fora de ordem em meu organismo e que os remédios não ajudariam a resolver esse desequilíbrio. Foi quando pesquisei e descobri a dieta cetogênica.

Nunca tive uma relação doentia com a comida. Claro que, às vezes, cometia excessos aqui e ali quando estava estressada ou aborrecida, mas nunca tive medo das gorduras. Virei vegana com 20 e poucos anos porque achava que isso era muito "descolado". Mas esse tipo de alimentação me deixava letárgica e atordoada, e acredito que isso deve ter contribuído para aumentar meu colesterol e colocar minha glicemia numa montanha-russa. Um dia, senti uma vontade desesperada de comer algo reconfortante e gorduroso. Não sei o que me levou a fazer isso, mas trabalhava em um mercado e decidi comer metade de um tablete de manteiga. Sim: comi metade de um tablete de manteiga pura, sólida e deliciosa. Quer saber? Eu me senti ótima!

Isso aconteceu há quase quatro anos. Desde então, eu me alimento com mais gorduras e menos carboidratos, e isso tem feito toda a diferença. Não foi difícil me adaptar ao estilo cetogênico. O principal efeito colateral foi sentir náusea, mas passou rápido. Pesquisei muito sobre como prevenir o que é chamado de gripe cetogênica. Ler o blog e o livro da Leanne, assim como assistir a seus vídeos no YouTube, ajudou muito.

Ao começar a seguir os conselhos da Leanne, logo no primeiro mês consegui me livrar da barriga que a médica recomendou que eu perdesse. Mas eu realmente não tinha muito peso para perder. Também senti que estava queimando gorduras e ganhando músculos mesmo sem me exercitar tanto quanto costumava fazer. Meu corpo parecia mais tonificado. E, mesmo que o colesterol ainda esteja alto, os triglicerídeos e a proporção entre HDL e LDL estão na faixa ideal; a taxa glicêmica se estabilizou.

Os sintomas de ovários policísticos, depressão e ansiedade também diminuíram. Sem dúvida, alimentar meu corpo com gorduras ajudou nisso. Além disso, durmo melhor, tenho mais energia, a pele está mais viçosa e, em geral, me sinto muito melhor com essa forma de alimentação. Sou professora de jardim da infância e isso pode ser bem estressante às vezes. Antigamente, em períodos de estresse, eu só queria comer – e comia – açúcar e carboidratos. Hoje praticamente já não sinto mais essas vontades, pois estou me alimentando de maneira adequada. Caso aconteça, é fácil não ceder: basta comer uma "bombinha de gorduras" e seguir em frente. Simples assim.

Eu não consigo nem me imaginar usando outra coisa que não a gordura como fonte de abastecimento. Definitivamente é preciso falar mais sobre o estilo de vida cetogênico, e gostaria que mais pessoas aprendessem sobre ele. Imagine como elas se sentiriam muito melhores por dentro e por fora!

Stephanie
Los Angeles, Califórnia

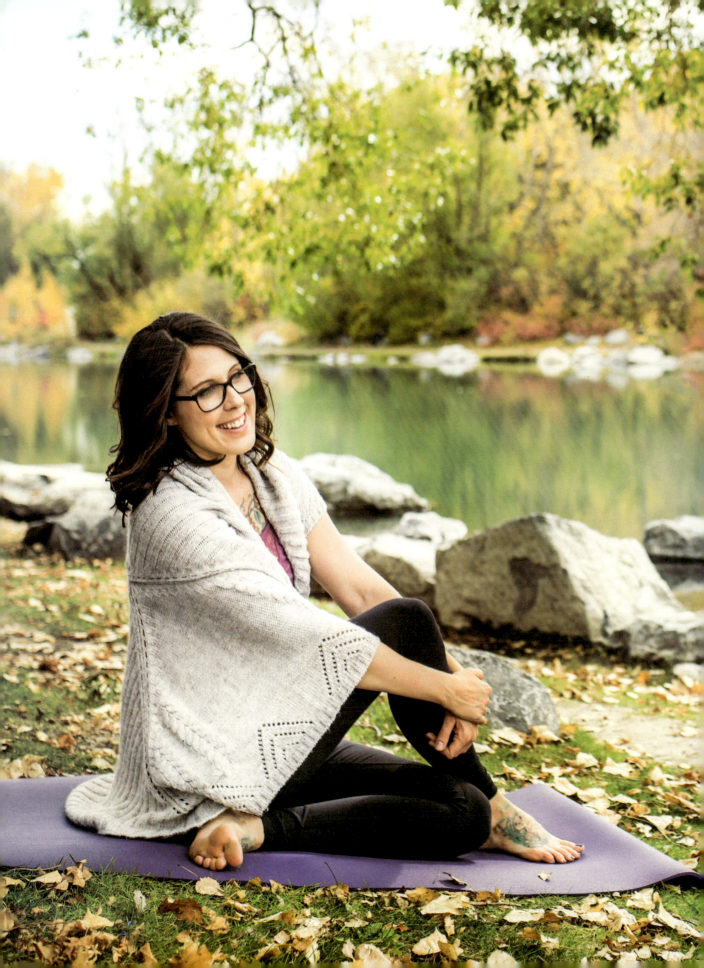

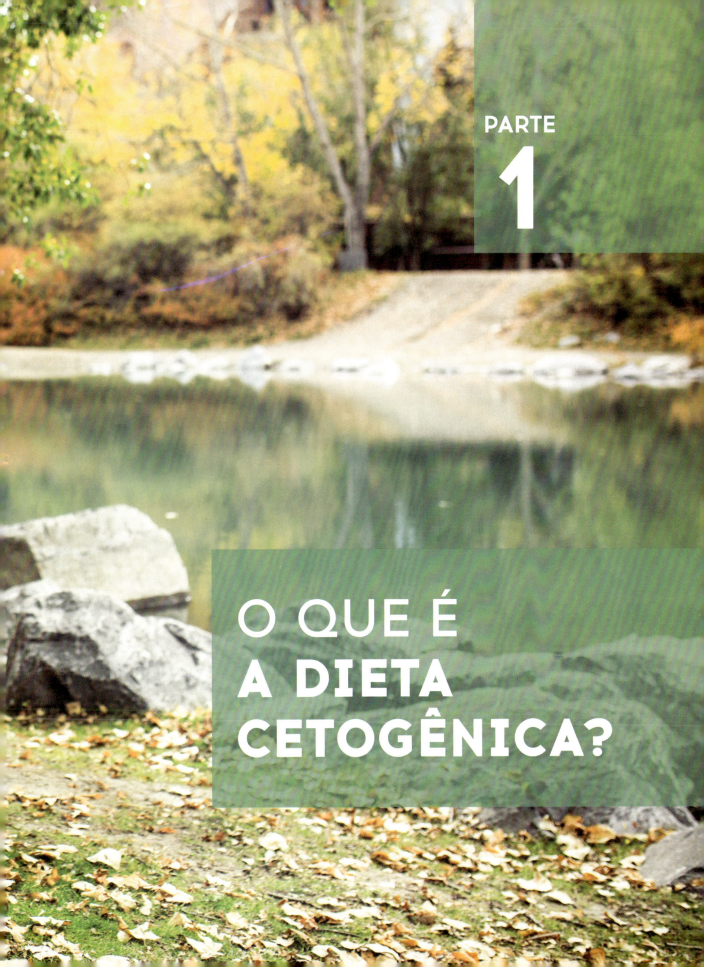

CAPÍTULO 1

O QUE É A DIETA CETOGÊNICA E PORQUE VOCÊ VAI EMBARCAR NELA

Quando falamos sobre alimentação cetogênica, falamos sobre comer gorduras. Quer dizer, muitas gorduras. Provavelmente mais do que você jamais imaginou, e pode acrescentar 10% a mais nisso.

Mas antes de vermos como e por que ela funciona, precisamos entender alguns princípios básicos. Gorduras, proteínas e carboidratos são macronutrientes, ou "macros", e formam a principal parte de nossa alimentação. (O restante são os micronutrientes – vitaminas e minerais essenciais à saúde). Embora sejam mais abundantes em grãos e açúcares – pão, massas, arroz, milho, quinoa –, também há carboidratos em frutas e hortaliças, principalmente naquelas que são ricas em amido, como batata e batata-doce, ou em açúcar, a exemplo da banana. Proteínas estão presentes em alimentos de origem animal, como ovos, carne, peixes, frango e peru, e também em quantidades moderadas em algumas hortaliças, como feijões, lentilhas, oleaginosas e sementes. Alguns exemplos de alimentos ricos em gorduras são o óleo de coco, avocado, azeitonas, oleaginosas e sementes, além de alimentos de origem animal, como costelinha, filé, bacon e laticínios.

Em minha dieta vegana, eu comia poucas gorduras e muitos carboidratos. Lembro exatamente de como eu tinha medo de gorduras e de quão pouco as consumia. Imagino que muitas de vocês também passem por isso. Mas se essa situação não funciona para você, esse é um bom momento para experimentar algo novo. Algo como a dieta cetogênica.

Quando li a palavra cetogênico pela primeira vez, fiquei muito intrigada. Parecia algo estranho e um pouco rebelde. E, como você vai ver, adoro ser rebelde, então fui fisgada de imediato. Cetogênico (ou keto, em inglês) é um estilo de alimentação que reduz o consumo de carboidratos e aumenta o de gorduras, com ingestão moderada de proteínas, para induzir um estado metabólico chamado de cetose.

Nesse exato momento, você está queimando glicose para produzir energia (a não ser que já tenha embarcado na dieta cetogênica, o que é uma vitória!). Seu corpo está preparado para usar a energia limitada da glicose e, quando ela começa a acabar, você sente fome e precisa comer de novo. Quando meu corpo queimava glicose, eu comia a cada três horas e *faminta* e *irritada* eram duas palavras que me descreviam com perfeição. Eu carregava lanchinhos na bolsa, me preocupava em saber onde faria a próxima refeição e pressionava (levemente) as pessoas na fila para poder comer mais rápido. Minha vida era regrada por comida.

A dieta cetogênica faz com que o corpo queime gordura em vez de glicose. Essa é a alteração metabólica de que falei. Quando o organismo queima gordura, vinda dos alimentos ou do próprio corpo, produz moléculas chamadas cetonas, usadas como fonte de energia. E quando as cetonas são a principal fonte de energia para o corpo, entramos em cetose. Hoje em dia, a minha necessidade energética diária vem principalmente da queima de gordura e, portanto, não preciso da glicose de pão, biscoitos, frutas secas e outras guloseimas que costumava comer com frequência.

Meu corpo não precisa da glicose para sobreviver, e o seu também não! Eu me livrei daquela montanha-russa de altos e baixos na taxa glicêmica e levo uma vida boa, sem beliscar aqui e ali, ganhar um monte de quilos ou ter desejos incontroláveis por comida. Você também pode! Há muito espaço na mesa cetogênica. Puxe uma cadeira!

CETOSE NÃO É CETOACIDOSE

Quando falamos sobre queimar gordura, estamos nos referindo à cetose nutricional, e não à cetoacidose – condição perigosa que atinge os diabéticos quando a glicose e as cetonas no sangue sobem a níveis altos ao mesmo tempo. Quem segue a dieta cetogênica, porém, não chega nem perto de atingir esses níveis de cetona. Aliás, é virtualmente impossível entrar em cetoacidose se você não tem diabetes. Mesmo uma quantidade mínima de insulina pode manter as cetonas em uma taxa segura.

A quantidade de carboidratos que precisa ser cortada da alimentação para levar ao estado de cetose varia de pessoa para pessoa de acordo com os processos enzimáticos, o nível de estresse e fatores hereditários, entre outros. Mas seja lá em que ponto você esteja, e mesmo que não queira fazer um esforço muito grande, vou mostrar como pode ser benéfico aumentar o consumo de gorduras e se aproximar da cetose sem aquela neura de controlar macros e calorias.

Existem diversos jeitos de comer ao estilo cetogênico. Vou apresentá-la a uma maneira rica em alimentos e gorduras benéficas para a saúde. Pense em uma dieta paleo, repleta de gorduras, mas com bem menos batata-doce, guloseimas de chocolate e molhos adocicados. Seu consumo de carboidratos vai cair drasticamente, o de gorduras aumentar radicalmente e o de proteínas se manter moderado – uma combinação de impacto que leva seu corpo a queimar gorduras, e não glicose, para obter energia.

DIETA CETOGÊNICA É O MESMO QUE DIETA LOW CARB?

A diferença da alimentação cetogênica para a low carb é o consumo intenso de gorduras e a ingestão de proteínas em nível moderado. Muitas dietas low carb tendem a aumentar o consumo de proteínas e diminuir as gorduras, mas isso cria um obstáculo que impede o corpo de usar a gordura como principal fonte de energia. O consumo excessivo de proteínas, assim como o de carboidratos, estimula a liberação de insulina, que avisa o corpo para não queimar a gordura acumulada. Portanto, em uma dieta low carb tradicional, essa queima ocorre apenas durante a madrugada, quando os níveis de insulina diminuem. A alimentação cetogênica, por outro lado, permite ao corpo queimar gordura o tempo todo, nos levando a perder peso de uma vez por todas. E, como o organismo realmente gosta de ser abastecido por gordura, isso também estimula funções cerebrais que nem sabíamos ter, incrementa a eficiência hormonal, aumenta a energia, elimina a insônia, equilibra a taxa glicêmica e muito mais.

O QUE ACONTECE COM SEU CORPO DURANTE A DIETA CETOGÊNICA

Para explicar por que a dieta cetogênica faz tão bem para a saúde, quero começar falando como o organismo funciona quando é abastecido através de carboidratos – que, provavelmente, é o que está acontecendo com seu corpo agora.

Carboidratos vindos de qualquer fonte – frutas, hortaliças, grãos, açúcares, alimentos com amido – são transformados em glicose, usada para produzir energia. A glicose em excesso é guardada no fígado e nos músculos na forma de glicogênio. Essa é a principal reserva de combustível acessada pelo organismo em períodos de esforço físico repentino ou para manter o bom funcionamento de alguns sistemas (cérebro, células vermelhas do sangue, células renais). O glicogênio armazenado no fígado pode ser utilizado pelo restante do corpo, mas o que fica nos músculos é reservado para seu uso particular. Quando não há mais espaço para glicogênio no fígado e nos músculos, a glicose é convertida em gordura.

A principal fonte de energia que o corpo busca quando precisa de energia é a glicose. No entanto, porque só conseguimos armazenar algumas centenas de calorias de glicose (ou glicogênio) de cada vez, essa não é uma fonte sustentável, o que significa que precisamos repô-la, comendo várias vezes ao longo do dia. Contar apenas com ela pode impedir que a taxa glicêmica se estabilize, gerando picos quando nos alimentamos e quedas quando estamos sem comer. O resultado disso é a permanente vontade de comer e o ganho de peso. Além disso, a glicose pode ser convertida não apenas em gordura armazenada, mas também em triglicerídeos, o que representa um possível risco para a saúde cardíaca.

Você também já deve ter ouvido muitas coisas a respeito de insulina, ou de resistência e sensibilidade a ela. Tudo isso é impactado de forma negativa quando o organismo confia apenas na glicose como combustível. A insulina é o hormônio que equilibra o açúcar no sangue; ela dispara a absorção da glicemia pelo fígado, gordura e células musculares e faz com que a taxa glicêmica caia. Além disso, ela também interrompe

Parte 1: O QUE É A DIETA CETOGÊNICA? **27**

a queima de gordura para que possamos gastar ou armazenar a glicose que entra. Quando os açúcares são processados, os níveis de insulina caem e o organismo volta a queimar gordura. O hormônio envia um alerta para o cérebro sobre a necessidade de energia, o que dispara sinais de fome. Quando temos boa sensibilidade à insulina, todos esses processos funcionam perfeitamente, mantendo a taxa glicêmica estabilizada de modo saudável. Os problemas surgem quando a glicemia e, em consequência, os níveis de insulina, ficam constantemente altos, pois isso faz com que os receptores celulares ignorem a substância. Pense na história de Pedro e o lobo: ele grita e grita, até que todos comecem a ignorar seus apelos. No caso da resistência à insulina, as células deixam de entender as instruções para absorver glicose; então, ela permanece no sangue e a taxa glicêmica dispara.

Contudo, quando as coisas funcionam como deveriam e a concentração de glicose no sangue cai muito, o organismo libera um hormônio chamado glucagon. Ele estimula o fígado a converter o glicogênio armazenado em glicose, que é então liberada na corrente sanguínea. Ele também diz ao corpo para começar a usar a gordura como fonte de energia. O processo de queimar gordura para obter combustível é chamado de lipólise; tecnicamente, ele faz com que os ácidos graxos e moléculas de glicerol das células de gordura sejam metabolizados para gerar energia.

Enquanto queima gordura, o organismo produz corpos cetônicos. Quando estamos em cetose, esses corpos cetônicos transformam-se na fonte primária de energia – a mesma coisa que os carboidratos representam, agora, para você – e podem ser usados pelo cérebro, músculos esqueléticos e fígado, entre outros. Na verdade, o coração até prefere as cetonas à glicose.

Isso não quer dizer que o cérebro não precisa de glicose. As células vermelhas do sangue, por exemplo, necessitam da substância, assim como o cérebro (embora uma quantidade da energia de que o órgão precisa possa ser fornecida por cetonas). Mas o corpo é capaz de produzir glicose por meio de um processo chamado gliconeogênese, em que o fígado transforma aminoácidos (os blocos construtores das proteínas) e ácidos graxos em glicose. Não é preciso comer carboidratos para obtê-la!

Pode ser desafiador para nosso corpo adotar a gordura como fonte primária de combustível no lugar da glicose, uma vez que ele não está acostumado a usar tal recurso. É preciso que ele acelere o processo necessário para metabolizar a gordura até finalmente ser capaz de identificá-la como reserva energética preferencial – isso é conhecido como "adaptação à gordura" ou "tornar-se adaptado à gordura".

Quando você está em cetose nutricional, queimando gordura como principal fonte de energia, os níveis de glicemia e de insulina caem e aumentam os de HDL, o colesterol bom. Seu corpo começa a consumir a gordura armazenada e aquela que é ingerida na alimentação e você passa a perder peso – melhor ainda, diminui também a gordura visceral em torno dos órgãos vitais, relacionada ao aumento de riscos para a saúde cardíaca e para a diabetes tipo 2. Lembra como a insulina alerta o cérebro quando precisa de combustível, provocando a sensação de fome? Na dieta cetogênica, com a gordura disponível e a estabilização do hormônio, o apetite se reduz naturalmente. Além disso, estudos mostram que a cetose nutricional pode ser terapêutica para vários problemas crônicos muito disseminados atualmente, como a diabetes tipo 2, síndrome do intestino irritável, síndrome do ovário policístico, Doença de Alzheimer e demência.

No dia a dia, pessoas em estado de cetose geralmente descrevem as seguintes mudanças na saúde:

- **Emagrecimento sem esforço**
- **Apetite reduzido**
- **Melhora no humor**
- **Capacidade de comer mais sem ganhar peso**
- **Taxa glicêmica menor e mais estável**
- **Menos ânsia por comida**
- **Diminuição da pressão arterial**
- **Capacidade de pensar mais claramente**
- **Mais qualidade de sono**
- **Menos inchaço e gases**

O PROCESSO DA CETOSE NUTRICIONAL

1

O consumo de carboidratos diminui.

2

Quando o corpo usar a maior parte da glicose (glicogênio) armazenada, começa a obter energia por meio da gordura.

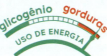

3

Gorduras ingeridas pela alimentação e armazenadas no corpo são metabolizadas para obtenção de energia, dando origem à produção de cetonas.

4

O organismo também produz glicose a partir de outras fontes* que não carboidratos, para atender à pequena demanda de processos que precisam dela.

5

Cetonas tornam-se a principal fonte de combustível do corpo em lugar da glicose.

* VIA GLICONEOGÊNESE

Processo em que o corpo produz glicose sozinho! Leia mais na p. 28

JUNTANDO AS DIETAS PALEOLÍTICA E LOW CARB

A transição que o corpo faz entre queimar glicose e queimar gordura pode ser beneficiada pelo consumo intenso de gorduras. Não é totalmente necessário fazer isso, pois existem inúmeras outras maneiras de embarcar nesse processo – fazendo jejum ou ingerindo poucos carboidratos e poucas gorduras, por exemplo. Mas eu sinto, e vivi isso em primeira mão, que a cetose funciona melhor com uma alimentação rica em gorduras e ingredientes integrais, como a que eu descrevo neste livro. Outro jeito de dizer a mesma coisa é falar que defendo uma dieta paleolítica repleta de gorduras e pobre em carboidratos.

Para muitos profissionais da nutrição e defensores da saúde, a dieta paleo supera a low carb de muitas maneiras. Ela se orgulha do uso abundante de frutas e hortaliças, do consumo equilibrado de ácidos graxos ômega 6 e da ingestão de gorduras saudáveis. Por outro lado, a low carb que muitas pessoas tendem a praticar trata-se rigorosamente de atingir metas relacionadas aos macronutrientes, com preocupação restrita acerca da qualidade e da sensibilidade aos alimentos – e isso pode impactar o sucesso da dieta e a saúde de modo geral. Tradicionalmente, essas duas comunidades encaram o mundo com pontos de vista bem diferentes.

É claro que os adeptos da paleo consomem menos carboidratos do que a dieta americana convencional, uma vez que grãos e açúcares são eliminados e gorduras são ingeridas para compensar tal eliminação. Esse cenário naturalmente pobre em carboidratos e rico em gorduras representa o que muitos acreditam ser um dos principais fatores de sucesso da dieta paleo. Por coincidência, aproxima-se muito da prática que leva à cetose nutricional.

Adeptos da alimentação low carb reconhecem que superam os patamares de emagrecimento quando, durante algum tempo, aumentam o consumo de gorduras e diminuem o de proteínas – o que, novamente, assemelha-se à dieta cetogênica. Mas, curiosamente, pessoas que passam longos períodos com uma quantidade muito restrita de carboidratos e atingem um limite de emagrecimento, além de adquirirem problemas como insônia e queda de cabelo, podem resolver seu problema ao incrementar a ingestão desse macronutriente (Leia mais sobre isso nas p. 41-45).

Meu programa une as dietas paleo e low carb de um jeito inédito. Se você já for adepto da paleo, fará a transição para o estado de cetose nutricional com base em seu estilo de alimentação equilibrado

Parte 1: O QUE É A DIETA CETOGÊNICA?

– e o manterá – de maneira mais fácil. Caso siga a dieta low carb ou não se enquadre em algum hábito definido, vou mostrar como você pode mudar sua percepção a respeito dos carboidratos, orientar a adoção de reforços, talvez necessária para equilibrar a saúde, e falar sobre como a ênfase em alimentos de muita qualidade e na cozinha consciente pode fazer toda a diferença em uma dieta low carb.

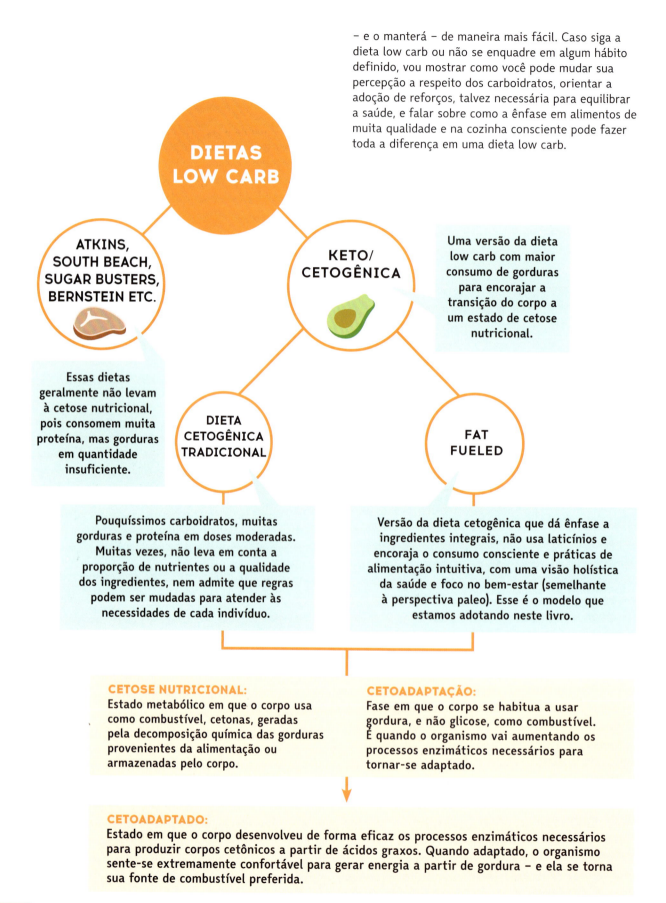

DIETAS LOW CARB

ATKINS, SOUTH BEACH, SUGAR BUSTERS, BERNSTEIN ETC.

Essas dietas geralmente não levam à cetose nutricional, pois consomem muita proteína, mas gorduras em quantidade insuficiente.

KETO/CETOGÊNICA

Uma versão da dieta low carb com maior consumo de gorduras para encorajar a transição do corpo a um estado de cetose nutricional.

DIETA CETOGÊNICA TRADICIONAL

Pouquíssimos carboidratos, muitas gorduras e proteína em doses moderadas. Muitas vezes, não leva em conta a proporção de nutrientes ou a qualidade dos ingredientes, nem admite que regras podem ser mudadas para atender às necessidades de cada indivíduo.

FAT FUELED

Versão da dieta cetogênica que dá ênfase a ingredientes integrais, não usa laticínios e encoraja o consumo consciente e práticas de alimentação intuitiva, com uma visão holística da saúde e foco no bem-estar (semelhante à perspectiva paleo). Esse é o modelo que estamos adotando neste livro.

CETOSE NUTRICIONAL: Estado metabólico em que o corpo usa como combustível, cetonas, geradas pela decomposição química das gorduras provenientes da alimentação ou armazenadas pelo corpo.

CETOADAPTAÇÃO: Fase em que o corpo se habitua a usar gordura, e não glicose, como combustível. É quando o organismo vai aumentando os processos enzimáticos necessários para tornar-se adaptado.

CETOADAPTADO: Estado em que o corpo desenvolveu de forma eficaz os processos enzimáticos necessários para produzir corpos cetônicos a partir de ácidos graxos. Quando adaptado, o organismo sente-se extremamente confortável para gerar energia a partir de gordura – e ela se torna sua fonte de combustível preferida.

A DIETA CETOGÊNICA
É BOA PARA VOCÊ?

Seu organismo emite sinais a todo instante e em cada momento do dia. Porém, eles podem passar despercebidos se você não prestar a devida atenção, e então você continuará a fazer as mesmas coisas que levam à infelicidade ou à frustração em relação ao corpo, à saúde ou à vida em geral.

A boa notícia é que ninguém precisa passar horas meditando sobre uma almofada para saber do que o organismo precisa. Para muita gente, aumentar o consumo de gorduras e diminuir o de carboidratos, além de dedicar um pouco de tempo ao autocuidado (veja na p. 16), é uma excelente maneira de dar a seu corpo o que ele precisa sem ter que embarcar em uma jornada zen. E quando você começa a dar ao organismo o que ele quer, fica muito mais fácil de ouvir os outros pedidos que ele faz.

Sinais de que seu corpo precisa de mais gorduras

Caso você não tenha certeza se seu organismo realmente quer ou precisa de mais gorduras, veja essa lista de sinais e sintomas que reuni. Reconhecer dois ou mais deles pode ser um bom indicativo de que é necessário acrescentar um tanto de gorduras à sua alimentação. Ou seja: você está no lugar certo!

- Você tentou diversos estilos de alimentação, mas nenhum deles fez com que se sentisse em forma e bem consigo mesma.

- Você engordou, sente-se lenta ou tem dores de cabeça, constipação e sintomas aleatórios que dificultam o dia a dia.

- Você precisa de um lanchinho durante a tarde para que seu cérebro volte a funcionar direito.

- Você sabe que seus hormônios são instáveis – talvez esteja em terapia de reposição hormonal, para regularizá-los – e engorda loucamente.

- Você poderia comer, repetir, e ainda comer mais um pouco. Às vezes, sente fome novamente entre meia hora e uma hora depois de uma refeição.

- Você parece ter alergia ou sensibilidade a alimentos que nunca fizeram mal antes. Os sintomas podem incluir acne, inchaço, constipação, coceiras ou dores nas articulações.

- Inchaço depois das refeições é algo real. "Parece que vou explodir" é uma frase constante em sua vida.

- Cerca de meia hora depois de comer, você sente muito sono e dá até vontade de se encolher e tirar uma soneca.

- Não importa o quanto você já tentou se livrar do açúcar: quando menos percebe, ele está de volta em sua vida.

- Você tem Candidíase e precisa se cuidar, mas aderir à dieta restritiva que faz parte do tratamento seria muito estressante nesse momento.

- Com frequência, você sente cansaço, dores nos seios, irritabilidade ou acne cística, ou tem os hormônios um pouco instáveis.

- Muito do que você come é cozido no vapor ou feito com pouca gordura – e tudo tem gosto de papelão.

- Você tem altos e baixos emocionais constantes e não consegue identificar com facilidade o que provoca esse desequilíbrio – ou não se lembra dos momentos de instabilidade.

- Seus pés, mãos ou pneuzinhos na cintura estão gelados na maior parte do tempo.

- Você tem a impressão de que vai engordar só de olhar para um cupcake – e não importa que coma pouquíssimo, porque o peso não diminui.

- Seu médico prescreveu suplementos para reforçar os níveis de vitaminas A, D, E ou K.

- Faz alguns meses que você não fica menstruada.

- Você considera shoppings, shows, eventos e outros lugares lotados angustiantes. É difícil manter a concentração e você se sente cada vez mais estressada.

- Você tem dificuldade em se lembrar de nomes e acontecimentos. Leva um tempo até recordar o que fez ontem ou quando falou pela última vez com seu melhor amigo.

- Alguém disse que seu cabelo tem frizz. Mas quase posso garantir que não é o caso!

- Não importa se é primavera, verão, outono ou inverno: sua pele descama o tempo todo.

- Você tem profundas dores nas articulações, geralmente de manhã cedo ou algumas horas depois de comer.

- Você pensa em comida sem parar e identifica-se com a expressão "vive para comer", em vez de "come para viver".

O teste do café da manhã

Ainda não se convenceu de que devorar gorduras pode trazer boas coisas? Se estiver um pouco receosa, faça o teste do café da manhã. Não se preocupe, ele não é nem um pouco complicado. Na verdade, basta comer! E isso todas nós conseguimos fazer, certo?

ATENÇÃO: *Nos dias do teste, tente manter o consumo de calorias entre as refeições o mais semelhante possível.*

Escolha duas manhãs, de preferência com três dias (e não mais do que quatro) de intervalo, e separe de 10 a 15 minutos para fazer o teste. (O resultado da experiência pode ser afetado pelo seu ciclo hormonal se houver mais do que quatro dias de espaço).

> Quanto mais parecidas forem as circunstâncias do teste em cada dia, mais precisos serão os resultados. Por exemplo: se a primeira refeição cair em um dia de trabalho, melhor que a segunda também seja.

TESTE - DIA 1

Tome um café da manhã com muitos carboidratos e poucas gorduras até duas horas depois de acordar.

Coma o mínimo possível de gorduras, consuma proteínas em quantidade moderada e caprice nos carboidratos! Caso beba café ou chá com leite, use o desnatado. Tudo bem acrescentar açúcar, mas nada de creme.

Veja duas sugestões possíveis:

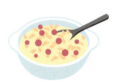

Mingau de aveia feito com água, frutas e proteína em pó ou claras de ovo.

Smoothie de frutas com proteína em pó e cerca de 1 colher (sopa) de sementes de linhaça, chia ou cânhamo (é a melhor alternativa, caso você tenha sensibilidade a grãos).

TESTE - DIA 2

Tome um café da manhã com poucos carboidratos e muitas gorduras até duas horas depois de acordar.

Coma o máximo possível de gorduras, consuma proteínas em quantidade moderada e reduza os carboidratos! Caso beba café ou chá, bata no liquidificador por 30 segundos com um pouco de óleo de coco antes de colocar na xícara.

Veja duas sugestões possíveis:

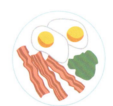
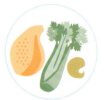

Ovos com bacon e uma pequena porção de verduras salteadas. Frite os ovos na gordura do bacon para ganhar pontos extras!

Coxa de frango com pele, aipo cru e pasta de oleaginosas ou sementes.

Volte a tomar seu café da manhã usual por cerca de dois dias antes de passar para o dia 2.

Nos dois dias, repare nas mudanças que sentir e tome nota principalmente do seguinte:

- Grau de energia antes e depois da refeição
- Grau de energia durante o dia
- Clareza mental
- Momento em que sentirá vontade de fazer a próxima refeição
- Escolhas alimentícias daquele dia. Você teve vontade de comer doces à tarde? Beliscou alguma coisa no caminho do trabalho para casa?
- Sentiu-se inchada depois da refeição?
- Sentiu ansiedade ou irritação?
- Sentiu a taxa de açúcar abaixar no sangue a um nível em que, se não comesse imediatamente, seria capaz de dar um soco em alguém?

ATENÇÃO: *Muitas pessoas disseram que, no dia 2, sentiram necessidade de comer algo doce logo depois do café da manhã. Esse é um sinal de que o corpo está procurando os carboidratos que normalmente seriam fornecidos pela refeição. Na maior parte das vezes, é um simples sinal de que seu organismo funciona à base de glicose, mas não deve influenciar o resultado do teste ou suas respostas a essas questões.*

Você se sentiu bem melhor durante e após o segundo teste? Eu disse! Que diferença, não? Agora imagine sentir-se desse jeito todo santo dia.

Para quem a dieta cetogênica pode ser boa?

Se você tem médicos maravilhosos – ou um histórico de saúde instável –, é sempre melhor falar com eles antes de fazer a transição para a dieta cetogênica. Obter apoio direto de profissionais familiarizados com seu histórico particular é muito importante, principalmente se você tem diabetes, problemas renais ou está grávida.

Já vi a dieta cetogênica ajudar diversos tipos de gente. Tenho certeza de que muitos outros grupos devem ser acrescentados a essa lista, mas já é um começo!

1. **Homens**
   O corpo dos homens é bem menos complicado do que o das mulheres e costuma responder mais rápido à dieta cetogênica.

2. **Mulheres**
   Veja se algum programa Fat Fueled que inclua reforços (p. 50-51) funciona para você – descobri que eles são particularmente úteis para as mulheres.

3. **Pessoas com alergias severas**

4. **Veganos e vegetarianos**
   Embora seja um pouco mais trabalhoso, é possível manter o estado de cetose comendo proteínas de origem vegetal. Dê preferência para alimentos ricos em gorduras e pobres em carboidratos (p. 116).

5. **Pessoas que não conseguem superar um determinado patamar de emagrecimento**

6. **Adeptos de dietas restritivas**

7. **Diabéticos**
   Não se esqueça de consultar seu médico antes.

8. **Pessoas com hipoglicemia**

9. **Pessoas com Candidíase**
   Fique de olho: caso as manifestações piorem, diminua um pouco as gorduras e substitua por proteínas.

10. **Pessoas com acne**

11. **Pessoas com problemas inflamatórios**

12. **Pessoas com problemas digestivos**

13. **Pessoas com desequilíbrio na tireoide**
    Veja se algum programa Fat Fueled que inclua reforços (p. 50-51) funciona para você.

14. **Pessoas que não têm a vesícula biliar**
    Inclua sais biliares nas refeições.

15. **Pessoas com problemas renais**
    Não se esqueça de consultar seu médico antes.

16. **Mulheres grávidas**
    Não se esqueça de consultar seu médico antes.

17. **Mulheres na menopausa**

18. **Pessoas que lutam contra a obsessão por comida**

19. **Pessoas que lutam contra a ânsia de comer açúcar**

20. **Mulheres que fazem terapia de reposição hormonal**

21. **Atletas**

22. **Mulheres que não menstruam há mais de três meses (amenorreia)**

23. **Crianças**
    Veja se algum programa Fat Fueled que inclua reforços (p. 50-51) funciona para você.

Claro que nem todo mundo nos grupos citados acima irá se sentir bem fazendo a dieta cetogênica. E tudo bem! Somos todos diferentes. Mas você não vai saber se não tentar, certo?

E O COLESTEROL? E OUTRAS DÚVIDAS SOBRE INGERIR GORDURAS

Pode ser que tudo o que eu disse até agora sobre o estilo cetogênico de consumir muitas gorduras tenha deixado você confusa por causa de histórias que você provavelmente já ouviu sobre colesterol alto, obstrução arteriana, ataque cardíaco e experiências de quase-morte.

Mas quero que você dê um passo atrás e olhe para os fatos – fatos esses que não foram manipulados por algum interesse. Eu não tenho nenhum interesse em fazer você adotar ou não a dieta cetogênica. Mesmo. Embora acredite que ela pode ser benéfica, não conheço seu corpo. Só você conhece. Estou apenas apresentando os detalhes que conheço a respeito desse estilo alimentar para que você saiba que, se as práticas que tem adotado não estão funcionando, existem outras alternativas para melhorar a saúde.

Vamos começar com o que sabemos sobre o colesterol e como ele funciona.

Parte 1: O QUE É A DIETA CETOGÊNICA? **33**

Simplificando o enigma do colesterol

Existem muitos equívocos a respeito do colesterol e do papel que ele desempenha na saúde do coração e do organismo. Vamos simplificar.

Primeiro: o colesterol não é o inimigo! Esse esterol perfeitamente inocente – uma combinação de esteroide e álcool – é necessário para muitas funções vitais do corpo. Ele é elemento básico na produção de hormônios sexuais como estrogênio, progesterona, testosterona e DHEA; repara células danificadas e mantém a integridade delas, prolongando sua vida; transfere nutrientes para o cérebro, protegendo da demência; conserva o trato intestinal. Também ajuda na inibição da recaptação de serotonina, essencial para nos mantermos felizes, fabulosas e no auge, e auxilia na absorção da vitamina D, essencial para a saúde óssea e dos nervos, tônus muscular, produção de insulina, fertilidade e reforço do sistema imunológico.

O colesterol ainda desempenha importante papel no combate à inflamação sistêmica. Imagine que seu corpo seja uma casa e a inflamação seja o fogo. O colesterol é o caminhão de bombeiro que chega correndo para apagar as chamas. Sem ele, o fogo destrói a casa – e, sem níveis satisfatórios de colesterol, a inflamação fica livre para fazer seu trabalho sem encontrar resistência. Quando isso acontece, a inflamação em excesso faz com que o corpo fique mais suscetível a doenças. Ela geralmente está na raiz de problemas comuns como dor no corpo generalizada, asma, doença na vesícula biliar, alergias, transtorno do déficit de atenção com hiperatividade, psoríase, doenças cardíacas, enxaquecas, problemas nos dentes, câncer, Alzheimer, eczema, disfunções na tireoide e outros.

Em resumo: o colesterol é importante. Nós morreríamos sem ele.

Existem duas fontes de colesterol: os alimentos que ingerimos e nosso próprio corpo, que produz a substância. Muito do colesterol que consumimos não pode ser absorvido; apenas cerca de 25% do total em nosso organismo vêm da comida e os outros 75% são sintetizados pelo corpo, cujo controle da produção interna regula firmemente a quantidade da substância no sangue. Quando ingerimos mais colesterol, produzimos menos, e vice-versa. Comer mais colesterol pouco influencia nos níveis dessa substância em nosso organismo.

Para ser transportado pela corrente sanguínea, ele conta com a ajuda das lipoproteínas: LDL (lipoproteína de baixa densidade) e HDL (lipoproteína de alta densidade). Elas carregam a substância do fígado e das vísceras para o resto do corpo e de volta.

O HLD está associado à boa saúde cardiovascular e as implicações do LDL dependem do tamanho das partículas, que podem ser grandes e leves ou pequenas e densas. Quantidades maiores de partículas grandes e leves do LDL estão associadas com níveis normais de colesterol e triglicerídeos; as pequenas e densas aparecem vinculadas a baixo HDL, triglicerídeos elevados e uma tendência para desenvolver alta taxa glicêmica e diabetes tipo 2.

Imagine que sua corrente sanguínea seja uma festa de aniversário infantil. As partículas LDL são as crianças que levam os presentes até uma mesa e o colesterol são os próprios pacotes. Nós acreditávamos que, quanto mais presentes uma criança trouxesse para a festa (ou seja, quanto mais colesterol fosse transportado por uma partícula LDL), maior seria o risco de problemas cardíacos. Entretanto, estudos recentes mostram que é o número total de crianças (ou de partículas de LDL) que importa. Pense em uma casa lotada de centenas de garotos berrando em lugar dos dez que foram convidados. Não importa quantos presentes cada um desses garotos trouxe: um lugar cheio de crianças gritando é um lugar cheio de crianças gritando. Além disso, quando elas estão felizes e animadas (o que equivale às partículas leves de LDL), a festa fica melhor; quando aborrecidas e emburradas (partículas pequenas e densas de LDL), pior. Para o sucesso da comemoração, queremos a garotada contente e alegre!

> **Se você ficou curioso e quer seus níveis de LDL e HDL, além de outros dados a respeito do colesterol, procure um exame chamado "NMR LipoProfile".**

Para a maior parte das pessoas, a dieta cetogênica reduz o número de partículas pequenas de LDL e incrementa o HDL. Para outras – como eu mesma –, a taxa de colesterol total vai aumentar. Mas esse não é um problema tão grande quanto fomos levados a acreditar. Desde que o LDL se mantenha baixo, o colesterol total não é tão importante. Na verdade, a relação entre os triglicerídeos e o HDL pode ser um indicador mais preciso de saúde cardíaca do que o valor total do colesterol. Para obter essa proporção, divida os triglicerídeos pelo HDL. Se o número obtido for menor que 1.0, você está bem.

Em vez de dar muita atenção ao colesterol total, é melhor ficar de olho na taxa glicêmica, triglicerídeos, contagem de HDL e proteína C-reativa de alta sensibilidade, que mede o grau de inflamação no corpo. O aumento da inflamação durante a dieta cetogênica é geralmente causado pelas oleaginosas, sementes, alguma sensibilidade (a laticínios, por exemplo) ou produtos que contêm adoçantes, sabores ou corantes artificiais.

Outros mitos a respeito de gorduras

Quando ouvi falar sobre a alimentação rica em gorduras pela primeira vez, fiquei assustada, desconfiada e logo descartei a ideia como uma grande bobagem irresponsável. O conceito desafiava todas as minhas crenças a respeito do meu corpo e de nutrição, além das regras alimentares que eu seguia como consequência dessas convicções.

Mas, como sou uma garota lógica, resolvi investigar – e que bom que fiz isso. Eis o que descobri a respeito das gorduras que ingerimos com a alimentação. (Espero que não seja necessário dizer, mas tudo isso se refere às gorduras naturais e saudáveis, e não às artificiais como óleos parcialmente hidrogenados e gorduras trans).

MITO **"Gorduras engordam."**
Au contraire! Em primeiro lugar, a gordura corporal surge quando os carboidratos em excesso precisam ser armazenados. Depois, aumentar o consumo de gorduras pela alimentação pode ajudá-lo a emagrecer de várias formas. Elas o mantêm saciado, reduzindo as crises de fome e prevenindo ataques furiosos à geladeira. Ácidos graxos ômega 3 ajudam a ativar genes envolvidos na queima de gordura corporal e a desativar os que a armazenam. Por fim, comer uma proporção maior de gorduras equilibra hormônios como testosterona e estrogênio, o que torna muito mais fácil emagrecer e manter o físico. (Atenção: isso pressupõe que você diminua o consumo de carboidratos e aumente o de gorduras).

MITO **"Gorduras entopem suas artérias e levam a problemas cardíacos."**
O que causa placas arteriais não é a gordura, mas o colesterol – e, quando obtido pela alimentação, ele exerce pouco efeito sobre os níveis da substância no sangue. (Leia mais na p. 31.) Ainda a respeito de doenças cardíacas: aumentar a quantidade de gorduras obtidas pela comida reduz o nível de triglicerídeos, principal fator de risco. Dietas pobres em gorduras, por outro lado, podem fazer os triglicerídeos subirem.

MITO **"Gorduras não têm nutrientes."**
Ao contrário, estão cheias de nutrientes! São repletas de vitaminas A, E e K2. Na verdade, vitaminas solúveis em gordura precisam delas para serem absorvidas pelo corpo.

Além disso, há vários tipos de benefícios trazidos pelas gorduras – e que não são muito divulgados:

- **O consumo adequado de gorduras saudáveis ajuda a prevenir depressão (que pode ser um efeito colateral das dietas pobres nesse macronutriente). A doença pode ser causada por deficiência de colesterol e gordura no cérebro, o que resulta em níveis menores de serotonina, neurotransmissor que faz com que as pessoas se sintam bem.**

- **Aumentar gorduras e reduzir carboidratos na alimentação faz baixar a taxa glicêmica e a insulina, equilibrando os níveis de açúcar no sangue. Resultado: menos vontade desenfreada de comer e energia mais estável.**

- **Gorduras ajudam você a manter o peso ideal ao equilibrar e favorecer o bom funcionamento do metabolismo.**

Se você ainda está indecisa, faça esse teste: durante uma semana, toda vez que sentir vontade de consumir algo com muito carboidrato ou açúcar, coma um petisco rico em gorduras – um avocado, uma colherada de pasta de sementes de girassol, um punhado de macadâmia ou mesmo um pouco de óleo de coco. Em dez minutos, o desejo vai embora.

Parte 1: O QUE É A DIETA CETOGÊNICA?

Eu sempre acreditei que era saudável. Comia de seis a oito porções de grãos, conforme recomendado, e também consumia muitas frutas e laticínios, além de pouca ou nenhuma gordura. Colocava molhos magros nas saladas, consumia carboidratos antes de correr por uma hora (de cinco a seis dias na semana) e tomava vitaminas.

Hoje, olhando para trás, chego a dar risada e achar engraçado como eu considerava aquilo saudável, principalmente porque me sinto tão bem por ter mudado.

Em 2008, aos 19 anos de idade, fui diagnosticada com diabetes tipo 1. Recomendaram que eu aumentasse o consumo de carboidratos para 175 a 250 gramas por dia, evitasse gorduras a todo custo e fizesse uma refeição rica em amidos antes de dormir para impedir que meu corpo entrasse em cetose (que foi incorretamente confundida com cetoacidose diabética). Eu era toda certinha e segui desse jeito até que meu glicosímetro começasse a parecer uma montanha-russa. Vendo aqueles altos e baixos de açúcar, comecei a desconfiar de que talvez estivesse fazendo tudo errado. Eu me sentia um lixo e engordei cerca de dez quilos.

Em 2012, soube que tinha tireoidite de Hashimoto e, sentindo-me traída tanto pelo meu corpo quanto pelo sistema de saúde, procurei a medicina funcional. A médica descobriu que tenho doença celíaca e recomendou uma dieta paleolítica com protocolo autoimune por três ou quatro meses, para curar meu corpo e interromper a inflamação. Finalmente comecei a me sentir melhor e foi aí que abracei os cuidados alternativos.

Não me lembro como soube da dieta cetogênica – por coincidência, o estilo de alimentação recomendado para diabéticos antes que as grandes indústrias farmacêuticas entrassem no jogo.

Depois de alguns meses seguindo a dieta cetogênica, já consigo constatar um avanço enorme. Minha taxa glicêmica está incrivelmente estável, o A1C nunca esteve tão baixo e não sou mais escrava dos lanchinhos. Consegui cortar a dose de insulina pela metade e não tive hipoglicemia nenhuma vez.

Minhas taxas de colesterol também melhoraram. Em 2010, aos 21 anos, meu colesterol total era 197 e comecei a tomar estatinas. Usei o remédio por três dias e parei, porque aquilo não parecia certo. Desde então, vou a uma endocrinologista fantástica que apoia completamente minha dieta pobre em carboidratos e rica em gorduras, e que me disse para comer de maneira consciente e em paz. Ela não se preocupa com minha taxa de colesterol (muitos médicos surtariam ao ver que está em 230) e esse é um dos motivos de eu adorá-la tanto.

Gosto demais da proposta cetogênica da Leanne, que gira em torno de comida de verdade, porque isso me ajuda muito a lidar com as três doenças autoimunes. Se eu tivesse adotado esse estilo alimentar desde o começo, talvez tivesse apenas uma doença autoimune em lugar de três... ou, quem sabe, não tivesse nenhuma delas! Pelo menos tenho esperança de nunca desenvolver uma quarta.

Rachel
New Hampshire

Eu era vegetariana e comia muitos carboidratos. Durante anos, sentia diariamente uma vontade incontrolável de comer açúcar e/ou sal. Minha taxa glicêmica e os exames da tireoide subiam constantemente. Eu não conseguia entender: fazia tudo certo e comia da maneira mais saudável possível.

Então conheci a Leanne: instruída, compassiva, divertida, um maravilhoso anjo da guarda cetogênico! Em abril de 2016, depois de ver o site dela listado em um dos meus blogs preferidos, comecei a comer mais gorduras saudáveis, cortar o açúcar e os carboidratos simples e aumentar o consumo de alimentos integrais. Aquelas vontades passaram... isso mesmo, PASSARAM... depois de dois dias! Desde que comecei a seguir os conselhos que a Leanne dá no blog, no podcast e no canal do YouTube, além de comprar The Keto Bundle, também emagreci, os exames de sangue estão melhorando e não me sinto obrigada a seguir conselhos que, embora bem-intencionados, muitas vezes estão já ultrapassados.

Ainda me admira perceber como eu me sinto ótima, tanto física quanto mentalmente. MUITO obrigada por nos encorajar a tomar as rédeas, assumir a responsabilidade por nosso bem-estar e ouvir nosso corpo de verdade.

Karen
Nova York

CAPÍTULO 2
O "CAMINHO DO MEIO": FAÇA O QUE É MELHOR PARA VOCÊ

É aqui que o programa Fat Fueled toma um rumo bem diferente do método restritivo – e, por isso, quase impossível de ser seguido por muito tempo – da dieta cetogênica "padrão".

Sou uma grande defensora da alimentação com grande quantidade de gorduras e poucos carboidratos, e ainda assim eu como de 75 a 150 gramas desse macronutriente todos os dias – e encorajo outras pessoas a fazerem o mesmo, para ver como se sentem. Ah, sim, e recomendo que todos consumam a maior parte desses carboidratos à noite. À noite! Como assim?

É que eu adotei o caminho do meio da dieta cetogênica, repleto de possibilidades. Então se gordura, quer dizer, se segura e vamos juntas!

Existem diversas maneiras de atingir o estado de cetose, e nenhuma delas é melhor do que as outras; cada uma permite que você experimente os benefícios surpreendentes da dieta cetogênica. A escolha depende de suas necessidades e de como o seu corpo responde ao processo. Caramba, eu mesma fico pulando de um jeito para outro de acordo com meus dias. Estamos falando de versatilidade.

Este capítulo mergulhará fundo na customização da dieta cetogênica, para que ela funcione bem para você. Falarei de três estilos de alimentação, cada um com diferentes proporções de gorduras, proteínas e carboidratos; em seguida, nos perfis Fat Fueled, descrevo cinco diferentes modos de aproveitar a dieta cetogênica, de acordo com suas necessidades. (Primeiro desenvolvi os perfis para o programa Fat Fueled do meu site, e para este livro acrescentei outros dois, baseados na experiência de algumas usuárias).

Alguns perfis incluem o consumo de carboidratos em determinados horários; outros, não. Alguns pedem por mais proteínas; outros, não. Muitos caminhos levam ao mesmo destino e a deixam livre para descobrir o que funciona melhor para você. Os estilos foram criados para ajudá-la a se beneficiar de uma dieta rica em gorduras sem ficar obcecada em medir cetonas, anotar o que comeu nas refeições ou garantir que esteja em cetose 24 horas por dia, sete dias da semana.

Primeiro, porém, quero explicar por que a dieta cetogênica pode funcionar em diferentes abordagens. Muitos guias enfatizam o registro e o controle rigoroso dos macronutrientes, principalmente no que diz respeito a carboidratos e proteínas. Mas eu descobri que permitir o consumo de um pouco mais de carboidratos e de proteínas na alimentação pode fazer toda a diferença entre sentir-se muito bem ou profundamente infeliz.

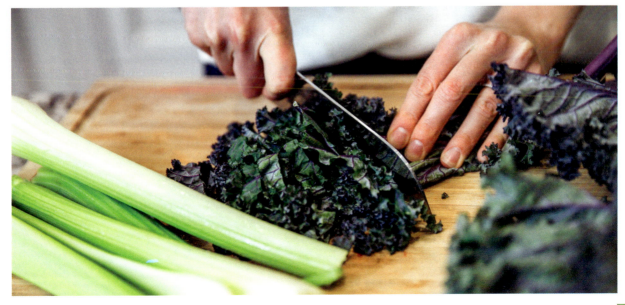

O PARADOXO DAS PROTEÍNAS

Proteínas são um assunto muito debatido na dieta cetogênica e que tendem a causar certa confusão. Por quê? A crença geral é de que qualquer proteína consumida além de nossa necessidade imediata, mesmo que o excesso seja pequeno, será transformada em glicose por meio da gliconeogênese (GNG) espontânea, o que nos tiraria do estado de cetose.

Existe muito terrorismo relacionado às proteínas nas dietas cetogênicas, mas como criei um perfil Fat Fueled que pede um grande consumo delas, dá para ver que aqui há, também, um caminho do meio. Infelizmente, como várias coisas no universo cetogênico, muitos estudos precisariam ser feitos a respeito da GNG nesse estilo alimentar – principalmente no caso das mulheres, pois estou certa de que nosso perfil hormonal desempenha um papel nesse processo. Mesmo assim, vou tentar dar um panorama dos prós e dos contras das proteínas na dieta cetogênica, para que você possa fazer uma escolha consciente.

Lembra de que falamos como a gliconeogênese é o processo que produz glicose a partir de outras fontes que não carboidratos? Quando estamos em cetose, o corpo utiliza as cetonas como principal origem de energia e gera a glicose necessária a partir das proteínas e gorduras obtidas pela alimentação. Desde que você consuma proteínas em quantidade suficiente, o organismo não usa a reserva armazenada nos músculos durante a GNG.

Eis, portanto, um problema potencial da dieta cetogênica padrão, que estimula o consumo moderado de proteínas: por saber que a GNG usa os macronutrientes ingeridos com a alimentação para criar glicose, muitas pessoas acreditam que, quanto menos proteínas consumidas, menos glicose é produzida. O caso é que, comendo pouca proteína, você corre o risco da GNG utilizar o que está armazenado em seus músculos durante o processo.

Mas saiba que a GNG não é inimiga. Trata-se de um processo que existe em função da demanda, não da oferta. Quando precisamos de glicose extra, a GNG se apressa em produzi-la, provendo o organismo com uma pequena quantidade que é então fornecida para as regiões do corpo que só funcionam com ela, como células vermelhas do sangue e algumas partes do cérebro. Se não há necessidade de glicose extra, a GNG não vai converter espontaneamente a proteína em glicose, resultando numa taxa glicêmica ridiculamente alta. A GNG é usada para manter um controle rígido da taxa glicêmica por meio de um hormônio chamado glucagon. Se ele não disser "ei, cara, a gente precisa de mais glicose por aqui", a GNG não começará a transformar proteína de forma aleatória. Por outro lado, o consumo de proteína estimula o glucagon, e é bem possível que a ingestão da substância em excesso incentive a GNG, o que dificulta a obtenção do estado de cetose (embora não tanto quanto fomos levados a acreditar).

Em casos assim, gosto de pensar que tudo se resolve com equilíbrio. Comer muita proteína não funciona caso você queira entrar em cetose de maneira mais fácil, mas consumir pouco também não é bom.

Independentemente de como as coisas funcionam no nível celular, o mais importante é ouvir seu corpo. Pode ser que você precise de mais proteína em algumas situações – quando se recuperar de uma cirurgia, por exemplo, ou em períodos de grande estresse – ou se tiver alguns sintomas, como articulações doloridas e sono comprometido. Veja uma lista delas na próxima página.

---

15 MOTIVOS PARA CONSUMIR PROTEÍNAS DE MANEIRA EQUILIBRADA

1. Ajuda a regular o peso corporal
2. Fornece vitaminas, minerais e ácidos graxos em doses balanceadas
3. Beneficia a saúde óssea
4. Ajuda o corpo a se recuperar dos exercícios
5. Intensifica a massa muscular e o desempenho
6. Garante o equilíbrio de nitrogênio
7. Aumenta a saciedade quando aliada à atividade física
8. Previne a perda de massa muscular magra durante programas de emagrecimento
9. Promove a reparação e o crescimento muscular
10. Diminui a grelina, hormônio da fome
11. Reduz riscos de fraturas e osteoporose
12. Reduz desejos súbitos por comida
13. Aumenta a queima de gordura corporal (o corpo precisa de mais energia, ou calorias, para processar as proteínas obtidas pela alimentação)
14. Diminui a perda muscular relacionada à idade
15. Baixa o nível de triglicerídeos

SINAIS DE QUE VOCÊ PRECISA DE MAIS PROTEÍNAS

 Você tem problemas metabólicos.

 A qualidade de seu sono é péssima.

 Você adora correr, pedalar e fazer outras atividades cardiovasculares.

 Você pega pesado nos exercícios.

 Você quer desenvolver os músculos.

 Você tem mais de 50 anos.

 Você está sempre com fome.

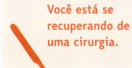 Você está se recuperando de uma cirurgia.

 Você vive num stress.

 Você é vegan.

 Você cortou o consumo calórico para emagrecer.

 Sua taxa glicêmica é uma loucura.

 Você tem dor nas articulações.

Como equilibrar o consumo de proteínas

Infelizmente, não existe uma fórmula mágica para descobrir o equilíbrio entre muita e pouca proteína. Mas acho que uma boa regra geral, pelo menos no começo, é obter de 20 a 35% de seu consumo calórico a partir delas.

Quase todas as mulheres que atendi em minhas consultas particulares tinham taxas muito baixas de proteínas. Isso acontecia, principalmente, por interpretarem de modo errôneo o que se falava a respeito da adaptação à gordura. É a lógica do "menos é mais", que funciona assim: "Se preciso comer pouca proteína para me tornar adaptada à gordura, consumir menos ainda irá fazer com que eu me adapte ainda mais rápido!". Porém, essa teoria está completamente furada. É muito provável que toda pessoa que abrace a causa cetogênica passe por isso; eu mesma caí na tentação de comer menos proteína do que deveria. A verdade é que precisamos dela, e o corpo não se adapta mais rapidamente se estiver privado de proteína.

Eis o que penso: coma o tanto quanto possível desde que isso não tenha um impacto negativo em seus exames de sangue (isso inclui o nível de cetonas em seu organismo). Essa estratégia vale para carboidratos, proteínas, suplementos, o que for. Se eu conseguir comer 100g de proteína em um único dia sem elevar a taxa glicêmica ou comprometer o estado de cetose, pode ter certeza de que farei isso!

Agora, se você faz três refeições por dia com consumo equilibrado entre proteínas de origem animal e vegetal, provavelmente está tudo bem. Por outro lado, caso elas estejam relegadas ao segundo plano, peço que você observe o que anda comendo, aumente a quantidade e veja o que acontece. Pode até ser bom experimentar um shake proteico.

SE QUISER COMER CARBOIDRATOS... FAÇA ISSO!

No capítulo 1, falei muito sobre como e por que a dieta cetogênica funciona. Agora, vou dizer por que às vezes ela não dá certo e o que você pode fazer para ajustá-la. (Tá bom, sou como o homem de "Hot N Cold", da música da Katy Perry.) Se você está se esforçando para manter a linha, saiba que não é a única, e pode ser que encontre a resposta de que precisa nas próximas páginas. (Alô, companheiras que vivem fazendo dieta! Essa mensagem também vai para vocês).

Evitando abusos

Você já começou uma dieta que deveria durar um mês, mas só foi capaz de se manter na linha por dois dias? Já entrou naquele ciclo de começa-e-para cheio de boas intenções, seguido por recaídas e recomeços?

Eu também.

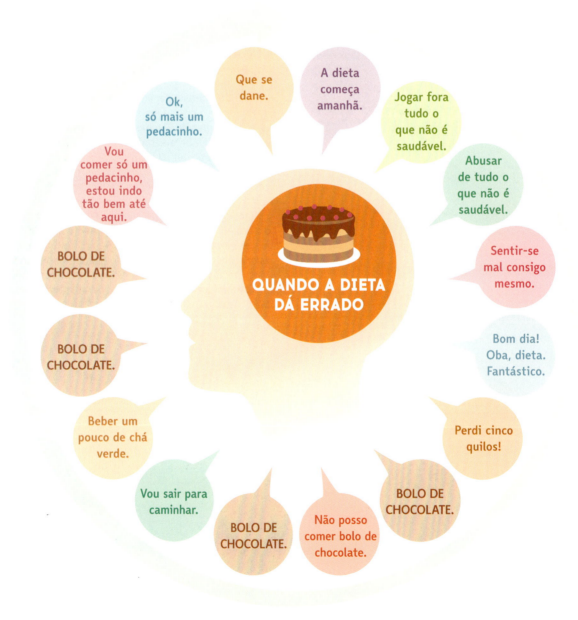

Capítulo 2: O "CAMINHO DO MEIO": FAÇA O QUE É MELHOR PARA VOCÊ

Quando seguia uma dieta cetogênica restrita, eu caía em tentação. Muitas vezes. Começava por limitar a comida, chegando a um déficit de 500 a 750 calorias diárias, e calculava o valor calórico e os macronutrientes de cada migalha que colocava para dentro de meu corpo. Mantinha essa rotina por cerca de dez dias e, então, tudo desmoronava. De repente, eu me via em meio a uma fúria de devorar tudo o que via pela frente, e independentemente de quão satisfeita eu estava, só parava de comer quando a comida acabava.

O mais bizarro é que, na verdade, esses abusos quinzenais aumentavam a composição do meu corpo. No dia seguinte à orgia alimentar, eu acordava com os músculos mais tonificados e pouco interesse em comer; conseguia facilmente ficar de 24 a 48 horas em jejum.

Mas apesar desse processo ter me ajudado a conquistar o corpo que sempre sonhei em ter, eu não era feliz. Eu me sentia limitada, instável, fora de controle e absolutamente, totalmente louca. Às vezes, também, era difícil aguentar a culpa.

Então, decidi voltar à estaca zero e elaborar uma dieta cetogênica que não me levasse a restrições épicas e culpas homéricas. Tornei as regras mais flexíveis e parei de contar os macronutrientes e registrar cada migalha do que eu comia. Mantive a dieta mais ou menos igual, mas transformei meus excessos em reforços de carboidratos, e isso fez toda a diferença. Criar essa prática dentro da dieta cetogênica foi a melhor coisa que fiz para minha saúde: me ajudou a voltar a menstruar depois de oito anos, curou meu hipotireoidismo, deu força para minha disfunção adrenal, aumentou a energia para os exercícios e muito mais.

Para mim, e para muitas outras pessoas, incluir carboidratos de vez em quando no estilo de alimentação cetogênico é uma boa ideia. E explico isso em termos científicos.

Se você adotou a dieta cetogênica por causa de desequilíbrios, problemas ou preocupações com a saúde, é melhor conversar com um médico para saber se a prática é adequada dentro de seu controle. Eu, entretanto, que tenho tendência para hipotireoidismo, fadiga adrenal, ansiedade e estresse paralisante, descobri que o reforço de carboidratos é o segredo do sucesso para meu estilo de vida cetogênico.

O que é o reforço de carboidratos?

Também conhecido como cetose cíclica, é um período, geralmente à noite, em que você troca a gordura que consumiria normalmente por carboidratos na refeição ou na sobremesa. É usado para ajudar em alguns efeitos colaterais que algumas pessoas experimentam durante a dieta cetogênica – mas pode ser adotado por qualquer pessoa que se sinta melhor obtendo energia da gordura, e não da glicose, mas também queira comer bolo em seu aniversário, por exemplo, ou outras coisas comuns relacionadas aos carboidratos.

> **O segredo para o sucesso de um reforço é pensar no consumo de gorduras de maneira inversamente proporcional ao consumo de carboidratos. Se aumentar a ingestão de carboidratos à noite, diminua a de gorduras. Funciona como uma gangorra.**

Se você é uma defensora ferrenha da dieta low carb, provavelmente está pensando: "É sério que ela está recomendando que eu coma carboidratos, fique gorda, doente e enlouqueça minha taxa glicêmica?". Deixa eu acabar de falar! O corpo precisa de carboidratos – ou melhor, de glicose, a forma básica deles – para realizar ações específicas, como ativar o hormônio da tireoide, necessário para a regulação do metabolismo, manutenção da energia e digestão normal. Sem essa conversão hormonal, nada disso aconteceria tranquilamente, o que nos levaria a ficar doentes ou cansadas. A glicose também alimenta o cérebro e as células vermelhas do sangue e, embora o corpo possa produzi-la sozinho para atender a essas necessidades (leia na p. 28), o consumo de uma pequena quantidade pode ser benéfico.

Eis o segredo: comer carboidratos pode ajudar algumas pessoas, desde que em pequenas quantidades. Por favor, leia essa última frase outra vez, porque o que eu falo sobre os reforços às vezes é distorcido, como naquele jogo do telefone sem fio, e em breve começarão a me divulgar como sendo entusiasta de dietas com muitos carboidratos. Caramba, não é bem assim.

Decidindo-se ou não pelos reforços, sabemos que carboidratos em excesso não fazem maravilhas por nós e que as gorduras são bem nutritivas. Qualquer que seja o estágio de sua dieta agora, vamos inverter um pouco a pirâmide alimentar – mais gorduras, menos carboidratos –, mas sem radicalizar a ponto de só comer uma coisa e deixar de comer a outra. Se você decidir que não quer consumir reforços, poderá comer hortaliças que tenham poucos carboidratos e omitir as que têm amido, além da maior parte

Parte 1: O QUE É A DIETA CETOGÊNICA? 41

das frutas. Caso adote a prática, ainda vai incluir hortaliças pobres em carboidratos, mas também algumas ricas em amido e um pouco de frutas durante os reforços.

Para a prática de reforços dar certo, é melhor adotá-la apenas quando você já estiver adaptada e seu corpo já estiver utilizando a gordura e não os carboidratos como fonte primária de combustível. O processo de adaptação à gordura esgota a reserva de glicogênio armazenada nos músculos e no fígado. Quanto mais ela é usada e quanto mais seu corpo estiver queimando gordura e gerando cetonas, mais consegue transitar entre a queima de glicose e a de gordura.

> **Confira três sugestões para o reforço de carboidratos e como implementá-los nas p. 50-51.**

Para seu organismo se adaptar à gordura, é preciso fazer uma dieta pobre em carboidratos e rica em gorduras por dez a quinze dias (ou mais, dependendo de seu corpo). Depois desse tempo, ele terá incrementado o processo necessário para entrar facilmente no modo de queimar gorduras, mesmo que você consuma um pouco de carboidratos aqui e ali. E embora queime a glicose ingerida, o organismo ainda irá preferir a gordura, o que significa que você se manterá adaptada.

> **Quando está adaptado, seu corpo prefere usar a gordura como fonte de combustível. Adotar reforços de carboidratos não faz com que você saia da cetose, porque o organismo receberá apenas um pouco de glicose antes de voltar a queimar gordura.**

Embora muitas pessoas consigam incluir os reforços na alimentação somente depois de estarem adaptadas à gordura, outras não são capazes de esperar. Tive clientes que viram a qualidade de sono despencar depois de apenas dois dias na dieta low carb. Para elas, aguentar trinta, quinze ou mesmo dez dias com carboidratos em dose mínima estava fora de questão.

Foi por isso que criei os perfis Fat Fueled. Se você quiser esperar até estar adaptada à gordura e então incluir reforços uma vez por semana, vai encontrar um modelo para isso – um outro, novamente para quem está adaptada, incorpora carboidratos toda noite. Caso não consiga suportar mais do que uns dois dias no estilo low carb e precise de uma dose extra de carboidratos diariamente, também vai encontrar um perfil adequado.

Por que adotar os reforços

Para mim, reforços de carboidratos foram importantes para superar alguns limites de emagrecimento, equilibrar hormônios, melhorar o sono, aumentar a liberdade de escolha de alimentos e a performance nos exercícios, eliminar os abusos e fortalecer os músculos, entre outras coisas. Se você está passando por isso na dieta cetogênica, pode ser hora de começar a considerar os reforços.

E, caso você esteja em uma dieta low carb há algum tempo e nunca se sinta satisfeita, outro benefício é melhorar a sensibilidade à leptina, hormônio que nos deixa saciados depois de uma refeição, liberado em resposta ao aumento no consumo de carboidratos. Depois de um longo período com pouca ingestão de carboidratos, nossas células podem se tornar resistentes à leptina. Acrescentar um pouco deles mantém a sensibilidade à substância, fazendo com que você se sinta satisfeita depois de comer. É por isso que é mais fácil fazer jejum na manhã seguinte a um reforço – essa é outra prática que tem benefícios próprios (leia nas p. 70-73).

> **Se você é adepto do estilo low carb há um tempo, o conceito dos reforços pode parecer um pouco estranho para você – e para seu corpo. Precisei de algumas tentativas para me acostumar com a ideia, e minha digestão se esforçou em dobro até se dar bem com os carboidratos novamente. Hoje, não consigo abrir mão dessa prática.**

Claro que algumas pessoas se beneficiam ao limitar radicalmente os carboidratos de modo integral – isso varia muito de pessoa para pessoa. Alguém com diabetes tipo 1, por exemplo, pode acreditar que vive melhor com pouquíssimos carboidratos e estar totalmente certo. Mas e se você for uma mulher com diabetes tipo 1 e que não menstrua há três anos, ou que tem um trabalho extremamente estressante, ou que acabou de ser diagnosticada com hipotireoidismo? Cada um desses fatores pode mudar a perspectiva do organismo e sua relação com os carboidratos.

O que estou tentando dizer é que a quantidade certa de carboidratos para você pode ser diferente de todas as outras pessoas que estão lendo este livro agora. Não há problema em comer gorduras, limitar os carboidratos, ver como você se sente, ajustar os macronutrientes e repetir o ciclo. Se você se sentir muito bem com uma quantidade ínfima de carboidratos, ótimo! Caso contrário, aumente a dose levemente com os reforços.

> Para saber se você está adaptado à gordura e como testar as cetonas, veja a p. 65.

Tudo na hora certa

Acredito firmemente que existe um momento certo para os carboidratos, e a minha recomendação é consumi-los em um horário que pode parecer estranho: à noite.

Ao acordarmos de manhã, o cortisol – que pega a energia armazenada – está elevado e, consequentemente, faz subir a glicose no sangue. Por causa disso, estamos mais sensíveis à insulina logo cedo; ao longo do dia, nos tornamos cada vez menos receptivos aos efeitos dela. Isso significa que a insulina tem maior capacidade de empurrar a glicose para as células de manhã.

É por isso que ouvimos dizer que devemos consumir carboidratos ao acordar. Mas não é porque somos mais sensíveis à insulina de manhã que esse é o melhor horário para comer carboidratos. Acredito que o corpo se torna mais sensível nesse horário porque esteja tentando fazer com que as taxas glicêmicas, naturalmente elevadas pela manhã para nos fornecer a energia necessária para enfrentar o dia, volte aos níveis normais. Comer carboidratos inverte essa situação, fazendo com que a taxa glicêmica e a insulina aumentem ainda mais e provocando um pico de açúcar no meio da manhã.

Isso pode facilmente transformar as horas seguintes em um daqueles dias em que só queremos carboidratos – comendo a cada duas horas, com cansaço mental, baixo rendimento no trabalho e fazendo escolhas desequilibradas em termos nutricionais. Quando começamos a manhã com carboidratos, a tendência é procurá-los ao longo do dia todo. Mingau de aveia no café da manhã logo vira uma maçã para o lanchinho, um sanduíche no almoço, frutas secas durante a tarde e um prato cheio de arroz branco com hortaliças e frango no jantar. Quando nos rendemos aos carboidratos logo cedo, é difícil escapar.

Consumi-los pela manhã também interrompe a queima natural de gordura. Quando acordamos, as condições hormonais do corpo favorecem a queima de gordura graças ao cortisol, à grelina e ao hormônio do crescimento. Quando estamos dormindo, os níveis de cortisol aumentam até atingir o pico logo cedo, de manhã. Ao quebrar o glicogênio, ele libera glicose na corrente sanguínea – e, quando essa reserva acaba, o organismo começa a utilizar gordura. A grelina, que também está no auge quando você acorda, estimula a liberação do hormônio do crescimento, que encoraja a queima de gordura e o fortalecimento muscular.

Como o cortisol ajuda a providenciar gordura e o hormônio do crescimento, estimulado pela grelina, encoraja a queima de gordura, essa é a primeira tendência do corpo de manhã. Mas para que tudo isso ocorra, o cortisol não pode ser interrompido pela insulina. Comer carboidratos logo cedo provoca o aumento de insulina, comprometendo a queima de gordura e impedindo que esses processos transcorram de forma natural.

QUANDO COMEMOS CARBOIDRATOS DE MANHÃ

- Aumento nos níveis já elevados de glicose e insulina
- Fome contínua durante o dia, à medida que a taxa glicêmica vira uma montanha-russa entre as refeições
- Cansaço mental
- Interrupção instantânea do processo natural de queima de gorduras pela manhã
- Durante o dia, fica mais difícil alcançar a gordura armazenada para produzir energia
- Cansaço e queda de energia enquanto o corpo continua querendo uma dose rápida de glicose
- Tendência a comer carboidratos durante o dia todo

Todos esses motivos me levam a ser contra comer carboidratos de manhã. Que tal, agora, pensarmos no caminho contrário: por que é bom consumi-los à noite?

Reabastece seus sistemas

Quando você já está adaptado à gordura e recebe uma pequena dose de carboidratos à noite, seu corpo vai usá-la para reabastecer os sistemas que podem estar precisando de glicose, como o endócrino, o muscular e o nervoso, e então volta a queimar gordura de manhã. Embora haja uma queda geral do metabolismo durante o sono, isso vale apenas para a oxidação de gordura e proteínas. A oxidação de carboidratos continua no mesmo padrão e começa a aumentar antes de você acordar.

Favorece a qualidade do sono e fornece mais serotonina

Consumir carboidratos à noite ajuda o corpo a se preparar para o sono porque o cérebro aumenta a absorção de triptofano, a proteína encontrada em aves que muitas vezes é responsabilizada por aquela moleza que dá depois de comermos o peru de Natal. O triptofano também é usado para produzir o neurotransmissor serotonina – comer carboidratos à

Parte 1: O QUE É A DIETA CETOGÊNICA? 43

noite, portanto, ajuda a incrementar a serotonina, o que melhora o humor, aumenta a qualidade do sono, favorece o emagrecimento, a perda de gordura e a recuperação do corpo depois dos exercícios, além de melhorar o sistema imunológico. Por fim, o sono mais tranquilo advindo do consumo de carboidratos à noite é benéfico para a sensibilidade à insulina.

Fortalece os músculos
Se você vai à academia depois do trabalho ou no fim do dia, comer carboidratos à noite é perfeito. Depois dos exercícios, seus músculos funcionam como esponjas: estão prontos para absorver aquela glicose benéfica que a insulina injeta direto nos tecidos musculares.

Você dorme durante os efeitos colaterais
Se você acha que precisa de um pouco de carboidratos para equilibrar seu estilo low carb, consumi-los à noite não apenas traz todos os benefícios que vimos como também ajuda o sono – ou seja, você estará dormindo durante o cansaço mental e o pico de açúcar.

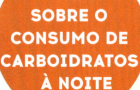

MITOS SOBRE O CONSUMO DE CARBOIDRATOS À NOITE

MITO
Consuma carboidratos de manhã para queimá-los ao longo do dia.

VERDADE
1. Isso faz com que a taxa glicêmica entre numa montanha-russa e causa um frenesi alimentício constante, além de dificultar a concentração. Experimente você mesmo: faça o teste do café da manhã (p. 32).

MITO
Se você consumir carboidratos à noite, vai engordar.

VERDADE
2. Eles não pulam automaticamente para sua cintura depois das 18h. O excesso de carboidratos é armazenado como gordura corporal em qualquer hora do dia; por outro lado, se o organismo precisa da glicose, vai usá-la também em qualquer momento.

MITO
A atividade metabólica diminui durante o sono, fazendo com que os carboidratos não sejam queimados da mesma forma.

VERDADE
3. O metabolismo realmente cai cerca de 35% enquanto você dorme, mas apenas para a oxidação de gordura e proteínas! A oxidação de carboidratos não muda de modo significativo e, na verdade, começa a aumentar antes de você acordar. O corpo adora queimar carboidratos durante seu sono.

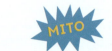

MITO
Você não deveria comer depois das 17h.

VERDADE
4. Somos programados para comer à noite. Lembre-se de nossos ancestrais paleolíticos, que caçavam o dia todo e comiam a noite toda. Ou pense na fome voraz que você sente depois de uma longa jornada de trabalho. Não é coincidência. Comer à noite aumenta a sensibilidade à leptina, que nos dá sensação de saciedade pela manhã e permite um período mais longo de jejum, além de favorecer a queima de gordura.

- Evitamos o cansaço mental
- Não há queda de energia!
- Perda de gordura acelerada
- Melhores escolhas nutricionais e menos obsessão por comida
- Habilidade para estimular e queimar gordura o dia todo
- Incremento na sensibilidade à leptina
- Incentivo à perda de gordura e à retenção muscular
- Aumento da absorção de triptofano pelo cérebro (para melhorar o sono e aumentar a serotonina)
- Mais serotonina leva a maiores perdas de peso e de gordura, recuperação mais rápida depois dos exercícios e melhora no sistema imunológico
- Mais qualidade de sono
- Maior sensibilidade à insulina

QUANDO COMEMOS CARBOS À NOITE

Novatos: quando começar os reforços de carboidratos

Você não precisa adotar os reforços. Algumas pessoas sentem-se melhor sem a prática, enquanto outras precisam utilizá-la uma, duas ou até sete vezes por semana. Você é quem sabe como seu corpo responde aos reforços. (Uma observação, porém: acredito que mulheres tendem a precisar mais deles do que os homens, provavelmente por causa de nosso panorama hormonal mais complexo).

Minha resposta direta sobre quando novatas "devem" incluir os reforços de carboidratos:

- Quando os exames mostram níveis consistentemente altos de cetonas por cinco dias (leia mais nas p. 65-67).

  OU

- Quando seu corpo dá três ou mais sinais de que está adaptado à gordura. Isso geralmente ocorre depois de dez a quinze dias a partir do início da dieta cetogênica, época em que o organismo de muitas pessoas já adotou a gordura como fonte primária de combustível. O estresse, entretanto, pode afetar nossa habilidade para realizar esse processo – leia mais na p. 90.

Veteranos: indícios de que é hora de adotar os reforços

Se você já segue as dietas cetogênica ou low carb há trinta dias ou mais e apresenta qualquer um desses sintomas, pode ser um bom momento de partir para os reforços. Por outro lado, caso esteja aproveitando o estilo cetogênico com a maior facilidade do mundo, não mude nada! Os reforços são totalmente opcionais – apenas uma ferramenta para quem precisa.

Pode ser hora de tentar um ou dois reforços se, desde que mudou a alimentação, apresentar qualquer um desses sintomas:

- O patamar de emagrecimento não muda
- Desequilíbrio hormonal
- Baixa qualidade de sono
- Queda de cabelo
  Embora muitas pessoas adeptas do low carb digam que essa é uma reação natural passageira, você precisa prestar atenção em seu corpo.
- Sentir-se limitada nas escolhas alimentícias
- Abusar de carboidratos
- Problemas com o desenvolvimento muscular, sem alcançar os resultados desejados com exercícios
- Treinos físicos estagnados
- Baixa temperatura corporal
- Dificuldade em manter até mesmo uma intensidade moderada durante os treinos

COMO CUSTOMIZAR A DIETA CETOGÊNICA

Criei o programa *Fat Fueled* para ajudar na customização das dietas de acordo com suas necessidades. Existem três caminhos principais, cada um com diferentes proporções de gorduras, proteínas e carboidratos. Há também cinco perfis *Fat Fueled*, alguns com reforços de carboidratos e outros sem.

Leia sobre os três caminhos e veja qual parece se adequar melhor ao seu estilo de vida. Então, confira todos os perfis relacionados ao caminho escolhido e experimente um deles. Depois de duas semanas, se julgar que o caminho e o perfil escolhidos não são suficientemente satisfatórios, tente outros! O objetivo é encontrar o mais apropriado especificamente para você.

Caminhos para a dieta cetogênica

De acordo com suas necessidades, você pode se dar melhor com uma alimentação pobre em carboidratos e rica em gorduras (Caminho 1), com gorduras em moderação e rica em proteínas (Caminho 2) ou pobre em carboidratos e rica em gorduras, mas com reforços (Caminho 3).

> Para evitar os sintomas estranhos que podem ocorrer no Caminho 1, consuma proteínas em quantidades adequadas! Ouça seu corpo e coma mais proteínas sempre que precisar.

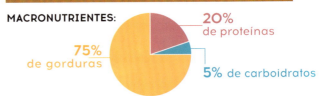

MACRONUTRIENTES:
- 75% de gorduras
- 20% de proteínas
- 5% de carboidratos

PERFIL *FAT FUELED*: Clássico (p. 49)

Não inclui reforços de carboidratos. Por ser o caminho mais direto e mais tradicional para entrar em cetose, é possível encontrar diversas informações sobre ele em livros e sites. Também é o caminho mais rápido de todos.

Trata-se, entretanto, de um percurso extremamente restritivo. Caso você siga nessa direção, podem surgir alguns efeitos colaterais depois da adaptação completa à gordura, como afetar os treinos e exercícios ao reduzir o crescimento muscular e reduzir o rendimento de energia; se não consumir proteínas suficientes ou fizer jejum por muito tempo (leia nas p. 70-74), pode fazer com que a taxa glicêmica caia e desequilibrar o cortisol. Nesse caso, coma mais proteínas (veja o Caminho 2) ou pare de jejuar até os sintomas melhorarem.

É BOM PARA:

- Quem está no processo de se tornar adaptado à gordura
- Quem já se adaptou à gordura seguindo esse caminho e se sente muito bem depois de pelo menos trinta dias
- Pessoas sedentárias ou menos ativas
- Quem quer emagrecer
- Quem não tem desequilíbrio hormonal
- Mulheres na menopausa e na pós-menopausa
- Atletas aeróbicos (leia na p. 76)
- Qualquer pessoa que foi orientada pelos médicos a seguir uma dieta cetogênica restrita

CAMINHO 2: GORDURAS EM MODERAÇÃO, RICO EM PROTEÍNAS

MACRONUTRIENTES:

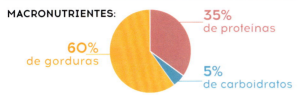

- 35% de proteínas
- 60% de gorduras
- 5% de carboidratos

PERFIL *FAT FUELED*: Turbinado (p. 49)

Também não inclui reforços de carboidratos. Pode ajudar a equilibrar a taxa glicêmica e diminuir o cortisol, além de sustentar um estilo de vida mais ativo – funciona tanto para exercícios anaeróbicos (dependendo da intensidade) quanto para aeróbicos. Entretanto, esse perfil tem o potencial de causar uma queda no nível de cetonas e, caso você esteja focada em atividades anaeróbicas, pode afetar seus treinos ao não fornecer a energia necessária.

Se você for vegana ou vegetariana, esse não é um caminho adequado, pois inclui grande quantidade de proteínas e muito pouco de carboidratos.

Gosto de pensar nesse perfil como um trajeto de transição. Raramente recomendo que alguém inicie por ele, mas caso você acredite que o Caminho 1 não está funcionando – principalmente se apresentar alterações glicêmicas (tremedeira, ansiedade, nervosismo, irritabilidade, confusão, tontura e/ou náusea) ou desequilíbrio no cortisol (insônia, agitação e/ou sentir-se um zumbi) –, pode ser uma ótima alternativa. Algumas pessoas, porém, reagem muito bem ao começar por esse caminho e, por isso, ficam nele para sempre!

É BOM PARA:

- Quem tem hipoglicemia
- Quem apresenta sintomas de alterações glicêmicas ou desequilíbrio no cortisol ao seguir o Caminho 1 depois de estar adaptado à gordura
- Quem não se sente bem no Caminho 1, mas não quer adotar os reforços de carboidratos
- Quem parece ter fome permanente ao seguir o Caminho 1
- Quem luta para superar patamares de emagrecimento que não se alteram

ATENÇÃO: *Esse caminho pode não ser adequado para diabéticos dependentes de insulina. Leia mais na p. 33.*

CAMINHO 3: IGUAL O CAMINHO 1, COM REFORÇOS DE CARBOIDRATOS

MACRONUTRIENTES:

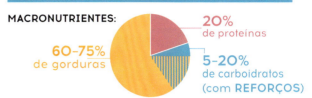

- 20% de proteínas
- 60-75% de gorduras
- 5-20% de carboidratos (com **REFORÇOS**)

PERFIS *FAT FUELED*: Completo (p. 50)
Adapted Fat Burner (p. 50)
Total (p. 51)

Pense no Caminho 3 da mesma maneira que o Caminho 1, mas com reforços de carboidratos. A cada dia, duas vezes por semana ou semanalmente, os carboidratos tomam o lugar das gorduras por um tempo curto, de preferência durante a noite.

Os benefícios desse trajeto são, basicamente, um espelho dos benefícios dos reforços: reduzir a sensação restritiva que muitas vezes surge nos Caminhos 1 e 2; fornecer glicose para os processos que precisam dela, como ativar o hormônio da tireoide; melhorar sintomas potenciais da resistência fisiológica à insulina (leia na p. 96). Também é ótimo para o desenvolvimento muscular.

Por outro lado, caso alguém sinta que está em uma situação de restrição e carência, adotar reforços pode estimular um comportamento menos regrado, com abusos alimentares frequentes. E se você não se limitar a carboidratos saudáveis (leia na p. 117), pode ter gases e inchaços.

É BOM PARA:

- Quem está adaptado à gordura
- Atletas anaeróbicos que precisam de carboidratos para render (leia mais na p. 76)
- Quem tem desequilíbrio hormonal
- Mulheres em idade reprodutiva
- Quem tem distúrbios nas glândulas suprarrenais
- Quem quer emagrecer e revigorar o corpo
- Quem luta para superar patamares de emagrecimento que não se alteram

ATENÇÃO: *Esse caminho pode não ser adequado para diabéticos dependentes de insulina. Leia mais na p. 33.*

CAMINHO 1: Pobre em carboidratos, rico em gorduras

- Perfil *Fat Fueled*: CLÁSSICO (p. 46) **kcl**
- SEM REFORÇOS
- ➕ Rota mais rápida para a cetose
- ❗ Muito restrito
- ❗ Pela limitação a proteínas, pode causar queda na taxa glicêmica, atrofia muscular e desequilíbrio no cortisol

👍 **BOM PARA QUEM:**
É diabético, está no processo de adaptação à gordura, é menos ativo, tem loucura por exercícios aeróbicos, não apresenta desequilíbrio hormonal ou quer perder peso.

CAMINHO 2: Gorduras em moderação, rico em proteínas

- Perfil *Fat Fueled*: Turbinado (p. 47) **ktu**
- SEM REFORÇOS
- ➕ Ajuda a equilibrar a taxa glicêmica e diminuir o cortisol
- ❗ Pode causar queda nas cetonas

👍 **BOM PARA QUEM:**
Está adaptado à gordura e teve alterações glicêmicas ou no cortisol durante o Perfil 1, não se sentiu bem no Caminho 1 e também não quer adotar os reforços, sentiu fome constante no Caminho 1, não consegue superar os patamares de emagrecimento que não se alteram.

CAMINHO 3: Pobre em carboidratos, rico em gorduras, com REFORÇOS

- Perfis *Fat Fueled*: Completo (p. 50), Adaptado (p.50), Total (p. 51) **kco ka kto**
- Reforços de carboidratos diários, duas vezes por semana ou semanais, de preferência à noite
- ➕ Reduz a sensação de restrição
- ➕ Fornece a glicose necessária para alguns processos, o que pode aliviar reações físicas
- ➕ Melhora potenciais sintomas de resistência fisiológica à insulina (p. 96)
- ➕ Bom para o crescimento muscular vindo das atividades anaeróbicas
- ❗ Pode estimular um comportamento menos regrado ou causar gases e inchaço

👍 **BOM PARA QUEM:**
Está adaptado à gordura, faz exercícios anaeróbicos, está em idade reprodutiva, quer perder peso e revigorar o corpo, luta para superar patamares de emagrecimento; também recomendado para quem tem desequilíbrio hormonal ou disfunção das glândulas suprarrenais.

Capítulo 2: O "CAMINHO DO MEIO": FAÇA O QUE É MELHOR PARA VOCÊ

Perfis *Fat Fueled* – São relacionados ao consumo de gordura.

Pense neles como diretrizes que irão ajudá-la a desenvolver seu próprio mapa da dieta cetogênica. Enquanto os caminhos indicam estratégias gerais para calcular a proporção de macronutrientes, os perfis dão uma visão mais ampla a respeito do funcionamento no dia a dia. Se tiver interesse no Caminho 3 (que inclui reforços), há três perfis diferentes para escolher, dependendo da quantidade de reforços desejada.

Siga um perfil por pelo menos duas semanas e veja como se sente; se não estiver funcionando, troque até se adaptar.

> Os perfis Completo, Adaptado e Total são adequados a práticas intermitentes de jejum (veja p. 70-74). Combinar reforços com jejum ajuda a manter níveis altos de cetonas enquanto você consome alimentos que a fazem sentir-se bem.

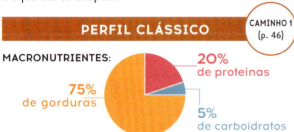

PERFIL CLÁSSICO — CAMINHO 1 (p. 46)

MACRONUTRIENTES: 75% de gorduras, 20% de proteínas, 5% de carboidratos

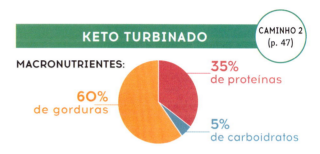

KETO TURBINADO — CAMINHO 2 (p. 47)

MACRONUTRIENTES: 60% de gorduras, 35% de proteínas, 5% de carboidratos

Base da dieta cetogênica e alicerce de todos os perfis Fat Fueled, inclui pouco consumo de carboidratos, proteínas em doses moderadas e muitas gorduras. Segue o Caminho 1: veja, na p. 46 quem pode se beneficiar mais do perfil Clássico.

O QUE COMER: Todas as refeições do meu livro de receitas funcionam dentro desse perfil, mas preste mais atenção nas que estão marcadas com o símbolo KCL. Encorajo a comer "bombinhas" de gorduras; uma dose diária de Latte reforçado também pode ser uma boa ajuda. O jejum intermitente pode ser bem fácil quando você já estiver adaptado à gordura.

Se achar que precisa de mais carboidratos (veja os sinais na p. 45), passe para o perfil Completo (p. 50). Caso pense que deve ingerir mais proteínas (veja os sinais na p. 39), mude para o perfil Turbinado.

Inclui mais proteínas e menos gorduras do que o Clássico. Segue o Caminho 2: veja, na p. 47, quem pode se beneficiar mais do perfil Turbinado. É uma excelente opção para quem não quer adotar os reforços, mas não se sente muito bem no Caminho 1.

Se não quiser se comprometer com esse tipo de alimentação o tempo todo, pode fazer uso de "reforços de proteínas" em lugar de "reforços de carboidratos", tentando consumir o total desses macronutrientes seja em uma única refeição ou durante um dia inteiro.

O QUE COMER: Todas as refeições do meu livro de receitas funcionam dentro desse perfil, mas preste mais atenção nas que estão marcadas com o símbolo KTU. Uma dose diária de Latte reforçado vai fazer bem. O jejum intermitente pode ser bem fácil quando você já estiver adaptado à gordura. Como proteínas podem causar picos de insulina, é melhor fazer pequenas refeições, para diminuir o impacto.

Se achar que precisa de mais carboidratos (veja os sinais na p. 45), passe para o perfil Completo (p. 50). Caso sinta que não consegue ingerir tanta proteína ou que isso está comprometendo seu sucesso, mude para o perfil Clássico.

Parte 1: O QUE É A DIETA CETOGÊNICA?

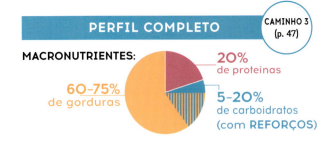

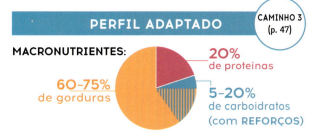

Ótimo para quem já está adaptado à gordura; caso contrário, comece com os perfis Clássico ou Turbinado. (Para saber se está adaptado, veja a p. 65.)

No perfil Completo, há reforços de carboidratos semanais. Se quiser, você pode programá-los para coincidir com seus treinos e exercícios.

BOM PARA QUEM: É sedentária ou faz exercícios anaeróbicos de uma a três vezes por semana (e não tem problemas de saúde). Pessoas que querem combinar treinamentos e perda de peso; não conseguem ultrapassar um patamar de emagrecimento; têm alterações glicêmicas ou resistência à insulina.

O QUE COMER: Todas as refeições do meu livro de receitas funcionam dentro desse perfil, mas preste mais atenção nas que estão marcadas com o símbolo KCO . Para reforços, procure receitas com instruções específicas.

REFORÇOS: Quando estiver adaptado à gordura, inclua reforços uma vez por semana, de preferência à noite. É boa ideia começar com 1 grama de carboidratos para cada 0,45 kg de seu peso. Se acreditar que precisa de reforços duas ou três vezes por semana, mude para o perfil Adaptado. Caso queira mais do que isso, vá para o Total (p. 51).

Para combinar reforços e exercícios, acrescente ½ banana ao seu shake, depois do treino. Porém, o cenário ideal seria exercitar-se à tarde e incluir o reforço no jantar, trocando as gorduras por carboidratos.

ATENÇÃO: *A maneira como você inclui os reforços na alimentação depende de seu corpo, grau de atividade, desequilíbrios na saúde e outros fatores. O tipo de carboidrato que será consumido fica ao seu critério. Gosto de ingredientes da dieta paleo, como batata-doce, banana-da-terra e batata, mas de vez em quando também consumo arroz branco.*

Ótimo para quem já está adaptado à gordura; caso contrário, comece com os perfis Clássico ou Turbinado. (Para saber se está adaptado, veja a p. 65.)

No perfil Adaptado, há reforços de carboidratos duas ou três vezes por semana. Se quiser, você pode programá-los para coincidir com seus exercícios anaeróbicos.

BOM PARA QUEM: Tem desequilíbrios mínimos na saúde e pratica exercícios anaeróbicos de três a sete vezes por semana. Pessoas que querem combinar a perda de peso aos treinos. É boa opção para quem tem algum problema leve de saúde que não influencia nas condições hormonais, como inflamação simples, energia inconstante ou complicações digestivas como síndrome do intestino irritável. Caso tenha problemas leves de saúde, mas não se exercite, os perfis Clássico ou Completo podem ser mais adequados.

O QUE COMER: Todas as refeições do meu livro de receitas funcionam dentro desse perfil, mas preste mais atenção nas que estão marcadas com o símbolo ka . Para reforços, procure receitas com instruções específicas.

REFORÇOS: Quando estiver adaptado à gordura, inclua reforços duas ou três vezes por semana, sempre à noite. É boa ideia começar com 0,5 grama de carboidratos para cada 0,45 kg de seu peso. Se acreditar que precisa de mais reforços, troque para o perfil Total (p. 51).

Para combinar reforços e exercícios, acrescente ½ banana ao seu shake, depois do treino. Porém, o cenário ideal seria exercitar-se à tarde e incluir o reforço no jantar, trocando as gorduras por carboidratos.

ATENÇÃO: *Se você adotou os reforços para perder peso e segue os perfis Adaptado ou Completo, pode ser que engorde um pouco depois de adotar a prática. Entretanto, ela deve ajudar a romper os patamares de emagrecimento e permitir que os ponteiros da balança caiam novamente. Espere até diminuir seu peso antes de partir para outro reforço.*

KETO TOTAL

CAMINHO 3 (p. 47)

MACRONUTRIENTES:

20% de proteínas

60-75% de gorduras

5-20% de carboidratos (com REFORÇOS)

Aqui, você já começa com reforços de carboidratos à noite, sem precisar esperar até estar totalmente adaptado à gordura. Talvez você não entre em um estado cetogênico no sentido tradicional – ou seja, embora você prepare seu organismo para queimar gorduras, pode ser que não apresente cetonas nas primeiras semanas, ou nunca. A adaptação à gordura, porém, deve se instalar à medida que você ajusta os reforços, começando com uma quantidade maior e diminuindo com o tempo. Se quiser, combine os reforços com treinos de exercícios anaeróbicos.

BOM PARA QUEM: Pessoas com oscilações na saúde (por exemplo, desequilíbrio na tireoide ou disfunção nas glândulas suprarrenais), crianças, quem se sente muito limitado nos outros perfis, veganos e quem tem candidíase (muita gordura pode intensificar os sintomas; esse perfil, portanto, é uma opção intermediária). Também é adequado caso você queira combinar o emagrecimento aos cuidados com o corpo ou goste de fazer as coisas aos poucos.

O QUE COMER: Todas as refeições do meu livro de receitas funcionam dentro desse perfil. Para reforços, procure receitas com instruções específicas. Você precisa de apenas um pouco de carboidrato, já que vai consumi-los todas as noites.

REFORÇOS: Assim que começar a dieta cetogênica, adote reforços todas as noites. Enquanto sentir que precisa deles, faça isso! É boa ideia começar com 0,25 grama de carboidratos para cada 0,45 kg de seu peso. Depois, pode reduzir a quantidade – à medida que seu corpo queima gordura de um jeito mais eficiente, você pode achar que não precisa de tantos carboidratos quanto no começo. Se passar mais do que três ou quatro dias sem eles, mude para o perfil Adaptado.

Para combinar a prática aos exercícios, faça os reforços depois dos treinos. Porém, o cenário ideal seria exercitar-se à tarde e incluir o reforço no jantar, trocando as gorduras por carboidratos.

DICAS PARA OS REFORÇOS

- Não inclua carboidratos nas refeições sem tirar as gorduras! Você deve substituir as gorduras do jantar por um pouco de carboidratos, e não simplesmente acrescentá-los a uma alimentação já gordurosa. Se não perceber resultados com os reforços, pode ser que esteja adicionando muita gordura à refeição – e, assim, comendo demais.

- Para as mulheres, menos geralmente é melhor. Comece com 0,25g de carboidratos para cada 0,45 kg de seu peso e diminua a quantidade aos poucos. Um bom começo? Um jantar agradável com sobremesa à base de frutas.

- Reforços não significam "basta comer mais carboidratos à noite para sentir-se bem". Eles só funcionam porque o consumo de carboidratos será reduzido durante o dia.

- Você tem histórico de distúrbios alimentares? Não precisa seguir à risca o planejamento dos reforços; analise como você se sente a cada dia. Se tiver vontade de comer carboidratos numa determinada noite, tudo bem. Caso contrário, não coma.

Parte 1: O QUE É A DIETA CETOGÊNICA? 51

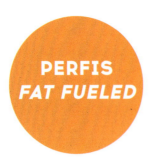

PERFIS *FAT FUELED*

CAMINHO 1 (p. 46) — CLÁSSICO

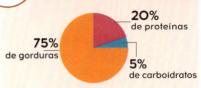

- 75% de gorduras
- 20% de proteínas
- 5% de carboidratos

POBRE EM CARBOIDRATOS, PROTEÍNAS EM QUANTIDADE MODERADA, RICO EM GORDURAS

Base da dieta cetogênica e de todos os perfis *Fat Fueled*

~~REFORÇOS~~

👍 IDEAL PARA:

- Quem ainda não está adaptado à gordura
- Pessoas sedentárias com desequilíbrios na saúde
- Quem tem resistência à insulina
- Atletas anaeróbicos (leia mais na p. 77)
- Quem não tem desequilíbrio hormonal
- Mulheres na menopausa e na pós-menopausa

🎯 O QUE COMER:

 Receitas com o símbolo kcl.

 Muitas "bombinhas" de gorduras; procure o símbolo.

 Um Latte reforçado por dia.

➕ ~~REFORÇOS~~ Evite receitas com o símbolo dos reforços.

CAMINHO 2 (p. 47) — TURBINADO

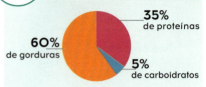

- 60% de gorduras
- 35% de proteínas
- 5% de carboidratos

GORDURAS EM QUANTIDADE MODERADA, RICO EM PROTEÍNAS, POBRE EM CARBOIDRATOS

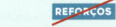
~~REFORÇOS~~

👍 IDEAL PARA:

- Pessoas com hipoglicemia ou outras alterações glicêmicas (veja p. 54) pode não ser bom para quem tem diabetes dependente de insulina
- Quem não se sentiu bem no perfil Clássico, mas não quer fazer reforços
- Quem luta para superar um patamar de emagrecimento constante

🎯 O QUE COMER:

 Receitas com o símbolo ktu.

 Um Latte reforçado por dia.

 Pequenas refeições podem ajudar a manter a insulina controlada.

---

52 Capítulo 2: O "CAMINHO DO MEIO": FAÇA O QUE É MELHOR PARA VOCÊ

CAMINHO 3 (p. 47)	COMPLETO	ADAPTADO	TOTAL
	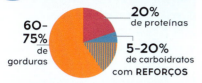 60-75% de gorduras / 20% de proteínas / 5-20% de carboidratos com REFORÇOS	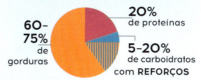 60-75% de gorduras / 20% de proteínas / 5-20% de carboidratos com REFORÇOS	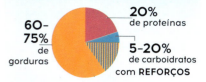 60-75% de gorduras / 20% de proteínas / 5-20% de carboidratos com REFORÇOS
	Adote quando já estiver completamente ADAPTADO À GORDURA (comece pelos Caminhos 1 ou 2)	Adote quando já estiver completamente ADAPTADO À GORDURA (comece pelos Caminhos 1 ou 2)	Comece os reforços IMEDIATAMENTE, em vez de esperar até estar adaptada à gordura
	REFORÇOS uma vez por semana, sempre à noite	**REFORÇOS** duas a três vezes por semana, sempre à noite	**REFORÇOS** diários, sempre à noite

👍 IDEAL PARA:

COMPLETO:
- Quem não tem problemas de saúde
- Quem tem alterações glicêmicas
- Pessoas moderadamente ativas (exercícios anaeróbicos de uma a três vezes por semana)
- Pessoas sedentárias
- Quem quer combinar a perda de peso aos exercícios físicos
- Quem deseja superar um patamar de emagrecimento constante

ADAPTADO:
- Quem tem problemas mínimos de saúde
- Pessoas ativas (exercícios anaeróbicos de três a sete vezes por semana)
- Quem quer combinar a perda de peso aos exercícios físicos
- Quem deseja superar um patamar de emagrecimento constante

TOTAL:
- Quem tem distúrbios de saúde (desequilíbrio na tireoide, disfunção das glândulas suprarrenais, candidíase)
- Crianças
- Veganas
- Quem se sente muito limitada pelos outros perfis
- Quem quer combinar a perda de peso aos cuidados com o corpo
- Quem quer se introduzir na prática cetogênica aos poucos

🍽 O QUE COMER:

COMPLETO:
 Nas refeições diárias, procure receitas marcadas com o símbolo kcl.

FAT* Para aumentar o consumo de gorduras, veja as receitas marcadas com o símbolo das "bombinhas" de gorduras.

➕ REFORÇOS uma vez por semana: procure pelo símbolo nas receitas.

 Se quiser, coma meia banana ou um jantar com reforço de carboidratos depois dos exercícios.

 Consuma 1 g de carboidratos para cada 0,45 kg de peso.

ADAPTADO:
 Nas refeições diárias, procure receitas marcadas com o símbolo kcl.

FAT* Para aumentar o consumo de gorduras, veja as receitas marcadas com o símbolo das "bombinhas" de gorduras.

➕ REFORÇOS duas a três vezes por semana: procure pelo símbolo nas receitas.

 Se quiser, coma meia banana ou um jantar com reforço de carboidratos depois dos exercícios.

 Consuma 0,5 g de carboidratos para cada 0,45 kg de peso.

TOTAL:
 Nas refeições diárias, procure receitas marcadas com o símbolo kcl.

FAT* Para aumentar o consumo de gorduras, veja as receitas marcadas com o símbolo das "bombinhas" de gorduras.

➕ REFORÇOS diários: procure pelo símbolo nas receitas.

 Se quiser, coma meia banana ou um jantar com reforço de carboidratos depois dos exercícios.

 Consuma 0,25 g de carboidratos para cada 0,45 kg de peso.

Como determinar seu perfil *Fat Fueled*

As perguntas a seguir podem ajudá-la a determinar qual perfil *Fat Fueled* é mais adequado para sua conjuntura de saúde, atitude em relação à comida, condição hormonal, preferências alimentares e escolhas de atividades físicas. Se responder "sim" a uma questão, marque os quadros em branco ao lado dela. No final de cada seção (Conjuntura de saúde, Atitude em relação à comida etc.), anote a pontuação total. Quando completar o questionário, você poderá saber qual perfil é o mais indicado dentro de cada área. Se surgirem perfis diferentes em seções diferentes, lembre-se que as mais importantes aparecem primeiro. Por exemplo: se marcar 5 para Total na categoria Condições de Saúde, mas 6 para Clássico em Condição hormonal, pode ser melhor iniciar com o Total e, à medida que alguns desequilíbrios melhorarem, passar para o Clássico, para começar a atacar as preocupações hormonais. A tabela que vem depois do questionário dá mais detalhes a respeito dos perfis que melhor atendem problemas específicos, oferecendo mais opções de escolha.

ATENÇÃO: *Você verá que "emagrecer" não faz parte da categoria Preferências alimentares. Isso porque a perda de peso/gordura geralmente ocorre quando nosso organismo tem o apoio adequado da condição hormonal, entre outros fatores. Confiar que o perfil Fat Fueled escolhido é o melhor para seu corpo faz com que ele se sinta melhor. Depois de corrigir os desequilíbrios na saúde, você pode adotar o perfil Clássico, caso ainda não esteja nele.*

- **kcl** = Clássico
- **ktu** = Turbinado
- **kco** = Completo
- **ka** = Adaptado
- **kto** = Total

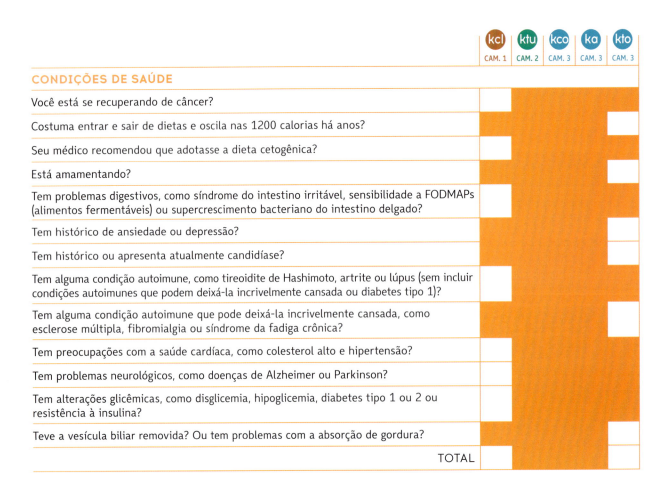

CONDIÇÕES DE SAÚDE	kcl CAM. 1	ktu CAM. 2	kco CAM. 3	ka CAM. 3	kto CAM. 3
Você está se recuperando de câncer?					
Costuma entrar e sair de dietas e oscila nas 1200 calorias há anos?					
Seu médico recomendou que adotasse a dieta cetogênica?					
Está amamentando?					
Tem problemas digestivos, como síndrome do intestino irritável, sensibilidade a FODMAPs (alimentos fermentáveis) ou supercrescimento bacteriano do intestino delgado?					
Tem histórico de ansiedade ou depressão?					
Tem histórico ou apresenta atualmente candidíase?					
Tem alguma condição autoimune, como tireoidite de Hashimoto, artrite ou lúpus (sem incluir condições autoimunes que podem deixá-la incrivelmente cansada ou diabetes tipo 1)?					
Tem alguma condição autoimune que pode deixá-la incrivelmente cansada, como esclerose múltipla, fibromialgia ou síndrome da fadiga crônica?					
Tem preocupações com a saúde cardíaca, como colesterol alto e hipertensão?					
Tem problemas neurológicos, como doenças de Alzheimer ou Parkinson?					
Tem alterações glicêmicas, como disglicemia, hipoglicemia, diabetes tipo 1 ou 2 ou resistência à insulina?					
Teve a vesícula biliar removida? Ou tem problemas com a absorção de gordura?					
TOTAL					

	kcl	ktu	kco	ka	kto
	CAM. 1	CAM. 2	CAM. 3	CAM. 3	CAM. 3

ATITUDE EM RELAÇÃO À COMIDA

	kcl	ktu	kco	ka	kto
Você costuma pesar ou medir a comida?	■	■	■	■	
Tem algum histórico de distúrbio alimentar?	■	■	■	■	
Se entrou e saiu de dietas constantemente, já passou por períodos em que comia compulsivamente?	■	■	■	■	
TOTAL					

CONDIÇÃO HORMONAL

	kcl	ktu	kco	ka	kto
Você tem disfunção das glândulas suprarrenais?	■		■	■	■
Está na menopausa ou na pós-menopausa?		■	■	■	■
Está na idade reprodutiva, sem preocupações hormonais?		■	■		■
Está na idade reprodutiva, com preocupações hormonais como amenorreia (falta de menstruação), estrogênio alto, progesterona baixa, DHEA baixa ou perda de libido (tudo, exceto síndrome do ovário policístico)?		■	■	■	■
Tem síndrome do ovário policístico?		■	■	■	■
Tem tireoidite de Hashimoto (tratada ou não)?		■	■	■	■
Tem hipertireoidismo (tratado ou não)?		■	■	■	■
Tem hipotireoidismo (tratado ou não)?	■	■	■		■
TOTAL					

PREFERÊNCIAS ALIMENTARES

	kcl	ktu	kco	ka	kto
Comer muitos carboidratos condizentes com a dieta paleolítica faz com que você se sinta desconfortável?		■	■	■	■
Você se sente melhor comendo carboidratos condizentes com a dieta paleo do que proteínas?		■	■	■	■
Você se sente melhor comendo proteínas do que gorduras ou carboidratos?	■		■	■	■
Se já tentou ou está fazendo dieta cetogênica, você se sentiu péssima mesmo depois de algumas semanas?	■		■	■	■
Se já tentou ou está fazendo dieta cetogênica, você se sentiu muito bem?		■	■	■	■
Você quer começar devagar, reduzindo a ingestão de carboidratos dia após dia?		■		■	■
É vegan ou vegetariano?		■		■	■
TOTAL					

ATIVIDADE FÍSICA

	kcl	ktu	kco	ka	kto
Se já está adaptada à gordura, faz principalmente atividades aeróbicas?		■	■	■	■
Se já está adaptada à gordura, faz principalmente atividades anaeróbicas*?		■	■	■	■
Se é sua primeira tentativa com a dieta cetogênica, faz principalmente atividades aeróbicas?		■	■	■	■
Se é sua primeira tentativa com a dieta cetogênica, faz principalmente atividades anaeróbicas*?	■		■	■	■
Você é muito sedentária?		■	■	■	■
TOTAL					

Atividades anaeróbicas são treinos intensivos, como HIIT, corridas de curta distância, levantamento de peso ou CrossFit.

Se você tem apenas uma ou duas preocupações que quer tentar resolver com o livro *A dieta cetogênica, ótimo.*

X Primeira escolha (equivalente caso duas ou mais respostas sejam selecionadas) — X Segunda escolha — X Terceira escolha	kcl CAM. 1	ktu CAM. 2	kco CAM. 3	ka CAM. 3	kto CAM. 3
Disfunção nas glândulas suprarrenais		X			X
Ansiedade ou depressão			X	X	X
Condição autoimune (tireoidite de Hashimoto, artrite ou lúpus, sem incluir diabetes tipo 1 ou problemas que a deixem incrivelmente cansada)	X				
Condição autoimune (como esclerose múltipla, fibromialgia ou síndrome da fadiga crônica) que a deixem incrivelmente cansada			X	X	X
Alterações glicêmicas (disglicemia, hipoglicemia, diabetes tipo 1 ou 2, resistência à insulina)	X	X	X		
Amamentação					X
Recuperação de câncer	X				
Candidíase					X
Colesterol alto e hipertensão	X				
Praticante crônica de dietas			X	X	X
Problemas digestivos (síndrome do intestino irritável, sensibilidade a FODMAPs ou supercrescimento bacteriano do intestino delgado)	X				
Tireoidite de Hashimoto (tratada ou não)					
Médico recomentou a dieta cetogênica	X				
Histórico de distúrbios alimentares			X	X	X
Hipertireoidismo (tratado ou não)	X				
Hipotireoidismo (tratado ou não)			X	X	X
Desejo de começar devagar			X	X	X
Menopausa ou pós-menopausa	X				
Problemas neurológicos (doenças de Alzheimer ou Parkinson, confusão mental, demência)	X				
Síndrome do ovário policístico	X				
Não tem a vesícula biliar ou apresenta problemas na absorção de gordura					X
Idade reprodutiva sem preocupações hormonais			X	X	X
Idade reprodutiva com preocupações hormonais (como amenorreia, estrogênio alto, progesterona baixa, DHEA baixa ou perda de libido, exceto síndrome do ovário policístico)			X	X	X
Estilo de vida sedentário	X				
Já tentou a dieta cetogênica e não se sentiu bem		X	X	X	X
Já tentou a dieta cetogênica e sentiu-se muito bem	X	X			
Tem tendência a pesar/medir a comida			X	X	X
Veganas e vegetarianas			X	X	X
Faz principalmente exercícios aeróbicos (e está adaptada à gordura)	X	X			
Faz principalmente exercícios anaeróbicos (e está adaptada à gordura)	X	X	X	X	
Faz principalmente exercícios anaeróbicos (e não está adaptada à gordura)	X		X	X	
Entrar e sair de dietas constantemente leva à compulsão alimentar			X	X	X

Tenho 26 anos, sou atriz, escritora e YouTuber.

Antes de me formar em teatro, trabalhei como personal trainer. Por ter estudado educação física e nutrição, acreditava que escolher uma dieta rica em proteínas e carboidratos e pobre em gorduras era a maneira correta de me manter saudável e em forma. Esse, portanto, era meu estilo de vida.

Anos mais tarde, eu estava cerca de 15 kg acima do peso e cheia de problemas como alergias e intolerâncias alimentares. Depois de me consultar com um nutricionista, comecei a fazer dieta e exercícios para emagrecer e recuperar a saúde. Mas isso simplesmente não aconteceu. Eu me sentia cansada e com sono o tempo todo. E não era um cansaço normal: sentia meu corpo pesado. Eu não conseguia nunca me concentrar, era como se meu cérebro não funcionasse. Tinha dores de cabeça estranhas e passava o dia inteiro com fome, mesmo que fizesse de seis a oito refeições diárias com proteínas magras e carboidratos. Eu me exercitava e fazia dieta, com poucos resultados. De tão cansada, sair da cama de manhã era um sacrifício. Sentia meu corpo quebrado. Falei para meu nutricionista que estava péssima, mas ele disse que era tudo psicológico e recomendou que eu mantivesse o foco.

Um dia, um amigo me contou que estava fazendo uma dieta com poucos carboidratos e muitas gorduras. Ele sentia seu corpo melhorando, tinha muita energia durante o dia e estava ótimo. Eu queria tentar, mas tinha medo de comer gorduras, então deixei para lá. Alguns meses depois, eu estava vendo o YouTube quando apareceu um vídeo da Leanne falando sobre a dieta pobre em carboidratos e rica em gorduras. Lembrei do que meu amigo havia dito e decidi ver o vídeo até o fim. Lembro de Leanne dizer: "Se você faz dieta e não se sente bem, não está dando certo". Pensei em como eu me sentia péssima e decidi experimentar o estilo cetogênico. Assisti a todos os vídeos da Leanne, li tudo o que havia no HealthfulPursuit.com e, no dia seguinte, corri para o supermercado, comprei um montão de gorduras saudáveis e proteínas e comecei a dieta.

O primeiro dia já foi ótimo. Tinha muita energia, consegui dormir melhor, me concentrar e, pela primeira vez, em anos, meu corpo não parecia pesado. Eu sentia meu organismo se recuperando e reconstruindo. Além disso, os quilos extras que estava tentando perder há tanto tempo finalmente começaram a desaparecer. Alguns meses mais tarde, li Fat Fueled, o programa de trinta dias criado por Leanne. Foi como dizer "xeque-mate" para todos os meus problemas de saúde.

Li a respeito da gripe cetogênica, mas não tive nenhum sintoma. Meu corpo precisava desesperadamente de gorduras e, quando adotei a dieta cetogênica, ele começou a se regenerar – e segue nesse ritmo até hoje, sem parar. Já faz tempo que não tenho sintomas de alergia alimentar e meu sistema digestivo funciona melhor do que nunca. A fome que eu sentia desapareceu. Hoje, como apenas duas ou três vezes por dia e quase nunca fico faminta entre as refeições. Posso trabalhar por horas seguidas sem me sentir cansada.

A dieta cetogênica também alterou meu estado psicológico. Aprendi a amar meu corpo e finalmente entendi que ele não estava "quebrado" – apenas não vinha sendo alimentado da maneira correta.

Obrigada, Leanne! Por inspirar tanto a mim quanto a tantas outras pessoas no mundo a nos amarmos e trabalharmos a favor de nossos corpos, não contra eles.

Muito, muito obrigada!

Luise
São Paulo, Brasil

CAPÍTULO 3
A PRÁTICA CETOGÊNICA

Embora eu não me atenha mais ao cálculo de macronutrientes e não registre mais tudo o que como, sei como é importante entender os macros durante o processo de adaptação à gordura. Nas próximas páginas, veremos quais são os prós e os contras do cálculo e do registro de macros. Em seguida, veremos juntas como é possível começar a deixar o rastreamento em segundo plano de forma consciente, para que você tenha mais tempo de fazer as coisas que adora (ou seja, qualquer coisa que não seja ficar anotando o que come). Além disso, se você já está se perguntando como é que vai conseguir comer tantas gorduras, falarei sobre algumas de minhas estratégias preferidas.

Vamos nessa!

MACROS E MONITORAMENTO

"Macro" é a abreviação de macronutriente, ou seja, os carboidratos, proteínas e gorduras que consumimos diariamente. Chama-se de "macros" a quantidade de consumo ideal de cada um desses macronutrientes para que você atinja seus objetivos. No capítulo anterior, você deve ter reparado que os caminhos e perfis Fat Fueled referem-se a, por exemplo, 75% de gorduras. Isso diz respeito à porcentagem de seu consumo diário de calorias que deve ser obtido a partir de gorduras.

Mas o que significa, exatamente, "75% de gorduras"? A resposta requer um pouco de matemática e o primeiro passo é saber qual é seu consumo diário de calorias.

Determine uma meta de consumo calórico de acordo com as suas atividades atuais, mas saiba que é possível aumentar a quantidade mais tarde. Quando você estiver em cetose, pode ser capaz de ingerir mais calorias enquanto ainda perde peso e revigora a saúde.

Cada grama de carboidratos e de proteínas tem 4 calorias; cada grama de gorduras, 9 calorias. Através dessas medidas, foram desenvolvidas as seguintes equações para calcular quantos gramas de cada macro você pode comer por dia:

Total diário de calorias x porcentagem de carboidratos = calorias dos carboidratos / 4 = gramas de carboidratos diários

Total diário de calorias x porcentagem de proteínas = calorias das proteínas / 4 = gramas de proteínas diárias

Total diário de calorias x porcentagem de gorduras = calorias das gorduras / 9 = gramas de gorduras diárias

Veja um exemplo. Digamos que você consome 2.000 calorias por dia e quer dividi-las em uma proporção de 5% de carboidratos, 15% de proteínas e 80% de gorduras.

Primeiro, calcule a quantas calorias isso corresponde para cada macronutriente:

2.000 x 5% de carboidratos = 100 calorias de carboidratos

2.000 x 15% de proteínas = 300 calorias de proteínas

2.000 x 80% de gorduras = 1.600 calorias de gorduras

Agora, calcule quantos gramas você obtém de cada quantidade calórica:

100 calorias de carboidratos / 4 = 25 gramas de carboidratos diários

300 calorias de proteínas / 4 = 75 gramas de proteínas diárias

1.600 calorias de gorduras / 9 = 178 gramas de gorduras diárias

É relativamente importante saber fazer tais contas, mas estou aqui para facilitar sua vida: a tabela da próxima página calcula as porções, em gramas, de gorduras, proteínas e carboidratos que podem ser consumidas em diversas proporções de macros e totais calóricos diários.

CALORIAS POR DIA

PORCENTAGEM DE MACROS	1300	1400	1500	1600	1700	1800	1900	2000	2100	2200	2300	2400	2500	2600	2700	2800	2900	3000	3100	3200	3300	3400	3500
	PORÇÕES CORRESPONDENTES, EM GRAMAS																						
CARBOS																							
5%	16	18	19	20	21	23	24	25	26	28	29	30	31	33	34	35	36	38	39	40	41	43	44
10%	33	35	38	40	43	45	48	50	53	55	58	60	63	65	68	70	73	75	78	80	83	85	88
15%	49	53	56	60	64	68	71	75	79	83	86	90	94	98	101	105	109	113	116	120	124	128	131
20%	65	70	75	80	85	90	95	100	105	110	115	120	125	130	135	140	145	150	155	160	165	170	175
PROTEÍNAS																							
10%	33	35	38	40	43	45	48	50	53	55	58	60	63	65	68	70	73	75	78	80	83	85	88
15%	49	53	56	60	64	68	71	75	79	83	86	90	94	98	101	105	109	113	116	120	124	128	131
20%	65	70	75	80	85	90	95	100	105	110	115	120	125	130	135	140	145	150	155	160	165	170	175
25%	81	88	94	100	106	113	119	125	131	138	144	150	156	163	169	175	181	188	194	200	206	213	219
30%	98	105	113	120	128	135	143	150	158	165	173	180	188	195	203	210	218	225	233	240	248	255	263
35%	114	123	131	140	149	158	166	175	184	193	201	210	219	228	236	245	254	263	271	280	289	298	306
GORDURAS																							
55%	79	86	92	98	104	110	116	122	128	134	141	147	153	159	165	171	177	183	189	196	202	208	214
60%	87	93	100	107	113	120	127	133	140	147	153	160	167	173	180	187	193	200	207	213	220	227	233
65%	94	101	108	116	123	130	137	144	152	159	166	173	181	188	195	202	209	217	224	231	238	246	253
70%	101	109	117	124	132	140	148	156	163	171	179	187	194	202	210	218	226	233	241	249	257	264	272
75%	108	117	125	133	142	150	158	167	175	183	192	200	208	217	225	233	242	250	258	267	275	283	292
80%	116	124	133	142	151	160	169	178	187	196	204	213	222	231	240	249	258	267	276	284	293	302	311
85%	123	132	142	151	161	170	179	189	198	208	217	227	236	246	255	264	274	283	293	302	312	321	331

A tabela apresenta diversas possibilidades de proporção para cada macronutriente. O segredo é que a soma das quantidades de carboidratos, proteínas e gorduras seja sempre 100%. O resto é com você.

Por exemplo: se escolher 10% de carboidratos e 20% de proteínas, precisará de 70% de gorduras, pois 10 + 20 + 70 = 100. Agora, confira a tabela e veja que, em uma quantidade diária de 1.300 calorias na razão de 10/20/70, essa proporção corresponde a:

- **33 gramas de carboidratos**
- **65 gramas de proteínas**
- **101 gramas de gorduras**

Vejamos outro exemplo. Se quiser 5% de carboidratos e 35% de proteínas, necessita de 60% de gorduras, pois 5 + 35 + 60 = 100. Um consumo diário de 1.600 calorias na proporção 5/35/60 equivale a:

- **20 gramas de carboidratos**
- **140 gramas de proteínas**
- **107 gramas de gorduras**

(Sim, mesmo que a porcentagem de gorduras consumida, de 60%, seja maior que a de proteínas, que é de 35%, você irá comer mais gramas de proteínas do que de gorduras. Isso porque – como você deve se lembrar –, as gorduras têm mais calorias por grama do que as proteínas, e a porcentagem se refere à porção de calorias diárias totais obtidas por meio daquele macronutriente).

Há algumas maneiras diferentes de calcular os macros: você pode fazer as contas usando as equações da p. 58, usar a tabela acima ou usar uma calculadora online (uma simples busca por "calculadora cetogênica" trará muitos resultados).

Está pronta para começar, mas prefere ir aos poucos? Vá para a p. 61 e veja como entrar em cetose sem adotar medidas extremas.

Parte 1: O QUE É A DIETA CETOGÊNICA?

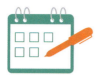 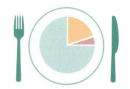

OPÇÃO #1: Anote cada refeição	OPÇÃO #2: Cálculo tardio	OPÇÃO #3: Siga um plano de refeições	OPÇÃO #4: Faça pratos com porções diárias
Defina a porcentagem de macros e calorias que pretende consumir (consulte a equação da p. 58) e use a tabela na p. 59 ou uma calculadora online	Defina a porcentagem de macros e calorias que pretende consumir (consulte a equação da p. 58) e use a tabela na p. 59 ou uma calculadora online	Adote um plano de refeições cetogênico que leve os macros em consideração	Use seu prato para fazer uma estimativa visual da proporção de gorduras, proteínas e carboidratos
Registre a quantidade de macros e de calorias presentes em tudo o que você comer, no momento em que estiver comendo (há sugestões de aplicativos para isso na p. 61)	Faça refeições ricas em gorduras e pobres em carboidratos durante cinco dias. Anote tudo o que você comeu em um caderno.	➕ Permite que você avalie sua fome para decidir se irá comer, adiar ou pular uma refeição, se necessário	➕ Excelente para quem não quer anotar tudo o que come ou já sabe como trocar carboidratos por gorduras
➕ Útil para quem está começando, principalmente para entender o consumo de carboidratos e identificar os ajustes necessários	Depois de cinco dias, insira os valores em um aplicativo que calcule as porcentagens de macros ingeridas a partir de suas refeições (veja sugestões na p. 61)	➕ Menos ansiedade e mais flexibilidade por não ter que ficar contando os macros	Veja mais detalhes sobre os pratos com porções diárias na p. 63
❗ Pode ser assustador	Avalie os resultados e ajuste os macros conforme necessário		
	➕ Ajuda a identificar onde estão as falhas sem com que você fique obcecada em registrar tudo		

60 Capítulo 3: A PRÁTICA CETOGÊNICA

Quatro maneiras de registrar os macros

Minha intenção ao mostrar todos esses números foi poder fazer com que você tenha uma ideia geral de como a proporção de macros funciona na prática. Entretanto, não é preciso contar cada caloria ou manter um registro rigoroso dos macros para que a dieta cetogênica funcione.

Eu particularmente não me preocupo muito em calcular os macros. Fiz isso por um longo tempo e quase fiquei louca. Literalmente louca. Foi muito fácil me tornar completamente obcecada com o controle de macros e calorias. Hoje, deixei isso de lado, e continuo me dando muito bem na dieta cetogênica. E, ouso dizer, muitas de nós estaríamos bem melhores sem todas as ferramentas de registro a que nos acostumamos.

Mas porque cada pessoa é única e precisa de coisas diferentes, vou mostrar quatro estratégias que podem ser usadas para que você tenha certeza que está consumindo a quantidade certa de gorduras, proteínas e carboidratos, queira ou não fazer o controle rigoroso dos macros. O segredo é descobrir o método que funcione melhor para você.

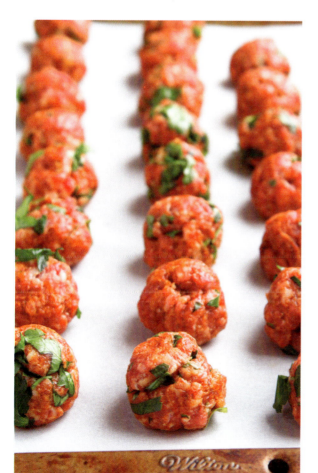

OPÇÃO #1: Anote cada refeição

Registrar as refeições de maneira tradicional pode ser bom quando você está começando na dieta cetogênica, principalmente para acompanhar o consumo de carboidratos – caso nunca tenha reparado nisso, pode levar um tempo até você aprender qual é a quantidade de carboidratos presente em cada alimento. Também é o melhor caminho para realmente conhecer os detalhes sobre seu consumo de macros e calorias, o que pode ser bem útil caso você perceba que deve fazer alguns ajustes.

O lado ruim desse registro é que ele pode se tornar arrebatador. Caso isso aconteça, não se preocupe: vire a página e encontre outros caminhos. Existem maneiras diferentes de fazer isso!

O mais importante para lembrar a respeito deste método é que você precisa saber a quantidade de calorias e gramas de gorduras, proteínas e carboidratos de tudo o que come. Aquela colherada de pasta de amêndoa? Você tem que saber quantos gramas de gorduras, proteínas e carboidratos ela contém, além do total calórico, e deve registrar o valor de cada macro em sua cota diária. Se o objetivo for consumir 33 gramas de carboidratos diários e a pasta de amêndoa, com cerca 3 gramas, foi a primeira coisa que você comeu hoje, restam 30 gramas de carboidratos para o resto do dia. O mesmo vale para os outros macros.

Se você decidir embarcar por esse caminho, é melhor registrar o que consome por meio de um aplicativo, como MyFitnessPal, FitBit Tracker, FatSecret App, My Macros+, Cronometer ou KetoDietApp. Em muitos deles, você pode estabelecer suas metas de macros e/ou calorias e registrar o que consome diariamente, seja enquanto planeja as refeições da semana ou quando estiver cozinhando. Muitas dessas ferramentas apresentam informações confiáveis sobre nutrição e atualizam automaticamente seu consumo diário de macros e calorias quando você registra um alimento. Também é possível acrescentar receitas, fornecer informações nutricionais ou desenvolver pratos direto nos aplicativos.

Quando estiver habituada, pode passar para a Opção #4, na próxima página, que é uma estratégia fabulosa para quem já aprendeu a identificar quando está em cetose e consegue sentir os efeitos do ajuste de macros no corpo. Depois de se alimentar dessa maneira por cerca de trinta dias, você será capaz de confiar em seu organismo e pular para a Opção #4.

OPÇÃO #2: Cálculo tardio

Semelhante à opção #1, essa alternativa é mais indicada para quem não sente vontade de calcular cada migalha de comida que põe na boca e, ainda assim, quer saber se está alcançando as metas de macronutrientes. Faça refeições ricas em gorduras e pobres em carboidratos (da melhor forma possível) por cinco dias e anote tudo o que comer. Depois desse período, insira as informações sobre o que foi consumido em um aplicativo de contagem de calorias para calcular as porcentagens de macro obtidas com suas refeições e verifique se você atingiu suas metas. Isso ajudará a entender onde estão as falhas sem que você corra o risco de ficar obcecada em registrar tudo.

Ao se habituar, pode passar para a Opção #4, que oferece alguns dos mesmos benefícios sem exigir que você anote tudo o que come. Acredite que seu corpo sabe o que é melhor para ele e confie no processo.

OPÇÃO #3: Siga um plano de refeições

Em vez de seguir rigidamente as diretrizes para os macros e se preocupar em alcançá-las todos os dias, sugiro que você tente os planos de refeições, avalie seu nível de fome diariamente e vá em frente. Não é preciso calcular nada – existem diferentes planos para cada perfil *Fat Fueled*, com tudo pronto para você. Além de não ter que pensar no que comer e no cálculo de macros, um grande benefício é poder comer de acordo com a sua vontade, ou seja, fazer uma refeição, adiá-la ou pular completamente baseando-se apenas em seu nível de fome. Isso elimina um pouco da ansiedade que pode surgir quando você registra tudo, uma vez que você terá maior flexibilidade para comer sem ter que se preocupar em atingir as metas diárias de macros.

O meu livro de receitas fornece opções de planos de refeições e listas de compras com opções variadas para que você não tenha que anotar tudo quando começar. Quando encontrar algo que funcione bem (leia na p. 65 como saber se você entrou em cetose nutricional), você saberá a qual estilo alimentar seu corpo responde melhor.

OPÇÃO #4: Faça pratos com porções diárias

Ótima escolha para quem não consegue se adaptar em ter que registrar tudo ou tem uma noção sólida sobre que alimentos são ricos em carboidratos e como trocá-los por gorduras. Os pratos com porções diárias ajudam a conquistar os benefícios da cetose nutricional sem precisar contar, registrar ou ficar enlouquecida com os macros. A ideia é usar o prato para estimar visualmente a proporção de macronutrientes: organize o prato de modo que as proteínas ocupem apenas um quarto dele e deixe as gorduras dominarem o resto do prato – imagine as colheradas de gorduras que você usa para preparar as refeições e distribua nas bordas. O segredo da opção #4 é não se preocupar demais e passar para a ação. Tente não pensar muito; se precisar de um guia, consulte healthfulpursuit.com/plates para ver diversos exemplos dos meus pratos.

Independentemente da opção que você escolher, pense nas razões que a levam a fazer uma refeição. A vontade de comer pode ter causas emocionais? Será que você está realmente com fome ou é apenas sede (é impressionante quantas vezes confundimos esses sinais!)? Essas perguntas são importantes para aprender a ouvir o seu corpo e perceber quando você está com fome, está saciada ou está procurando conforto na comida em vez de lidar com as necessidades emocionais de outra maneira.

PRATOS COM PORÇÕES DIÁRIAS

Se você enlouquece com a ideia de contar os macros, uma ótima solução é aprender a enxergar o que está no prato. Dessa maneira, é possível levar as coisas adiante na direção certa sem se estressar com os números.

A ilustração abaixo mostra os pratos com porções diárias para cada refeição dos perfis deste livro. Se estiver seguindo um dos perfis que pedem reforços de carboidratos (Completo, Adaptado e Total), use os exemplos do Clássico para o café da manhã, o almoço e o jantar dos dias em que não há reforço. Siga o esquema do jantar dos perfis específicos apenas quando for dia de reforço.

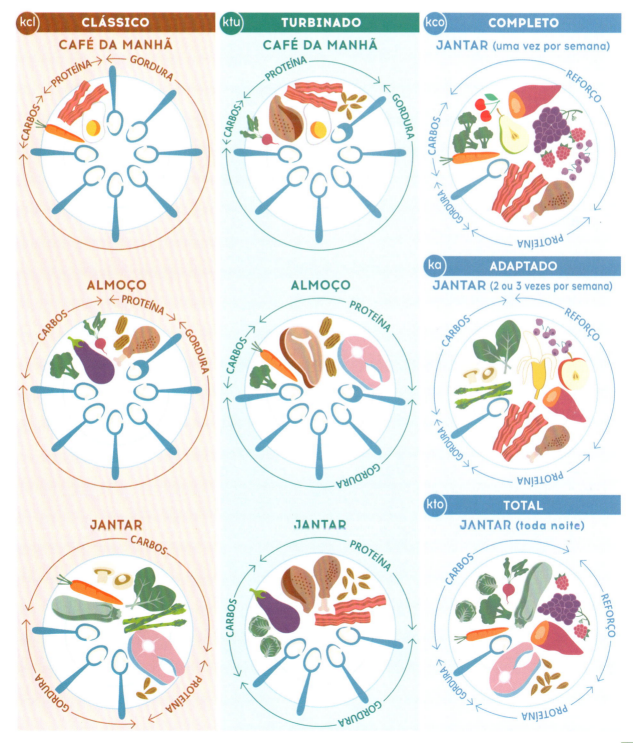

Parte 1: O QUE É A DIETA CETOGÊNICA? 63

TUDO SE RESUME ÀS FIBRAS

Sabemos que, quanto menos carboidratos você consome, mais rápido seu corpo entra em cetose e começa a queimar gordura para obter energia. Entretanto, há uma pequena ressalva que deve ser feita, e ela tem um nome: fibras.

As fibras são carboidratos – mas não do tipo que aumenta a taxa glicêmica e, por consequência, a insulina. Por isso, muita gente que segue a dieta cetogênica dá carta branca para elas, sem se preocupar com a quantidade consumida. Isso é feito ao subtrair os gramas de fibras de um alimento do total de gramas de seus carboidratos. O resultado são os chamados carboidratos líquidos.

CARBOIDRATOS TOTAIS = tudo, incluindo fibras

CARBOIDRATOS LÍQUIDOS = peso dos carboidratos menos as fibras

Esse cálculo me agrada porque ele afasta o estresse causado pela vontade de manter um consumo saudável de hortaliças e frutas na dieta cetogênica. Quando comecei a contar carboidratos líquidos, descobri que era mais fácil me sentir bem ao colocar uma porção extra de couve no meu prato. Em que mundo comer mais couve pode ser algo ruim?

Mas gosto de ficar atenta à quantidade de fibras que consumo – me sinto melhor com cerca de 30 gramas por dia. Além disso, como cerca de 50 gramas de carboidratos, fazendo com que meu total seja de 80 gramas – o líquido, porém, continua sendo 50 gramas.

Algumas pessoas gostam de contar carboidratos totais; outras, apenas o valor líquido. Essa decisão é sua. Percebi que quem não gosta de muitas hortaliças e precisa de menos carboidratos para entrar em cetose geralmente escolhe calcular os carboidratos totais. Enquanto isso, as pessoas que amam vegetais e conseguem entrar em cetose com uma quantidade mais alta de carboidratos preferem contar apenas o valor líquido.

Se estiver com dificuldades de contar carboidratos líquidos, experimente retirar da dieta produtos diet com baixos carboidratos. Muitas empresas acrescentam toneladas de fibras a eles e, então, contam apenas os líquidos – portanto, mesmo que um item seja vendido como "low carb", pode ser que ele tenha mais de 30 gramas de carboidratos totais a cada porção. Sim, tecnicamente isso ainda funciona na teoria dos carboidratos líquidos, mas minha experiência mostrou que esses produtos podem enlouquecer a taxa glicêmica. (E, claro, evitar comida industrializada e priorizar alimentos integrais é uma estratégia muito melhor para a saúde em geral).

Se você já segue uma dieta cetogênica, mas não se importa muito em ingerir alimentos integrais, verá que irá consumir mais carboidratos totais do que está acostumada nos perfis Fat Fueled. Em muitos casos, isso acontece porque você aumenta a quantidade de fibras presentes nos alimentos integrais. E tudo bem. Acrescentar fibras à sua dieta diária não irá provocar aumento na insulina; no entanto, melhorará a evacuação, falicitará a digestão (na maior parte dos casos) e ajudará no delicado equilíbrio e manutenção da microbiota intestinal. Mas é importante ressaltar que as fibras extras podem tirar algumas pessoas da cetose, pelo menos temporariamente. E pode ser que você seja uma delas! Se for o caso, comece a contar os carboidratos totais e depois de alguns dias tudo voltará ao normal. Ou simplesmente evite receitas repletas de sementes de chia ou linhaça.

Caso tenha atingido um patamar de emagrecimento ou cetose em que você não consegue mais diminuir seu peso e já tenha tentado diferentes perfis Fat Fueled, calcule tanto os carboidratos totais quanto os líquidos, para ver o que os números indicam. Você pode descobrir que está ingerindo muitos carboidratos totais com alimentos pobres em fibras, o que desequilibra o consumo geral e impede a cetose. Se for o caso, descobri que a melhor solução é aumentar a quantidade de vegetais ricos em fibras na dieta.

Veja, na p. 98, uma lista de alimentos ricos em fibras.

Capítulo 3: A PRÁTICA CETOGÊNICA

COMO SABER SE VOCÊ ENTROU EM CETOSE

Você entra em cetose nutricional quando há níveis de cetonas no sangue, na respiração ou na urina. Portanto, faz sentido que medir as cetonas seja a maneira mais comum de saber se você está ou não em cetose. Mas não é o único jeito – falaremos disso logo mais.

Primeiro, uma rápida explicação: embora usemos os termos indistintamente, existe uma diferença entre estar adaptado à gordura e estar em cetose nutricional.

Uma vez que você estiver adaptada à gordura, seu corpo preferirá a gordura à glicose: os processos enzimáticos necessários para queimar gordura como energia terão aumentado e ele se sentirá confortável fazendo isso. Mas é possível entrar e sair de cetose e, ainda assim, continuar adaptada à gordura.

Na cetose, o organismo cria níveis moderados de cetona ao queimar gordura. Como é possível, portanto, entrar em cetose sem estar adaptada à gordura? Se o corpo não está acostumado a queimar gordura, ele ainda preferirá a glicose como fonte de energia – mesmo que haja cetonas circulando em seu sangue. Você só está adaptada quando seu organismo passa a escolher as gorduras como principal fonte de energia. Eis uma maneira de pensar sobre isso: mesmo após estar em cetose constante por três a cinco dias, seu corpo ainda deverá se adaptar à gordura. Depois de três a cinco semanas, ele estará em cetose e provavelmente já estará adaptado à gordura. Nessa fase, consumir um reforço de carboidratos, por exemplo, pode reduzir o nível de cetonas no sangue por algum tempo, mas não vai mudar o fato de que seu organismo já prefere queimar gordura em lugar de glicose.

Enquanto discutimos como determinar se você está ou não em cetose, saiba que não é preciso se preocupar em fazer exames, monitorar ou registrar o que come para alcançar esse estado. É provável que você entre em cetose com facilidade simplesmente consumindo muitas gorduras e poucos carboidratos. Mas pode ser útil fazer os exames quando você segue nessa direção pela primeira vez.

> O estresse pode afetar nossa capacidade de adaptação a gorduras (leia mais na p. 90). Isso é especialmente verdadeiro quando tentamos entrar em cetose – portanto, é importante reduzir o estresse durante esse período (veja dicas na p. 91).

Medindo as cetonas

Conforme foi dito, os corpos cetônicos podem ser encontrados na urina, na respiração e no sangue – existem ferramentas para medir os níveis em cada um deles, verificando tipos diferentes de corpos cetônicos. Embora não seja essencial fazer os exames, eles podem ser de grande auxílio. Quando comecei a dieta cetogênica, testava minhas cetonas uma vez por dia em horários variados, anotava os resultados e criava hipóteses a respeito dos motivos que teriam levado a taxa a aumentar ou diminuir. Fiz isso por trinta dias, o que foi tempo suficiente para deduzir as causas da oscilação. Hoje, não tenho mais essa necessidade porque sei como me sinto quando estou em cetose nutricional. Sinto-me pronta para seguir adiante quando as taxas estão perto dos limites que estabeleci. Caso contrário, sei onde me atrapalhei e o que fazer para voltar à cetose – e tenho todas as informações necessárias porque testei meu sangue naqueles primeiros trinta dias.

No entanto, é preciso dizer que mais cetonas não correspondem necessariamente a mais perda de gordura. Digamos, por exemplo, que você consuma gorduras aos montes: pode ser o suficiente para estar em cetose e apresentar cetonas, mas muito para permitir ao corpo queimar a própria gordura armazenada. Nesse caso, a gordura ingerida com a alimentação é que é a fonte de energia – e não a acumulada pelo corpo. Os fatores mais importantes para a perda natural de gordura são apetite equilibrado, metabolismo funcional e apoiar a si mesma através de ações positivas.

Parte 1: O QUE É A DIETA CETOGÊNICA? 65

Sangue
Verificar: ácido beta-hidroxibutírico

É o método mais preciso para medir as cetonas – e também o mais caro. O monitor reutilizável custa cerca de R$ 100,00 e as tiras de teste de uso individual podem chegar a R$ 4,00 cada. Se você fizer o exame duas vezes por dia, gastará cerca de R$ 240 por mês só com as tiras, sem incluir o valor do aparelho.

Se o resultado das cetonas do sangue ficar entre 0,5 e 3,0 mmol/l, você está em cetose. Não há necessidade de elevá-los a mais do que 3,0 mmol/l; quando meus clientes ultrapassam esse número, geralmente não estão comendo o suficiente ou estão desidratados. Se você fez o exame de manhã, antes de comer, e as cetonas superarem os 3,0 mmol/l, lembre-se de comer mais ou beber mais líquidos!

Você sabe que está em cetose quando o nível de cetonas ficar entre 0,5 e 3,0 mmol/l: seu corpo produz uma quantidade significativa do composto ao queimar gordura. Se os números se mantiverem sempre entre 0,5 e 3,0 mmol/l por três a cinco dias, você está no caminho certo para a adaptação à gordura.

Se quiser iniciar a prática de reforços, muitas vezes é melhor esperar até que as cetonas estejam entre os níveis aconselhados durante cinco a sete dias; ou, caso siga o perfil *Fat Fueled* Clássico, por dez a quinze dias. Muitas vezes, as duas coisas acontecem ao mesmo tempo.

Respiração
Verificar: acetona (resultado da quebra do ácido acetoacético)

Medir as cetonas por meio da respiração é um método confiável para muitas pessoas – e, além disso, bem mais barato do que o exame de sangue e mais preciso do que testar a urina. No Brasil é mais complicado encontrar esse tipo de monitor, mas você pode pesquisar em sites de importados. O valor pode variar de US$ 149 a US$ 169, dependendo do modelo. Para usar, basta respirar naturalmente em um ritmo lento e regular, de 15 a 30 segundos. O aparelho levará alguns instantes para registrar a leitura e começará a piscar com luzes coloridas.

Eis o segredo para o sucesso: assim que adquirir o aparelho, meça a respiração a cada 15 ou 20 minutos, durante uma hora, até que os valores se mantenham dentro da mesma variação. Isso permitirá que você treine a técnica de medição, já que a forma de soprar no aparelho faz diferença na interpretação dos resultados – desenvolver um método e se ater a ele garante que você compare parâmetros semelhantes.

Essas cetonas nem sempre são correspondentes às do sangue, pois as marcas da respiração podem ser influenciadas por vários fatores, como consumo de água e álcool.

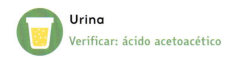

Urina
Verificar: ácido acetoacético

É o método de medição menos preciso, uma vez que ele apenas detecta o excesso de corpos cetônicos excretados pela urina. À medida que você for se adaptando, seu corpo usará os corpos cetônicos de maneira mais eficiente e, por isso, não eliminará uma quantidade muito grande deles pela urina. Quando isso ocorrer, a taxa cairá. Então, você deverá verificar se ainda está em cetose monitorando o sangue ou a respiração.

Nesse tipo de teste, a presença de cetonas é indicada pela mudança de tonalidade da tira: quanto mais escura, maior é a quantidade delas. A escala de cores indica desde a presença insignificante de corpos cetônicos até quantidades pequenas, moderadas e grandes. No maior nível, 160 mg/dL, a tira adquire uma coloração roxa escura, da cor da berinjela.

> **VAI TESTAR AS CETONAS? EIS ALGUMAS DICAS:**
>
> Não consuma óleo MCT de forma direta antes do teste, pois isso altera os resultados.
>
> A concentração de cetonas geralmente é menor de manhã e maior durante o começo da noite.
>
> Os níveis geralmente aumentam depois de uma sessão de exercícios aeróbicos.
>
> Os níveis geralmente diminuem depois de uma sessão de exercícios anaeróbicos.
>
> Faça o teste sempre no mesmo horário do dia.
>
> A conjuntura hormonal e o ciclo menstrual podem influenciar os níveis de cetonas.
>
> Quando os níveis de cetonas estiverem baixos, procure comer as "bombinhas" de gorduras.

Uma alternativa aos testes

Caso você não queira gastar tempo ou dinheiro com testes de cetonas, é possível estimar como está seu organismo prestando atenção a alguns sinais que ele emite quando está adaptado à gordura. Isso não informa quantas cetonas estão circulando por seu corpo, mas demonstra quando ele usa gordura como combustível principal – um bom sinal de que você está em cetose.

Se apresentar três ou mais dos sinais relacionados abaixo, é possível que você já tenha feito a transição e esteja adaptado à gordura:

- **Consegue pular refeições sem ficar irritadiço.**
- **É fácil passar três, quatro ou cinco horas sem fazer um lanchinho.**
- **Você não fica esfomeado nem querendo carboidratos de duas a três horas depois da última refeição.**
- **Você tem mais vontade de comer alimentos ricos em gorduras do que em carboidratos.**
- **Você não precisa de carboidratos para aumentar a dose de exercícios.**
- **Você exibe uma energia constante ao longo do dia, sem quedas de vigor durante a tarde.**
- **Seus pensamentos parecem mais claros e focados.**
- **Você não tem mais a "gripe cetogênica".**

Se quiser adotar os reforços de carboidratos, espere até apresentar três ou mais desses sinais. Em geral, leva de dez a quinze dias depois do início do perfil Fat Fueled Clássico para que isso ocorra. Se você já começou sua jornada com os reforços (digamos, com o perfil Total), os sinais podem demorar trinta dias ou mais para surgir.

O QUE ESPERAR COM A DIETA CETOGÊNICA

Quando comecei a dieta cetogênica, passei por cinco fases de ajustes até me adaptar ao novo estilo alimentar – fases essas que parecem ser comuns entre as pessoas que passam por essa transição. Caso você esteja preocupada ou insegura em relação a qualquer coisa que aconteça ao longo do processo, é melhor conversar com um médico.

Fase 1: MUDANÇA

Pânico de comer gorduras → Tentar encontrar fontes de informação (como este livro) → Pesquisar a dieta cetogênica e sentir-se bem com ela, embora ainda tenha um pouco de pânico → Tentar comer mais gorduras e menos carboidratos e perceber que você não está consumindo gorduras o suficiente → Descobrir as "bombinhas" de gorduras (p. 114): tudo começa a entrar nos eixos

Fase 2: DEFINIÇÃO

Tentar entender os macros → Frustração com o registro de macros → Trocar a contagem pelos pratos com porções diárias (p. 61) → Sentir-se bem → Pensar sobre o consumo de carboidratos: quanto posso comer? Que vegetais são liberados?

Fase 3: SINTOMAS

Ter refluxo ácido → Tomar suplementos de enzimas digestivas → Livrar-se do refluxo ácido → Ter gripe cetogênica (p. 94) → Começar a tomar minerais em gotas e eletrólitos em pó → Tomar Limonada keto e consumir mais verduras e avocado

Livrar-se dos espasmos musculares ← Tomar magnésio todas as noites ← Ter espasmos musculares ← Livrar-se do cansaço mental ← Comer mais gorduras ← Apresentar cansaço mental ← Livrar-se da gripe cetogênica

Fase 4: ALEGRIA

A fome intensa sumiu → A digestão funciona bem → Explosões de energia → Perda de peso → Humor equilibrado

Fase 5: ACERTOS E DESCOBERTAS

O jejum intermitente surge de maneira natural (p. 70-74) → De que alimentos cetogênicos eu mais gosto? → Pensar sobre o consumo de carboidratos: será que preciso de reforços? Quantos por semana? Qual a quantidade diária de carboidratos que posso comer? → Alternar o horário das refeições para ganhar o máximo de energia

COMO ACRESCENTAR GORDURAS À DIETA

Você deve estar pensando: "Como é que vou conseguir comer tanta gordura assim?" Prometo que, depois de duas semanas, as estratégias aparecerão naturalmente, sem que seja preciso quebrar a cabeça a respeito. Até lá, confira alguns truques e atalhos que ajudam a acrescentar gorduras nutritivas aos alimentos que você adora:

FRUTAS, LEGUMES E VERDURAS

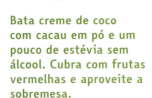

Coloque bacon em sua salada e aproveite para adicionar a gordura da frigideira ao prato.

Tempere os legumes cozidos no vapor com óleo de coco.

Para beliscar: avocado temperado com azeite de oliva, sal e pimenta em pó.

Bata creme de coco com cacau em pó e um pouco de estévia sem álcool. Cubra com frutas vermelhas e aproveite a sobremesa.

Use sempre a gordura do bacon para grelhar seus legumes.

Bata óleo MCT com gordura suína ou bovina e temperos frescos no liquidificador. Leve à geladeira e use como uma "manteiga" com ervas na hora de cozinhar.

SEMENTES E NOZES

Polvilhe as saladas de verduras e legumes com sementes de chia, linhaça (sem casca) e/ou gergelim.

Hidrate e asse suas sementes e oleaginosas preferidas, e divida em embalagens pequenas para ter sempre um lanche prático à mão. Antes de comer, tempere com sal e óleo de coco.

Tenha "bombinhas" de gorduras sempre à mão.

Espalhe pasta de nozes, sementes ou coco sobre muffins keto e pães.

OVOS

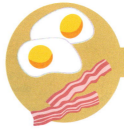

Prepare ovos mexidos com quantidades astronômicas de óleo de coco, gordura de bacon ou outra gordura derretida.

Guarde as gemas! Se uma receita pede apenas claras de ovo, congele as gemas para poder aproveitá-las em um mexido ou, ainda, para adicioná-las cruas e fazer um Latte reforçado.

Use maionese de óleo de abacate para acompanhar ovos, frango, saladas, pães, legumes fritos e outros pratos.

CARNES E PESCADOS

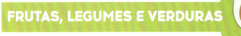

Sirva proteínas cozidas em Patê de couve-de-folhas

O peito bovino tem camadas de uma gordura dourada natural. Depois de cozinhá-lo, reaqueça as fatias em uma panela com mais gorduras para obter uma carne crocante.

Coma uma porção de torresmos com guacamole ou maionese de óleo de abacate.

Esfregue óleo de coco sobre um frango, antes de assar, e prepare um molho com as sobras da assadeira.

Refogue tudo em gorduras de bacon, pato, suína ou bovina.

Misture uma xícara de azeite de oliva ou óleo de abacate com três colheres (sopa) de temperos. Reserve por uma semana e use como molho para saladas.

DESPENSA

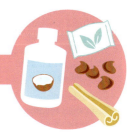

A maneira mais fácil de aumentar o consumo de gorduras é tomar um Latte reforçado. Perfeito para o café da manhã, no lanche ou antes de dormir.

Misture uma colherada de gotas de chocolate com outra de creme de coco.

Para comer de colher: tahini, canela em pó e uma gota de estévia sem álcool.

Parte 1: O QUE É A DIETA CETOGÊNICA?

JEJUM E CETOSE: A DUPLA DE OURO

Jejum é uma palavra assustadora. Lembro que, quando eu estava no terceiro ano da escola, minha classe combinou de jejuar em apoio a uma criança que havíamos apadrinhado através de um programa. O plano era beber somente água até o fim do dia, quando quebraríamos nosso jejum com uma pizza. Todas as crianças se saíram muito bem, menos eu. Às 9h35 – oficialmente, depois de dez horas sem comer –, tirei um trocado da minha mochila e, sem ninguém perceber, fui até a máquina de vendas automática e comprei a guloseima mais deliciosa.

Desde então, o jejum passou a me aterrorizar. Eu não podia sonhar nem ao menos em pular o café da manhã, quanto mais passar um dia inteiro sem comer. Por ser hipoglicêmica, eu achava que era uma daquelas pessoas que simplesmente não conseguem atravessar longos períodos sem comida e ponto final. Olhando para trás, porém, vejo que minha incapacidade de jejuar estava diretamente ligada ao fato de que eu era muito dependente da queima de glicose e precisava de seis a oito refeições diárias para manter o organismo equilibrado.

Não deixe o jejum enganá-la como fez comigo. Ele não é tão assustador quanto você pode pensar. Na verdade, é maravilhoso. No jejum intermitente (IF), você fica entre 16 a 24 horas sem comer, mas sem lutar contra isso. Quando o corpo está em cetose, passar esse período sem comida não requer esforço. A taxa glicêmica estável instantaneamente reduz a necessidade de comer a cada três ou quatro horas. E, uma vez que ela não estará oscilando o tempo todo, o corpo não recebe sinais de que é preciso comer para compensar as baixas.

Tudo se resume ao fato de que, quando estamos em cetose nutricional, temos acesso ilimitado à energia acumulada na gordura corporal. É claro que o organismo também usa as gorduras consumidas com a alimentação, mas, mesmo quando não comemos, somos constantemente abastecidos com o combustível armazenado. Isso significa que queimar gordura durante o jejum é fácil e natural – quando você não precisa de combustível extra, não sente fome e não apresenta sintomas comuns devirados dela como raiva, vertigens, tonturas ou fadiga.

ATENÇÃO: *Se você está aqui para perder peso e está planejando restringir o consumo calórico e fazer jejum ao mesmo tempo, por favor, desista. Ou uma coisa, ou outra. Reduzir as calorias e jejuar podem causar problemas à saúde e afetar a capacidade do corpo em se adaptar à gordura – além de fazer com que você fique infeliz.*

O jejum traz diversos benefícios:

- **Perda de peso sem deixar o metabolismo mais lento (isso acontece quando as calorias da dieta são reduzidas)**
- **Taxa glicêmica estável**
- **Aumento da sensibilidade à insulina e níveis mais baixos da substância**
- **Perda de gordura corporal**
- **Diminuição da pressão arterial, níveis de colesterol e triglicerídeos**
- **Redução da inflamação**
- **Aumento no nível de cetonas, o que apresenta diversos benefícios por si só (ver p. 28)**
- **Aumento no nível de hormônios do crescimento, que ajudam no desenvolvimento muscular e na queima de gordura**
- **Redução dos danos provocados por radicais livres, o que retarda o envelhecimento**
- **Menos risco de câncer quando o jejum é aliado a uma redução de glicose, combustível para células malignas**

ATENÇÃO: *Por favor, não pense que, quanto mais tempo você jejuar, melhor ficará. A prática deve ser aliada a um estilo de vida equilibrado, dentro do programa Fat Fueled. Se o jejum não estiver fazendo bem ou se você estiver se forçando a isso, PARE, DESISTA e OUÇA seu corpo.*

Ficou interessado em jejuar? O Latte turbinado pode ajudar a estender o período de jejum.

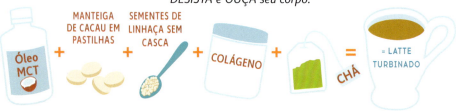

Óleo MCT + MANTEIGA DE CACAU EM PASTILHAS + SEMENTES DE LINHAÇA SEM CASCA + COLÁGENO + CHÁ = LATTE TURBINADO

Capítulo 3: A PRÁTICA CETOGÊNICA

Mensagem contra o jejum

Acabei de dizer que o jejum é uma prática maravilhosa e agora vou falar exatamente o contrário. Por quê? Bem, porque somos todos diferentes. E não apenas diferentes uns dos outros, mas das pessoas que éramos ontem e das que seremos amanhã. Em certos dias, o jejum funciona muito bem para mim; em outros, não consigo passar das 9h sem um café da manhã cetogênico completo.

Acho que muitas de nós, mulheres, temos uma mentalidade do tipo tudo ou nada. Se nos comprometemos a jejuar, caramba, abraçamos a causa todos os dias para aproveitar os benefícios, mesmo que isso signifique dormir mal, sentir uma fome eterna, diminuir a quantidade de cetonas (por causa do estresse a que submetemos nosso corpo), perder energia e desequilibrar os hormônios, entre outras coisas. Se lemos que jejuar é bom e devíamos fazer isso, fazemos, independentemente do preço a se pagar.

O que fazer em relação ao jejum, portanto? Precisamos ouvir nosso corpo. Não está com vontade de jejuar hoje? Tudo bem. Tome café da manhã – um Latte turbinado, uma salada maravilhosa, ovos e bacon. Seu corpo, sua escolha.

> O Latte turbinado não conta como comida! Tome pela manhã para nutrir o organismo e ganhar energia enquanto continua com o jejum.

Insistir no jejum, principalmente quando o organismo está se recuperando de algum desequilíbrio hormonal (da tireoide, suprarrenais, hormônios sexuais, qualquer que seja), pode piorar a situação. Foi o que aconteceu comigo, e é por isso que hoje em dia eu só jejuo quando me sinto bem. Hoje, por exemplo, já estou sem comer há 16 horas e nem penso em comida. Entretanto, ontem me enchi de comida cetogênica de manhã até à noite. Acontece.

> Se você adotou a dieta cetogênica na esperança de curar o organismo de desequilíbrios como disfunção das glândulas suprarrenais, hipotireoidismo ou hormônios sexuais em queda, pode ser melhor não jejuar – ou, no máximo, praticar um jejum de 16 horas quando for conveniente e parecer natural.

Também é importante prestar atenção em sua saúde mental e emocional durante o jejum. Por ter um histórico de distúrbios alimentares, seguir um jejum intermitente rigoroso não funcionou para mim. Passei a ficar obcecada pela próxima refeição, a ter fantasias sobre tudo o que eu comeria de bom e a calcular quando isso aconteceria. Pensava nas horas de jejum com tanta frequência que comecei a sonhar com isso. Pesadelos com relógios e horários tornaram-se minha realidade pelo menos três vezes por semana. E quando finalmente eu interrompia o jejum na hora planejada, comia até ficar tão cheia que quase não conseguia me mexer. Esqueci de ouvir meu corpo – eu determinava o que comer, quando e quanto.

Se você também tem uma relação tensa com dietas ou com restrições alimentares, ou se seu corpo entrou em guerra com a comida em algum ponto de sua bela vida, o jejum intermitente pode desencadear coisas que você não quer viver outra vez.

Minha intenção não é assustá-la ou afastá-la do jejum – existem, sim, alguns bons benefícios na prática. Mas lembre-se que não é preciso adotá-lo todos os dias. Siga seu ritmo. Ouça seu corpo e descubra como aproveitar o que o jejum intermitente na dieta cetogênica tem de bom e use-o como uma ferramenta para simplificar a vida ao mesmo tempo em que evita as armadilhas potenciais.

ATENÇÃO: *Alguns benefícios do jejum intermitente podem ser percebidos apenas durante um período de 20 a 24 horas sem comer, mas isso geralmente vale para quem não está em cetose. Quando uma pessoa que obtém energia da glicose pratica o jejum intermitente por esse período, os benefícios poderão ser sentidos assim que o organismo passar a fabricar cetonas. Quem está adaptado à gordura – ou seja, quando o corpo já cria cetonas – pode sentir os benefícios depois de 16 a 18 horas.*

Se você toma remédios, tem diabetes tipo 2 ou está grávida, amamentando ou abaixo do peso, converse com seu médico antes de começar o jejum intermitente para saber se essa é uma boa estratégia.

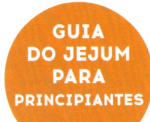

GUIA DO JEJUM PARA PRINCIPIANTES

JEJUM DE 16 HORAS	JEJUM DE 24 HORAS	HOMEM DAS CAVERNAS	ALTOS E BAIXOS
Frequência: 3-5 vezes por semana	**Frequência:** 2-3 vezes por semana	**Frequência:** 3-5 vezes por semana	**Frequência:** 2-4 vezes por semana
Método: Jejue por 16 horas, coma por 8 horas. Exemplo: pare de comer às 21h de um dia e volte a se alimentar às 13h do dia 2.	**Método:** Jejue por 24 horas. Exemplo: Pare de comer às 17h de um dia e recomece às 17h do dia 2.	**Método:** Jejue o dia todo e faça uma grande refeição à noite.	**Método:** Restrinja as calorias no dia 1 e consuma a quantidade normal no dia 2.
Observações: Esse método pode não limitar o consumo calórico de maneira significativa, mas deixa o corpo com tempo necessário para aumentar as cetonas e dá um descanso para o sistema digestivo.	**Observações:** Reduz o consumo calórico total sem que você tenha a impressão de que passou um dia inteiro sem fazer refeições.	**Observações:** Jejuar durante o dia reproduz a reação de lutar ou fugir, favorece o aumento de energia e estimula a queima de gordura. Comer à noite prepara o terreno para a reparação e o crescimento dos tecidos. (Leia mais sobre comer à noite na p. 43.)	**Observações:** Nos dias de poucas calorias, limite o valor a 20% do consumo regular. Para muitas pessoas, isso vai de 400 a 500 calorias para um dia inteiro.
Redução natural de calorias: É percebida quando você compara os consumos diários. Coma quando tiver fome durante o período permitido e não se preocupe muito com a quantidade de calorias.	**Redução natural de calorias:** É percebida quando você olha para o consumo calórico semanal. Coma quando tiver fome durante o período permitido e não se preocupe muito com a quantidade de calorias.	**Redução natural de calorias:** É percebida quando você compara os consumos diários. Coma quando tiver fome durante o período permitido e não se preocupe muito com a quantidade de calorias.	**Redução natural de calorias:** É percebida quando você olha para o consumo calórico semanal. Nos dias sem restrição, coma quando tiver fome e não se preocupe muito com a quantidade de calorias.
Grau de dificuldade: I	**Grau de dificuldade: III**	**Grau de dificuldade: II**	**Grau de dificuldade: III**
Ótimo como prática diária e muito fácil de adotar com pouco esforço.	A tentação de quebrar o jejum com um banquete é grande, mas resista!	A tentação de quebrar o jejum com um banquete é grande, mas resista!	Nos dias pouco calóricos, divida as refeições em duas menores, distribuídas ao longo do período.

Para muitas pessoas, quebrar o jejum com um reforço de carboidratos é uma excelente estratégia.

Limitar-se a uma única refeição por dia pode fazer com que você fracasse? Pense nela como um banquete. Algumas horas depois dessa primeira refeição, faça outra. Essa estratégia pode ser particularmente útil caso seu corpo não se sinta muito bem ao comer carboidratos depois de um longo jejum.

Garotas, anotem: jejum, hormônios e café amanteigado

Quando adotei o jejum intermitente pela primeira vez, o café amanteigado estava na moda. Para quem não conhece, trata-se de uma mistura de manteiga, óleo de MCT e café para ser consumida de manhã, substituindo a primeira refeição do dia. A ideia é que logo cedo, em um dia de jejum, a bebida forneça ao corpo os benefícios nutritivos da manteiga orgânica e de outras gorduras saturadas e, ao mesmo tempo, mantenha a taxa glicêmica estável, reduzindo a fome, prolongando o jejum e aumentando os corpos cetônicos. É uma maneira de praticar o jejum intermitente sem ter que passar um longo tempo sem comer.

Como eu não posso comer manteiga, criei uma bebida sem laticínios feita com óleo de coco, óleo MCT e café. Era boa, mas depois de dois dias comecei a ter tremedeiras. Toda manhã, minha cabeça se acelerava, eu ficava tonta e, logo depois, entrava em letargia. Para completar, meu apetite aumentava aos poucos e o café só me satisfazia por, no máximo, trinta minutos. Foi assim durante semanas. Tentei usar infusões de ervas e outras gorduras, mas os sintomas não iam embora.

Minha experiência levou à criação de um vídeo sobre jejum intermitente baseado em café amanteigado, hoje um dos mais populares em meu canal do YouTube, o Healthful Pursuit. Assim que dividi os sintomas que tinha com os espectadores, várias mulheres começaram a falar comigo – ao que tudo indica, muitas de nós estávamos sofrendo.

Então como poderíamos obter os benefícios do jejum, tomar café amanteigado e evitar as ocorrências? A solução surgiu quando percebi que os sintomas diminuíam quando eu acrescentava um pouco de proteína integral e carboidratos à bebida. Em lugar da mensagem "Perigo, só vem gordura por aí!" que meu corpo estava recebendo, agora ele ouvia o seguinte: "Ok, temos energia: gordura, proteína, carboidratos. Tudo bem." E isso aconteceu sem que o organismo recebesse tanto combustível que precisasse aumentar os níveis de insulina para processá-lo, o que me deixava jejuar em segurança. Foi como o Latte turbinado surgiu.

Daquele dia em diante, comecei a acrescentar 3 gramas de carboidratos e pouco menos de

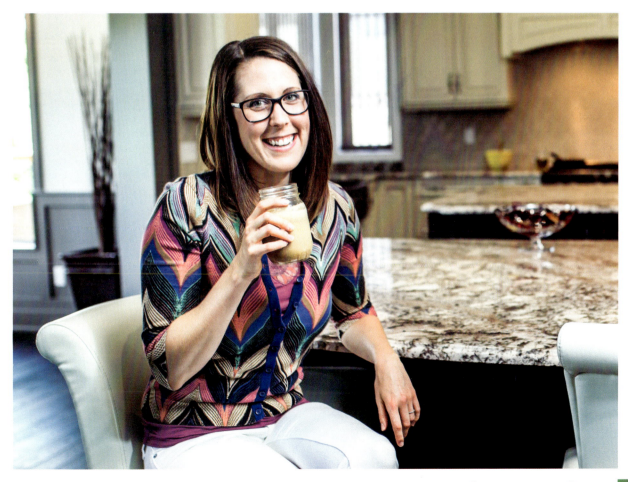

10 gramas de proteína aos cafés com gorduras. Poucos dias depois, eu já me sentia totalmente diferente. Em duas semanas, não dava para acreditar que eu tinha passado tanto tempo apenas com a bebida convencional e os problemas atrelados a ela.

Incluir um toque de carboidratos integrais e proteínas ao café amanteigado tem influência sobre a leptina, hormônio da saciedade. Acredito que a bebida só com gorduras pode confundir a leptina e o organismo. Lembra-se de como a sensibilidade ao hormônio pode mudar em uma dieta low carb (p. 42)? Acho que beber algo apenas com gorduras de manhã baixou o nível da leptina em meu corpo, o que me levava a querer comer mais, mesmo que estivesse cheia. Sabemos que um pequeno aumento no consumo de carboidratos pode ajudar na sensibilidade à leptina e, assim, nos dar a sensação de saciedade por mais tempo. Embora eu tenha muita vontade de ir para um laboratório testar minha teoria, isso não vai acontecer.

Eu, e tantas outras pessoas da comunidade Healthful Pursuit, tivemos ótimas experiências fazendo jejum com o Latte turbinado, e espero que você também tenha! Incentivo você a ver por si mesma. Tente tomar apenas uma bebida com gorduras pela manhã – o clássico café amanteigado com óleo de MCT ou, se tiver sensibilidade à lactose, com manteiga/óleo de cacau ou ghee orgânica. Experimente por alguns dias e então passe para o Latte turbinado. Veja como se sente – e, caso teste a taxa glicêmica e as cetonas, será possível perceber que a primeira começará a cair e, as segundas, aumentarão!

Creio que o jejum funcione de forma diferente para as mulheres e para os homens. Mas, embora alguns estudos afirmem que jejuar não interfere nos hormônios femininos, dois motivos nos levam a acreditar que as pesquisas podem não corresponder ao cotidiano das mulheres.

O primeiro é que catorze dias de jejum – o período mais comum nesses estudos – possivelmente não terá um impacto muito grande no equilíbrio hormonal feminino em geral. As pesquisas sobre jejuns mais prolongados tendem a focar pessoas durante o Ramadã, o mês em que os muçulmanos deixam de comer entre o nascer e o pôr do sol. Para poder analisar o impacto no equilíbrio hormonal feminino, tais estudos deveriam observar mulheres que têm praticado o jejum intermitente durante, pelo menos, três meses.

O segundo é que muitas pesquisas sobre jejuns são feitas com pessoas obesas. As células de gordura produzem hormônios sexuais, ou seja, estrogênio, e armazenam essas e outras substâncias. Portanto, quando começam a encolher porque o jejum as está obrigando a usarem gordura corporal como combustível, essas mulheres tornam-se menos capazes de produzir estrogênio. Ao mesmo tempo, porém, as células de gordura que se encolhem liberam hormônios na corrente sanguínea, para serem descartados. Pode levar meses até que o processo se equilibre e, por isso, quando são feitos exames de sangue nas mulheres participantes dos estudos, o resultado mostra um panorama hormonal falso. Testar os hormônios mesmo depois de um mês de jejum não vai dar a visão geral.

Levando em conta minha experiência com o café amanteigado, faz sentido que algumas mulheres possam reagir negativamente ao ingerir apenas gorduras pela manhã. Se alguém na idade reprodutiva adota essa prática, jejua até a tarde e segue com uma dieta com restrição de calorias – cetogênica ou qualquer outra –, apresentará instabilidade nos hormônios sexuais e problemas de fertilidade por falta de sustento. Afinal de contas, o corpo feminino é, sob a ótica da natureza, uma complexa máquina de fazer bebês. Isso pede toneladas de nutrientes e calorias, e se o corpo acredita que não vai ter o suficiente para o desenvolvimento do feto, um de seus mecanismos de proteção será fazer com que o sistema reprodutivo pare de funcionar. Assim como as gorduras, o equilíbrio de proteínas e carboidratos também é fundamental para a saúde.

Enquanto algumas mulheres conseguem passar semanas, meses ou até mesmo anos dentro do protocolo do café amanteigado, jejum e dieta pouco calórica sem sofrer absolutamente nenhuma consequência para os hormônios sexuais, outras não têm tanta sorte. Se você adotou recentemente o café amanteigado e alguns sintomas apareceram rapidamente, esse pode ser um sinal de seu corpo para avisá-la que não está feliz. Trocar a bebida pelo Latte turbinado e adotar as estratégias do jejum intermitente, que encorajam você a não restringir calorias, faz com que o organismo receba sinais de que existem nutrientes suficientes para seguir adiante, sendo assim seguro engravidar. (Mesmo que você não queira engravidar, é importante para o corpo saber que não haveria problemas com isso).

Capítulo 3: A PRÁTICA CETOGÊNICA

EXERCÍCIOS FÍSICOS NA DIETA CETOGÊNICA

Tanto faz se você pratica exercícios aeróbicos ou anaeróbicos: a dieta cetogênica pode ser ótima para seus treinos.

A atividade aeróbica consiste, basicamente, em exercícios cardiovasculares – cuja intenção é fortalecer o coração e os pulmões. Na anaeróbica, outros músculos são trabalhados para o corpo ganhar massa e força (embora qualquer pessoa que tenha feito exercícios como HIIT pode atestar também seus benefícios cardiovasculares). Cada tipo de atividade requer do organismo um tipo diferente de combustível, e isso interfere na maneira como devemos comer para aproveitar o máximo dos treinamentos.

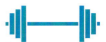

EXERCÍCIOS AERÓBICOS		EXERCÍCIOS ANAERÓBICOS
Corridas de longa distância, ciclismo, dança, natação	**ATIVIDADES**	Corrida ou ciclismo de curta distância, levantamento de peso, treinamento intervalado de alta intensidade (HIIT)
Longos períodos de tempo	**DURAÇÃO**	Sessões curtas e muito intensas
Fortalece o coração e os pulmões	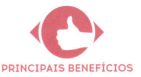 **PRINCIPAIS BENEFÍCIOS**	Força e desenvolvimento muscular
Carboidratos (glicose/glicogênio) ou gorduras	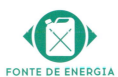 **FONTE DE ENERGIA**	Carboidratos (glicose/glicogênio)
(kco) Keto Clássico (p. 49) ou (ktu) Keto Turbinado (p. 49)* *Alguns atletas aeróbicos se dão bem com o perfil Turbinado, outros não. Comece com o Clássico e, se tiver alguns sintomas da p. 45 (sinais de que é preciso fazer reforço de carboidratos), mude para o Turbinado.	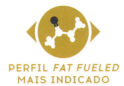 **PERFIL FAT FUELED MAIS INDICADO**	(kcl) Keto Clássico (p. 49) ou (kco) Keto Completo (p. 50) para quem se exercita 1-3 vezes por semana (ka) Adaptado (p. 50) para quem se exercita 3-7 vezes por semana
Pode funcionar, dependendo do programa (leia na p. 70)	**JEJUM**	Pode funcionar, dependendo do programa (leia na p. 70)

Atletas aeróbicos

Pode escolher entre três formas de abastecimento diferentes durante seus treinos:

> **OPÇÃO 1:**
> Não adaptado à gordura.
> Depende apenas de glicose e de uma alimentação frequente, com controle limitado da taxa glicêmica.

- Consumo intenso de carboidratos antes de atividades intensas;

- Constante reabastecimento de glicose durante os treinos por meio de gel, sachês e pastilhas;

- Nunca alterna para a queima de gordura;

- O medo de sentir fadiga e ter queda súbita de energia interfere nas escolhas alimentares antes, durante e depois dos exercícios.

> **OPÇÃO 2:**
> Não adaptado à gordura.
> Depende de glicose e ácidos graxos, com controle da taxa glicêmica.

- A nutrição gira em torno de alimentos integrais (na linha paleo);

- A taxa glicêmica baixa leva a uma rápida movimentação dos ácidos graxos e permite que o atleta reveze as fontes de combustível de maneira eficiente;

- Pode precisar se reabastecer durante a atividade com fontes de carboidrato na linha paleo;

- Com a oxidação dos ácidos graxos, a glicose é poupada e sobra um pouco para a recuperação pós-treino.

> **OPÇÃO 3:**
> Adaptado à gordura.
> Depende apenas de ácidos graxos, com controle natural da taxa glicêmica.

- Segue uma dieta pobre em carboidratos e rica em gorduras;

- Utiliza os depósitos de gordura de maneira 400% mais eficiente do que na opção 1;

- Funciona à base de gordura durante horas, sem precisar reabastecer durante os exercícios;

- Melhor escolha de combustível para manter a resistência e perder gordura corporal;

- Com a oxidação dos ácidos graxos, a glicose fornecida pela glicogênese é poupada e sobra um pouco para a recuperação pós-treino.

Como você pode ver, as opções 1 e 2 não são ideais – por não queimarem gordura de modo eficiente, o atleta deixa de usar a energia armazenada que está mais disponível, e a instabilidade da taxa glicêmica pode afetar sua performance. Com a opção 3, entretanto, praticantes de modalidades aeróbicas podem treinar o corpo para queimar gordura durante os exercícios para aumentar a resistência, reduzir a gordura corporal e diminuir os danos musculares pós-treino.

Atletas anaeróbicos

Esse tipo de atleta tem, literalmente, uma escolha quando se trata de obter energia para desempenhar as atividades físicas: glicose. Nem proteínas nem gorduras conseguem ser metabolizadas durante os exercícios anaeróbicos, portanto, todo o combustível se resume à glicose. Isso representa um problema potencial para atletas que adotam o low carb, já que eles podem não dispor do glicogênio – a glicose armazenada – necessário. Embora a gliconeogênese (p. 28) costume ajudar muito nesse processo, o período de adaptação à gordura pode ser complicado para atletas anaeróbicos.

Mas isso significa que não é possível estar em cetose e realizar atividades anaeróbicas? Não. Depois da adaptação à gordura, a gliconeogênese deve fornecer ao corpo tudo o que é necessário para a dedicação aos treinos. Em alguns casos, porém, isso não acontece.

A dieta cetogênica tradicional e a versão reforçada em proteínas – no programa Fat Fueled, correspondem aos perfis Clássico e Turbinado – podem não funcionar enquanto você estiver se adaptando e treinando; elas diminuem o glicogênio armazenado nos músculos e, nesses perfis, não haverá glicose suficiente para um bom desempenho no exercício anaeróbico, pelo menos até você se adaptar e a gliconeogênese compensar a perda.

Se você adotou recentemente a dieta cetogênica e não quer que seu treino sofra um abalo inicial (menos energia e estamina, menos força muscular), os perfis Completo ou Adaptado são a melhor solução.

Mas, caso você não se importe com essa perda inicial (menos energia e estamina, menos força muscular) por julgar que haverá ganhos potenciais em longo prazo, o perfil Clássico pode ser exatamente o indicado.

Se já pratica a dieta cetogênica e arrasa nos treinos, continue assim!

Se já segue o estilo cetogênico e não está se dando bem com o perfil Clássico, saiba que, segundo alguns estudos, como a proteína pode ser convertida em glicose quando necessário, uma dieta rica em proteínas pode funcionar para os treinos anaeróbicos. Pessoalmente, isso não funcionou para mim. Se quiser tentar, o Keto Turbinado é a melhor opção. Porém, eu acredito que valha mais a pena adotar os reforços de carboidratos. Mas atenção: isso não quer dizer se encher deles. Já se mostrou que uma dieta rica em gorduras com carregamento de carboidratos antes de exercícios anaeróbicos na verdade compromete a performance durante atividades de alta intensidade. Mas a prática dos reforços – incorporar carboidratos à alimentação de maneira cíclica, para armazenar glicogênio – faz maravilhas. (Para saber como adotar os reforços da forma correta e ler mais informações a respeito de quem pode se beneficiar deles, consulte as p. 39-41).

De acordo com minha experiência pessoal posso dizer que usar os reforços de carboidratos para desenvolver músculos fortes em um programa de exercícios anaeróbicos funcionou como deveria. Eu tinha muita energia, os músculos se desenvolviam facilmente e eu me sentia a dona do mundo a cada seis ou sete dias, quando enchia minhas reservas de glicogênio com os carboidratos. Para saber mais sobre essa estratégia, consulte as p. 41-43.

Criando movimentos positivos

Existe beleza em praticar esportes, desenvolver músculos, treinar e ajustar as estratégias e protocolos para obter um enorme sucesso. Mas eu também vi o lado feio desse mundo.

Existem pessoas que conseguem manter uma agenda de treinos e um programa de exercícios que seja benéfico e não destrua suas mentes. Eu não sou uma delas. Era viciada em correr maratonas, nadar competitivamente, fazer ciclismo, levantamento de peso e dança. Se a atividade prometesse manter minha barriga tanquinho, podia contar comigo. Mas eu também estava abaixo do peso, subnutrida demais, depressiva, sem menstruar e obcecada por comida e exercícios.

Depois da décima corrida grande, meu corpo começou a parar. A energia estava acabando e eu sentia meus quadris e joelhos doerem só de encostar neles. Nunca vou me esquecer do dia em que passei duas horas na bicicleta com meu treinador e precisamos interromper o treino porque os joelhos estavam tão inflamados que começaram a travar. Saí da bicicleta, peguei um tapetinho e comecei a fazer exercícios para fortalecer o *core*. Meu treinador me mandou ir para casa, mas recusei. Tinha que continuar, não podia perder um dia. Afinal de contas, fazer abdominais não machucava os joelhos, então qual era o problema?

Anos depois desse comportamento destrutivo, finalmente aprendi a respeitar meu corpo. Parte do processo de recuperação da minha atitude obsessiva foi parar tudo por um ano. Durante seis meses, eu me alongava de manhã, caminhava quando tinha vontade e dormia muito. Nos seis meses seguintes, tinha aulas de hatha ioga alguns dias na semana. E, hoje, sou adepta dos movimentos positivos.

Criei a prática dos movimentos positivos para diminuir o estresse e as expectativas que tinha quando fazia parte daquele mundo obcecado por academias. É fabuloso – ele me permite fazer o que quero e me ajuda a manter o corpo que me faz bem sem as regras rígidas e a raiva que eu sentia de mim mesma ao seguir aquela agenda de treinos e programa de exercícios.

Minha prática resume-se a fazer coisas que gosto e que podem ser considerados exercícios físicos. Não tenho um programa de treinamento, mas um calendário com as atividades oferecidas na região em que moro e uma lista das coisas que posso fazer sozinha. O que farei a cada dia depende da maneira como me sinto, do clima lá fora, dos compromissos que tenho.

Por exemplo: segunda-feira passada fui a uma aula de ioga pela manhã e, à tarde, fui com meu marido até um café, em uma caminhada de uma hora. Na terça de manhã, dirigi até a colina mais alta da cidade e fiz uma escalada – lá em cima, tomei meu Latte turbinado gelado. Na quarta, eu e minha irmã praticamos stand-up paddle por duas horas. Na quinta, como eu estava cansada, decidi passar um tempo no jardim, tirando as ervas daninhas e ouvindo música. Hoje é sexta, comecei o dia com uma caminhada de trinta minutos e estou querendo fazer outra na hora do almoço. Para amanhã cedo, programei uma aula de dança com uma amiga.

Todas as atividades dessa lista são coisas que gosto de fazer, não que eu tenho obrigatoriamente que fazer. Não há corridas, ciclismo ou levantamento de peso porque odeio tudo isso. A vida é muito curta para você fazer o que não quer, com pessoas que não curte, em busca de resultados que não vão acabar com a tristeza que você sente em relação ao seu corpo.

Se quiser criar uma prática de movimentos positivos, eis algumas dicas para começar:

1. Escreva uma lista das atividades físicas que gosta de fazer.

2. Ao lado de cada uma, escreva o motivo de gostar dela. Por exemplo: "Gosto de *stand-up paddle* porque entro em contato com a água e isso me acalma." Ou: "gosto de ioga porque interajo com as pessoas do estúdio e me sinto conectada ao mundo." Ou: "gosto de dança porque ajuda a conhecer meu corpo e me dá a sensação de ser livre."

3. A partir daí, escreva quaisquer ressalvas. Você prefere praticar atividades em algum lugar específico? Gosta de ter a companhia de algumas pessoas?

4. Programe-se para praticar uma dessas atividades, talvez no fim de semana, e veja como se sente!

78 Capítulo 3: A PRÁTICA CETOGÊNICA

SUPLEMENTOS

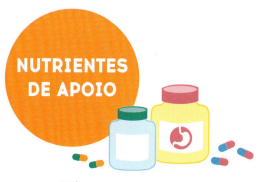

NUTRIENTES DE APOIO

Por um longo tempo, eu defendia consumir apenas alimentos integrais para nutrir o corpo. Mas havia um problema: isso não era suficiente. Eu havia testado muito meu organismo submetendo-o a diversas situações diferentes, e diversos nutrientes vitais estavam com níveis perigosamente baixos. Portanto,

 Alimentos   Pílulas recomendadas

BENEFÍCIOS

corpo inteiro   digestão   imunidade   hormônios   energia

anti-inflamatório   ossos e articulações   cérebro e neurologia

PERÍODO DO DIA

C café da manhã   **J** jantar
A almoço   🌙 hora de dormir

FORTALECIMENTO ÓSSEO

🍴 verduras, oleaginosas e sementes, salmão, sardinha

💊 **Protocol Bone Strength Formula**

Contém vitaminas C, D3, K2, tiamina, cálcio, fósforo, magnésio, zinco, cobre, manganês, MCHA, sulfato de glucosamina com potássio, cavalinha e boro

C A

CÚRCUMA

🍴 açafrão

💊 **Organika Curcumin**

C A J

ENZIMAS

🍴 vinagre de maçã ou suco de limão-siciliano (antes das refeições)

💊 **NOW Foods Super Enzimas**

C A J

IODO

🍴 bacalhau, cranberry, ovo, algas marinhas, morango, peru

💊 **Pure Encapsulations Iodeto de Potássio**

C

MAGNÉSIO

🍴 avocado, chocolate amargo, verduras escuras, peixe, oleaginosas e sementes

💊 **Viva Labs Magnesium Bisglycinate Chelate**

Melhor tomar antes de dormir, mas a dose pode ser consumida em mais de um horário caso ultrapasse 1.000 mg/dia

🌙

MULTIVITAMINAS

🍴 enorme variedade de alimentos integrais

💊 **Pure Encapsulations Women's Nutrients**

Eu não gosto de multivitaminas porque os nutrientes muitas vezes estão desequilibrados e a qualidade pode ser ruim.

C A J

NIACINA (VITAMINA B3)

🍴 avocado, carne bovina, frango, fígado, cogumelos, carne de porco, salmão peru

💊 **Now Foods Niacina Flush-Free**

Ao consumir uma vitamina B individual, como a niacina, é melhor complementar também com complexo B.

C A J

ÔMEGA 3

🍴 carne bovina, couve-de-bruxelas, couve-flor, sementes de linhaça, salmão, sardinha, camarão, nozes

💊 **Thorne Research Krill Oil OU (à base de plantas) Yes Parent Essential OU Barleans Omega Swirl Oils (ótimo para crianças)**

C A J

PROBIÓTICOS

🍴 alimentos fermentados: kefir, kimchi, chucrute, picles

💊 **NOW Foods Probiotic-10™ 50 Billion**

Gosto de consumir probióticos junto com um reforço de carboidratos para ajudar na absorção. Caso seu corpo não reclame, você pode tomá-los de estômago vazio.

J 🌙

Parte 1: O QUE É A DIETA CETOGÊNICA?

acrescentei suplementos ao meu kit revigorante, e pode ser que funcionem também para você.

Mas isso não quer dizer que você não possa ou não deva fazer dos alimentos integrais sua fonte primária de nutrientes vitais. Foi assim que nosso corpo aprendeu a ser sustentado. Além disso, comer certos alimentos juntos potencializa seus nutrientes de uma maneira melhor do que quando são consumidos separados ou obtidos por meio de suplementos. Um exemplo: as vitaminas presentes em verduras são melhor absorvidas quanto são consumidas com azeite de oliva, por serem solúveis em gordura.

Preciso de suplementos para nutrientes que estão em falta no meu organismo, mas também garanto a presença deles nas refeições do dia a dia. As tabelas dessa página e da anterior listam as fontes de alimentos para cada nutriente ou suplemento para que você consiga equilibrar o consumo da melhor maneira possível.

> É sempre melhor conversar com um médico para estabelecer quais suplementos atendem melhor as suas necessidades.

SELÊNIO
- carne bovina, castanha-do-pará, bacalhau, frango, cordeiro, ostra, salmão, sardinha, vieira, sementes de girassol, peru
- NOW Foods Selenium (L-Selenomethionine)

VITAMINA A
- óleo de fígado de bacalhau, gema de ovo, manteiga orgânica, fígado
- Green Pastures Fermented Cod Liver Oil

O betacaroteno não está listado aqui porque a conversão para vitamina A não é significativa.

VITAMINAS DO COMPLEXO B
- frango, verduras escuras, frutos do mar, espinafre, peru
- NOW Foods Co-Enzyme B-Complex

VITAMINA B12
- carne bovina, caranguejo, ovo, fígado, cavala, mariscos
- Solgar Sublingual Methylcobalamin

Se tomar injeções de vitamina B12, evite a cianocobalamina e peça para seu médico indicar metilcobalamina, pois é melhor absorvida e retida pelo organismo.

VITAMINA C
- pimentão, brócolis, pimenta, couve-de-folhas, morangos, tomates
- Pure Encapsulations Buffered Ascorbic Acid Capsules

Não tome imediatamente depois de se exercitar, pois pode afetar a sensibilidade à insulina conquistada com o treino.

VITAMINA D
- óleo de fígado de bacalhau, gema de ovo, fígado, cogumelo, salmão, sardinha
- Metagenics D3 Liquid

A melhor fonte de vitamina D é o sol: exponha o máximo de pele possível à luz solar de 10-20 minutos ao dia.

VITAMINA K2
- brócolis, couve-de-bruxelas, couve-flor, acelga, couve-galega, couve-de-folhas, alface, salsa, espinafre
- Life Extension Super K with Advanced K2 Complex

VITEX
- avocado, coco, verduras escuras, gema de ovo, alimentos fermentados, sementes de linhaça, cânhamo, chás de ervas, salmão, sardinha, nozes
- Nature's Way Vitex Fruit (Chasteberry)

Trata-se de uma erva e, portanto, nenhum alimento contém vitex. Mas relacionei alimentos que contêm propriedades semelhantes para garantir o equilíbrio hormonal.

ZINCO
- carne bovina, castanha-de-caju, cordeiro, sementes de abóbora e de gergelim, camarão, peru
- NOW Foods Zinc Glycinate

Eletrólitos

Como as reservas de glicogênio se esgotam à medida que você se torna adaptada à gordura, a água que era armazenada com ele é excretada pelos rins, causando um desequilíbrio inicial de eletrólitos. Além disso, quando seu consumo de carboidratos fica abaixo de cerca de 50 gramas por dia, você precisa de uma quantidade maior de eletrólitos para evitar a gripe cetogênica (p. 94).

Tudo isso para dizer que, se você vive como uma guerreira cetogênica forte e confiante, pode achar sua salvação nos suplementos de eletrólitos, assim como eu achei a minha. Trata-se de uma classe de minerais que inclui sódio, magnésio e potássio. Controlando os níveis deles, você evita muitos efeitos colaterais que aparecem em uma dieta pobre em carboidratos. (Leia mais sobre como superar a instabilidade de eletrólitos na p. 95.)

ATENÇÃO: *Antes de aumentar o consumo de eletrólitos, converse com seu médico caso tenha problemas renais, tome diuréticos ou remédios para pressão alta, precise evitar substitutos de sal ou tenha insuficiência cardíaca.*

Vamos começar pelo sódio. Sua importância na dieta cetogênica vai fundo: ao nível da insulina. Sabemos que a necessidade – e, consequentemente, a taxa – de insulina é reduzida na alimentação keto. Quando ela está baixa, o sódio é extraído mais facilmente do sangue, por meio dos rins, e excretado em forma de urina. A redução da insulina (embora seja ótima para a saúde em geral) afeta a presença do sódio, que então deve ser reforçado. (Leia sobre os diferentes tipos de sal na p. 124).

No mundo moderno, uma das principais deficiências que temos é a de magnésio, provocada por uma combinação de consumo de álcool, muito estresse, carência de alimentos nutritivos, abuso de suplementos de cálcio e fatores digestivos. Adicione a dieta cetogênica nesse meio e seu corpo precisará de um pouco de magnésio, ponto final! A deficiência do elemento caracteriza-se por vertigens, fadiga, cãibras musculares, pressão alta e fraqueza.

Os fatores que causam a deficiência de magnésio também podem afetar o potássio. Sinais de que ele está em falta incluem constipação, depressão, problemas de pele e hipertensão.

Você pode gastar um dinheirão comprando eletrólitos em pó ou preparar, em casa, uma bebida saudável, rica na substância, que terá muito mais benefícios do que as misturas prontas. Sou fã da minha Limonada keto, mais rica em eletrólitos do que um suplemento e feita de ingredientes reais.

Além disso, os seguintes alimentos são ricos em eletrólitos. Se você incorporar o consumo deles em sua dieta cetogênica, ao lado da Limonada keto, estará garantida.

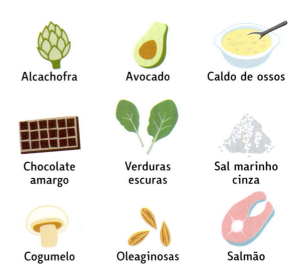

Alcachofra — Avocado — Caldo de ossos
Chocolate amargo — Verduras escuras — Sal marinho cinza
Cogumelo — Oleaginosas — Salmão

Não é de se espantar que quase todos esses ingredientes estejam na Lista Keto de Alimentos Poderosos (p. 111)!

CAPÍTULO 4
A DIETA CETOGÊNICA EM CASA E FORA DELA: COMPRAS, RESTAURANTES E VIAGENS

Independente de qual for seu orçamento, a quantidade de bocas que precisa alimentar e as lojas em que costuma fazer compras, você consegue se manter no estilo cetogênico. Esse capítulo traz dicas e estratégias para seguir a dieta em qualquer lugar – até nas viagens!

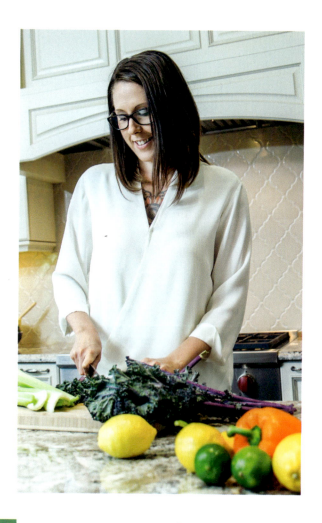

O PREÇO DAS COISAS

Nossa família de quatro bocas – Kevin, eu e nossos "filhos peludos", Lexy e Pebbles – gasta US$ 780 por mês com compras no supermercado. Eu faço a comida dos cachorros com basicamente as mesmas coisas que consumimos, então o cálculo inclui também as refeições deles (e, honestamente, têm dias em eles comem mais do que eu).

Pode parecer muito dinheiro, mas de acordo com o Departamento de Agricultura dos Estados Unidos, uma família de quatro pessoas com duas crianças pequenas e um orçamento baixo para comida gasta cerca de US$ 715,20 mensais com a compra de mantimentos. Levando em conta que eu alimento quatro bocas com ingredientes orgânicos de qualidade e sem transgênicos por apenas US$ 64,80 a mais do que a média nacional de baixo orçamento, diria que isso é motivo para comemorar.

Entendo que o dinheiro muitas vezes é curto. Consumir alimentos de qualidade é algo muito importante tanto para mim quanto para Kevin e, por isso, economizamos em coisas que não têm tanto valor para nós, como plano de acesso ilimitado à academia de ginástica, TV por assinatura que nunca assistimos ou um carro novo. Toda vez que entro em meu Ford Escape 2004, com quase 300 mil quilômetros rodados, penso em como será maravilhoso o sabor do meu próximo hambúrguer feito com carne orgânica, maionese com óleo de abacate, tomate e alface sem agrotóxicos.

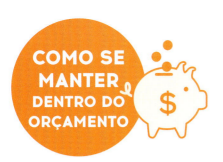

COMO SE MANTER DENTRO DO ORÇAMENTO

Prepare suas próprias hortaliças em conserva.

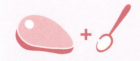
Cozinhe cortes de carne magra em gorduras saudáveis (veja uma lista na p. 69).

Produza sua própria gordura.

Use óleo de coco em lugar de manteiga orgânica, ghee e/ou manteiga/óleo de cacau.

Limite-se às oleaginosas e sementes mais baratas (p. 144).

Se algum amigo for dono de galinhas, se ofereça para cuidar das crianças, cortar a grama ou passear com o cachorro dele em troca de doze ovos por semana.

Não compre guloseimas keto: prepare as suas em casa.

Substitua o frango por carne vermelha.

Tente usar os mesmos ingredientes em seus cardápios semanais, pelo menos no começo de sua dieta cetogênica, para haver sobras mínimas.

Faça compras de maneira consciente. Não leve para casa o que não vai usar.

Procure os corredores laterais do supermercado. Os produtos mais caros ficam no centro da loja.

Troque um encontro no restaurante por um piquenique em seu parque favorito.

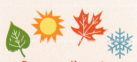
Compre alimentos sazonais. Produtos da época geralmente são mais baratos.

Compre em feiras. Muitas não têm certificação orgânica, mas trabalham com essas práticas a um preço menor.

Não se distraia com coisas brilhantes e chamativas. Proteínas ricas em gorduras, hortaliças pobres em carboidratos, um óleo e dois tipos de tempero são suficientes.

Faça uma lista e atenha-se a ela!

GUIA DE VIAGENS

O epítome da praticidade é adotar um estilo de alimentação que funcione quando você viaja, está muito ocupada ou simplesmente não está com vontade de preparar o jantar. No fim desta seção, você terá todas as informações necessárias para comer bem onde quer que esteja.

Viaje com seu Latte turbinado

Sempre que saio de férias, levo comigo os ingredientes necessários para preparar o Latte turbinado.

ATENÇÃO: *Você tem estratégias para preparar o Latte turbinado em viagens? Divida conosco usando a hashtag #rocketfuellatte – assim todas nós poderemos ver!*

Imaginando que você terá acesso a alguma bebida quente como café ou chá no lugar para onde está indo, eis do que precisa:

Utensílio para bater os ingredientes (escolha um)
- Batedor elétrico portátil para fazer espuma de leite
- Coqueteleira térmica
- Caneca para viagem com fecho hermético

Gordura (escolha um)
- Óleo MCT em cápsulas ou embalagem para viagem
- Óleo de coco
- Manteiga/óleo de cacau em pastilhas (coloque em um saquinho)

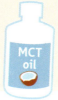

Adoçante (escolha um)
- Stevia líquida sem álcool
- Sachês de stevia

Não tem como conseguir café ou chá onde está hospedado? Leve café instantâneo, saquinhos de chá ou produtos da Four Sigmatic, como chá de chaga em pó, café de cogumelo ou elixir de cogumelo. Só precisa adicionar água quente!

Proteína (escolha um)
- Sachês de peptídeos de colágeno
- Proteína em pó em saquinhos, seja em porções individuais ou em uma embalagem maior com colher (Se for a de porções individuais é um bônus!). Caso já seja adoçada, não precisa levar a stevia.

Carboidrato
- Pacotinhos com creme/pasta de oleaginosas ou sementes. (Gosto de creme de coco, pasta de amêndoas e sachês de creme de sementes de girassol).

Leia a lista de ingredientes em cada embalagem para verificar a quantidade de açúcar contida nos produtos. Prefira os que não sejam adoçados.

Para preparar o Latte turbinado:

Basta colocar todos os ingredientes em uma caneca. Se usar o batedor elétrico portátil, misture até fazer espuma. Se preferir a coqueteleira ou uma caneca de viagem, feche e agite. Tome cuidado quando abrir, uma vez que chacoalhar o líquido quente pode causar uma "explosão" de Latte turbinado em sua camisa limpa.

ESTRATÉGIAS DE VIAGEM

Quer você esteja viajando de avião, carro ou trem, trago aqui dicas para que você sempre tenha uma solução cetogênica à mão em sua próxima aventura!

- **AVIÃO, INDO PARA CASA**
- **HOTEL OU CRUZEIRO** (sem acesso a uma cozinha)
- **CASA DE ALUGUEL OU DE PARENTES/AMIGOS**
- **CAMPING** (sem acesso a equipamento de cozinha)

PETISCOS

REFEIÇÕES DIÁRIAS

VOLTANDO PARA CASA DE ALGUM LUGAR COM COZINHA

LANCHINHOS NÃO-PERECÍVEIS
- Barrinhas ou salgadinhos
- Sachês de peptídeos de colágeno para acrescentar às bebidas
- Pacotinhos de creme/pasta de amêndoa ou coco
- Nozes macadâmia
- Torresmo
- Barra de chocolate amargo
- Sachês de chá ou café
- Salmão enlatado
- Amêndoas tostadas
- Cookies veganos
- Granola paleo
- Biscoitos com semente de linhaça
- Chips de algas marinhas
- Frutas vermelhas liofilizadas
- Nozes variadas
- Sementes de abóbora

REFEIÇÕES PARA VIAGEM
- Bacon supercrocante embrulhado em papel-toalha
- "Bombinhas" de gorduras
- Talos de salsão com pasta de amêndoa ou tahini
- Coco ralado com frutas vermelhas e leite de coco batido
- Receitas como Muffin de pimenta-da-jamaica, Crisps de frango e Sanduíche de presunto e ovo

SEM COZINHA
- Ingredientes para o Latte turbinado
- Óleo de coco para temperar hortaliças cozidas
- Óleo de MCT, azeite ou óleo de abacate para saladas, hortaliças e praticamente qualquer coisa
- Porções individuais de azeitonas
- Peptídeos de colágeno para acrescentar a bebidas frias (chacoalhe e beba para uma dose rápida de proteínas)
- Sementes de cânhamo sem casca para acrescentar a saladas, hortaliças, creme/pasta de oleaginosas e outros itens

COM ACESSO A COZINHA

+ COM ACESSO A UM MERCADO
- Mix para Focaccia de linhaça em um saco plástico tipo zip; adicione os ingredientes líquidos no seu local de destino
- Seus cinco temperos preferidos em embalagens individuais
- Azeite de oliva
- Óleo de coco ou gordura bovina (de gado alimentado no pasto) em um pote de vidro (guarde em um saco plástico, para evitar danos em caso de acidentes)
- Vinagre de maçã

SEM ACESSO A UM MERCADO
- Um tipo de óleo que possa ser aquecido (como óleo de coco) e outro para temperar salada (azeite)
- Hortaliças que possam ser transportadas em uma caixa térmica, como couve-de-folhas, abobrinha, pepino e rabanete (verduras em embalagens de plástico enchem com a água da caixa e ficam murchas)
- Carnes divididas em porções para uma pessoa e congeladas individualmente
- Reforços de carboidratos que possam ser transportados em viagem, como chips de banana-da-terra, batata e batata-doce

Parte 1: O QUE É A DIETA CETOGÊNICA? 85

DICAS DE VIAGEM

- Não importa para onde você vá: uma garrafa térmica é uma forma versátil e essencial de manter os líquidos quentes ou frios.

- Se não encontrar produtos para viagem em sua loja de produtos naturais, encomende online.

- Sachês de chá e café são ótimos para viagens de avião. Quando os comissários passarem com o carrinho, peça um copo de água quente e pronto! Eles também serão de grande auxílio para preparar seu Latte turbinado quando você chegar a seu destino.

- Dependendo da duração da viagem, considere fazer jejum da partida à chegada.

- Adoro levar comidinhas para o avião em minha marmita de aço inox. A minha tem capacidade para 8 xícaras, tamanho perfeito para meu marido e eu.

- Se não tiver acesso a uma cozinha e, portanto, precisar fazer refeições preparadas por outras pessoas, pode ser difícil consumir gordura o suficiente para mantê-la saciada. Leve itens que possam ser incluídos em seu prato: óleo de abacate e de coco, óleo MCT, azeite de oliva e azeitonas podem ajudar.

- Caso tenha acesso a uma cozinha, dê um pulo a uma loja de produtos naturais e compre hortaliças frescas, carnes e alguns itens para os reforços de carboidratos.

- Lembre-se de levar o batedor elétrico portátil ou uma caneca com tampa para chacoalhar seu Latte turbinado matinal.

COMENDO FORA AO ESTILO CETOGÊNICO

Quando comecei a dieta cetogênica, estava viajando e passei o verão inteiro longe de casa. Comi muito em restaurantes e consegui fazer refeições apropriadas, sem ter que me preocupar com o lugar onde estivesse.

Nunca tive problemas em pedir uma refeição à moda keto em um restaurante. (Ok, exceto quando fomos a uma lanchonete que vendia os sanduíches pré-fabricados. Ali foi impossível mudar os ingredientes, por razões óbvias). Fique tranquila: comer fora não deve ser sinônimo de frustração ou complexidades. Na verdade, é muito agradável. Eis algumas dicas para sua próxima refeição na rua.

Dicas gerais

- Quanto mais bacana for o restaurante, mais fácil é pedir substituições.

- Procure por restaurantes que tenham menu sem glúten e substitua o açúcar por gorduras.

- Escolha pratos que tenham carnes e hortaliças sem grãos.

- Acrescente gorduras! Peça avocado, bacon, ovo frito, maionese, azeite ou azeitona.

- Experimente carregar na bolsa um pouco de óleo de coco, o meu preferido para isso.

- Preste atenção nos molhos! Muitos estão carregados de açúcar.

- Peça água ou escolha uma das opções de bebidas com poucos carboidratos da p. 117.

- O restaurante serve ovos e bacon para o café-da-manhã? Maravilha! Omelete? Vai nessa!

Sugestões de pratos

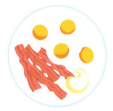 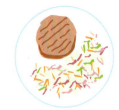 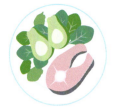

CAFÉ DA MANHÃ: 4 ovos fritos com gema mole, 2 porções de bacon e azeite ou maionese caseira (se for feita com azeite).

ALMOÇO: O hambúrguer mais gorduroso do cardápio com duas porções de coleslaw (salada de repolho, geralmente feita sem laticínios) ou salada de espinafre (caso a outra opção contenha açúcar).

JANTAR: O corte mais gorduroso do cardápio (veja abaixo), salmão grelhado ou carne vermelha, coberto com azeite e servido com avocado e verduras.

No cardápio dos restaurantes

MASSAS: Troque por uma cama de hortaliças (como rúcula, espinafre ou abobrinha-italiana). Verifique se o molho de tomate não contém açúcar.

SALADAS: Solicite porções extras de avocado e bacon para substituir frutas, frutas secas ou grãos. Para temperar, óleo/azeite e vinagre são a melhor escolha. A salada cobb quase nunca tem erro: peça simplesmente para não incluírem milho ou queijo (se não quiser comer laticínios).

PROTEÍNAS: Escolha carnes gordurosas, como salmão, pato, cordeiro ou costelinha de porco. As toxinas se acumulam nas partes mais gordurosas e, portanto, se achar que a qualidade da carne é questionável, peça um corte magro e junte gorduras de origem vegetal, como azeite ou óleo de abacate.

FILÉ: Os mais gordurosos são filé-mignon, contrafilé, bisteca e filé de costela. Tem alergia a laticínios? Peça os acompanhamentos sem manteiga.

SUSHI: Qualquer coisa sem arroz! Se você pedir, eles podem substituir o arroz por avocado e enrolar todos os ingredientes juntos. (P.S.: O sushi é ótimo para reforços de carboidratos!).

HAMBÚRGUER: Pergunte se é feito apenas com carne (sem complementos como aveia ou gérmen de trigo), então peça para substituírem o pão por alface. Troque a batata frita por uma salada.

FRANGO: Na churrasqueira, grelhado ou assado.

ASINHAS DE FRANGO: Não podem ser empanadas ou cobertas com farinha, amido de batata ou coisas do gênero. Se quiser evitar óleos vegetais, só peça asinhas se encontrar um restaurante que use gordura bovina na fritura.

COMIDA MEXICANA: Peça qualquer prato sem tortilhas, arroz ou feijão. O guacamole pode vir com hortaliças cruas e pratos de carne são sempre boa opção. Enchiladas geralmente não são recomendadas, pois são preparadas em tortilhas. Experimente os recheios de tacos servidos com alface-romana.

COMIDA INDIANA: Pergunte sobre os curries que não sejam engrossados com farinha. Substitua pão e arroz por palitinhos de vegetais frescos. Preste atenção, pois muitas vezes os curries de legumes estão repletos de ingredientes ricos em carboidratos. Experimente bhaji de couve-flor, korma de frango (contém laticínios), shahi paneer (contém laticínios) ou shorba de frango.

COMIDA CHINESA: Pode ser difícil, já que tudo tem molho e, por consequência, quase sempre inclui açúcar. Eu peço carnes secas, como pato, salteadas e servidas sobre brotos de feijão cru ou uma salada fresca.

TAPAS: Quase sempre ok, pois são geralmente pobres em carboidratos e feitas à base de carnes. Evite o que leva pão e procure receitas com carnes e hortaliças.

CAFÉS: Pergunte se o estabelecimento tem leite de coco ou de amêndoa, ou mesmo chá (quente ou frio) – tudo sem açúcar. Minha bebida preferida é um café americano descafeinado com leite de coco. Nunca tive sorte de poder comer em um café. Não seria maravilhoso se, de repente, eles passassem a vender "bombinhas" de gorduras?

O trabalho da Leanne tem sido uma incrível fonte de informações para mim. Eu a encontrei depois de tentar a dieta bulletproof por várias semanas. Certamente existem muitas fontes diferentes sobre a keto, mas a maioria delas está focada nos homens.

O que amo na Leanne é o fato de ela se dirigir às mulheres. Adoro o que ela fala sobre a imagem que temos do corpo e a dieta cetogênica porque isso me ensinou a não me preocupar com calorias, macronutrientes e as pequenas coisas que causam mais estresse. Posso focar na aparência do meu prato em vez de ficar calculando cada migalha.

A forma como Leanne aborda tais assuntos traz muita liberdade e normalidade. As receitas são incríveis, simples e muito fáceis de fazer. Acho que muitas pessoas adeptas do estilo cetogênico tendem a comer sempre as mesmas coisas, talvez porque seja mais descomplicado, mas a Leanne nos dá tantas ideias, opções e escolhas que comer fica muito mais divertido e agradável... e eu ADORO comer!

Sinto-me ótima, não fico mais obcecada em relação ao que vou comer e, mais importante, aprendi a ouvir meu corpo para saber do que ele precisa ou não – e tudo isso é um processo constante. Serei para sempre grata a Leanne, a seu enorme conhecimento, sua visão espirituosa da vida e sua decisão de não fazer julgamentos a respeito desse fabuloso estilo de vida!

Annette
Missouri

Lutei contra meu peso a vida inteira, repetindo ciclos de comer compulsivamente e fazer dietas obcecadamente. Por iniciativa da minha mãe, enfrentei meu primeiro regime pobre em gorduras aos quatro anos de idade; participei de grupos sobre dietas na escola primária; fiz cirurgia para colocar banda gástrica (e tive complicações); vi a balança oscilar entre 80 e 120 kg; fui hospitalizada com depressão; tive tendências suicidas e vivia em função da minha relação negativa com a comida.

Descobrir Leanne e seus livros – estou chorando de novo – foi como encontrar um amigo no meio de um monte de gente estranha.

Leanne, quero agradecer por seu apoio virtual. Por ser generosa ao dividir suas lutas, seu discernimento, seus erros, seus sucessos e, talvez o mais importante, sua filosofia adorável. Para mim, foi muito importante ouvir você dizer que cada corpo funciona de um jeito diferente (ao que tudo indica, em meu caso, devo consumir menos de 15g de carboidratos por dia se quiser emagrecer) e que é possível seguir diversos caminhos até encontrar o equilíbrio certo – agora, já não sinto que falhei por não conseguir comer a mesma coisa que outras pessoas para obter os resultados delas.

Sou muito grata a você e às ferramentas que você colocou em minhas mãos, e que me ajudam verdadeiramente a "amar meu eu magro" – e não só magro, mas saudável, cheio de vida e otimista pela primeira vez na vida.

Kim
Sydney, Australia

CAPÍTULO 5 — RESOLVENDO OS PROBLEMAS

Quando você muda a maneira de fazer alguma coisa, muitas vezes se depara com novos desafios. Não é diferente com a dieta cetogênica. Neste capítulo, falo sobre alguns problemas comuns que podem surgir quando você começa a consumir mais gorduras.

A intenção desse capítulo não é de desanimar; você sabe os motivos que teve para adotar um estilo de alimentação rico em gorduras e sabe que os benefícios superam muito as dificuldades. Escrevi este capítulo, aliás, para fornecer as ferramentas e informações de que você precisa para, caso alguma coisa aconteça, entender melhor as causas do problema e saber como lidar com ele.

O mais bacana é que cada desafio tem o potencial de trazê-la mais perto da saúde de uma maneira holística, criando comportamentos positivos para que a vida melhore de maneira geral. A dieta cetogênica não diz respeito apenas a perder peso: você passa a conhecer seu corpo e aprende a ouvi-lo. Ao se abrir para a ideia de que o organismo sabe o que é bom para ele, você desenvolve um conhecimento natural a respeito do que precisa – até, ou talvez principalmente, quando as coisas não vão bem.

Se estiver preocupada a respeito de qualquer sintoma que surja durante a dieta cetogênica, por favor, fale com seu médico para que vocês possam juntos, traçar um plano que atenda suas necessidades.

VOCÊ NÃO CONSEGUE SE ADAPTAR OU EMAGRECER MAIS

Sempre ouço essa história: mulheres que reduzem demais seu consumo calórico e, mesmo depois de seis semanas em uma dieta de 1.200 calorias diárias composta por 85% de gorduras, estão exatamente no mesmo lugar, só que mais frustradas.

Apesar do que possam ter dito a você, o sucesso de uma dieta cetogênica nem sempre está relacionado à quantidade de gorduras ou carboidratos consumidos ou ao nível de cetonas registrado. Embora esses fatores sejam essenciais na adaptação à gordura, não são os únicos que devem ser levados em conta quando surgem problemas. A culpa pode estar em diversas outras coisas.

Parte 1: O QUE É A DIETA CETOGÊNICA? 89

Estresse

  O maior problema que pode surgir entre você e a adaptação à gordura é o estresse, então é natural que comecemos por ele. Para se adaptar, você deve se tornar um ser humano frio, que saiba lidar com o estresse naturalmente e que não se deixe consumir pelas pequenas coisas.

Você está estressada? Se existe alguém que entende o que uma vida tomada pelo estresse pode fazer com sua capacidade de emagrecer, entrar em cetose ou manter o peso, esse alguém sou eu. Em 2014, com a dieta cetogênica, perdi dez quilos que estavam relacionados a disfunções hormonais – e fui bem sucedida em manter esse peso por dois anos sem esforço. Então, no começo de 2016, fui tomada por uma rotina estressante e, boom!, os dez quilos voltaram como a turnê mundial do NKOTBSB (New Kids on the Block e Backstreet Boys – vai dizer que você perdeu essa?).

Eu não tinha mudado minha alimentação, mas a balança se mantinha ferozmente no lugar. Ao medir as cetonas, elas mal apareciam. Um dia, entretanto, não me vi envolvida pelo estresse. E, mesmo consumindo os mesmos alimentos que vinha comendo há semanas, ou meses, minhas cetonas aumentaram muito. Só uma coisa havia mudado: meu ambiente. Assim que o período difícil acabou, o peso diminuiu e eu voltei ao estado de cetose sem precisar fazer nada.

O impacto do estresse no ganho de peso ou na dificuldade para emagrecer é real. Tensão demais, tanto mental (você se preocupa com o que os outros podem pensar, está se preparando para uma grande apresentação, precisa levar as crianças para o futebol dentro do horário) quanto física (está fugindo de um tigre ou abusando demais na academia), afeta sua adaptação à gordura e a capacidade de queimar gordura como combustível.

Se você ainda não se adaptou totalmente porque vive um estresse crônico, não importa o quanto troque de perfil Fat Fueled, reduza as calorias ou manobre o consumo de macros: nada vai ajudar. O problema está no hormônio cortisol, secretado durante o estresse, que provoca picos de glicemia para que você tenha energia e consiga correr daquele tigre. Embora isso seja uma coisa boa naquele curto período de tempo, para que você possa fugir da fera, a elevação crônica do cortisol causa um aumento na produção de insulina para lidar com a glicemia alta. O surgimento constante dessa equação faz com que as células fiquem resistentes à insulina e a glicose circule pela corrente sanguínea, sem estar armazenada. Boa sorte para quem quiser se adaptar ou se manter adaptada à gordura nesse estado.

E por que isso tudo afeta a capacidade de nos adaptarmos à gordura? Lembre-se: a insulina diz para o corpo não queimar gordura armazenada. Quando o estresse crônico faz seu nível de insulina aumentar, o organismo não entende que é preciso queimar gordura em lugar de glicose.

Criar um ambiente tranquilo que não faça o cortisol disparar pode ser especialmente trabalhoso para nós, mulheres, que muitas vezes vivemos em um estado de estresse crônico que leva a constantes altos e baixos de insulina e impede o corpo de acessar as reservas de gordura. Mas precisamos delas nos dez primeiros dias da dieta cetogênica, para que o organismo entenda que deve usar a gordura como combustível principal.

O cortisol também aparece quando não consumimos proteínas na quantidade adequada. Lembra-se da gliconeogênese, o processo que, por meio da proteína, cria a glicose necessária para algumas funções do corpo? Quando não a ingerimos em doses suficientes, o organismo usa os aminoácidos de nossos próprios músculos para completar essa etapa – e a substância usada para quebrar a massa muscular durante a gliconeogênese é o cortisol. Portanto, o cortisol também pode aumentar caso não haja proteínas suficientes vindas da alimentação. Esse exemplo mostra que, às vezes, o que estamos comendo e a maneira como lidamos com a dieta cetogênica pode fazer com que seja impossível nos sentirmos bem e obter os resultados que queremos. Se você deseja entrar no estado de queimar gordura (e algo me diz que sim), é importante comer proteínas de maneira adequada para evitar esse aumento no cortisol e o uso dos aminoácidos de nossos músculos.

Existe também o estresse alimentar. No caso da dieta cetogênica, pode ser a pressão que você coloca em si mesma para fazer jejum, em lugar de esperar que isso ocorra naturalmente. Veja por que você não deve forçar seu corpo ao jejum na p. 71.

Pode parecer um contrassenso, mas cortar um pouco de exercícios pode ser uma boa maneira de controlar o estresse. Se você reduziu o consumo calórico, pratica jejum intermitente, faz academia e, mesmo assim, acredita ser impossível se adaptar à gordura, pode ser que todo o estresse físico que está agindo sobre seu corpo provoque um desequilíbrio no cortisol. Isso não afeta apenas sua capacidade de se adaptar à gordura: talvez você já tenha notado que não está ganhando músculos. Outra vez, é por causa do cortisol, que reduz a síntese de proteínas – todos aqueles treinos estão sendo inúteis.

Eis minhas sugestões para diminuir o estresse:

1. Pare de fazer exercícios – é contraproducente caso você esteja com estresse crônico, coloca mais pressão sobre seu corpo e não produz o resultado que você espera.
2. Dedique-se ao autocuidado (leia na p. 16).
3. Reduza a insulina: continue a seguir a dieta cetogênica e, talvez, pratique o jejum intermitente.
4. Se decidir seguir o conselho acima, não estabeleça um limite calórico diário. Coma quando tiver fome e deixe que seu corpo dite o melhor ritmo.
5. Reduza o estresse alimentar com o perfil Total (p. 51). Depois de trinta dias, mude

Ao reduzir o estresse mental e físico, você aumenta a reação ao cortisol, o que diminui a insulina e, indiretamente, melhora o processo da gliconeogênese. Assim, tornar-se)e manter-se) adaptada à gordura será sua nova realidade.

Ficar escravo das calorias

Muito parecida com o estresse físico e mental descrito acima é a pressão sofrida por causa da dieta. Na p. 20, vimos o que acontece quando seu consumo calórico cai ao ponto de diminuir o metabolismo. Com frequência, é isso o que ocorre quando você atinge um patamar de emagrecimento. Com o metabolismo mais lento, seu corpo precisa de menos combustível para manter os processos básicos em funcionamento – e em vez de, digamos, pedir 2.000 calorias por dia, ele necessitará de apenas 1.800. Isso significa que, se antes você conseguia perder peso com 1.800 calorias diárias, agora precisa diminuir para 1.600. Com o tempo, o metabolismo ficará ainda mais vagaroso, em um círculo vicioso.

Ser muito dura consigo mesma pode impedi-la de seguir em frente. Talvez sua vida sempre tenha girado em torno de regimes, do cálculo de calorias, do registro de tudo, da preocupação com a comida. Pode ser que você esteja pensando: "Eis outra dieta que não consigo fazer...". Vamos mudar a forma de ver isso, ok?

Experimente entrar para um grupo ou comunidade que não tenha nada a ver com saúde, nutrição, dieta ou seu corpo. Pode ser um círculo de tricô, aulas de outro idioma, um clube do livro – dá para entender, certo? Você pode se surpreender ao ver de quanto estresse você se livra quando tem alguma outra coisa com que se preocupar além da próxima refeição.

Ignorar os sinais do corpo

As necessidades do seu corpo são diferentes das minhas ou da Sally. E o Joe, então? Totalmente diferente para ele. Acreditar que todo mundo pode obter sucesso ao seguir uma única dieta é ridículo. Você precisa fazer o que é certo para você. E a razão para tanta gente ter problemas com qualquer estilo alimentar – o cetogênico não é exceção – é não escutar seu próprio corpo.

Talvez você se sinta ótima fazendo jejum, talvez não. Talvez tomar um Latte turbinado de manhã seja maravilhoso, talvez não. Talvez fazer apenas uma refeição por dia funcione às mil maravilhas, talvez seja uma tortura.

Veja quais são os sinais mais comuns que o corpo dá – e algumas sugestões para lidar com eles:

- **Fome constante.** *Experimente reforçar a comida com vegetais. Meus preferidos, para isso, são couve-de-folhas, repolho, couve-de-bruxelas e alface romana. Ao encher o estômago de hortaliças low carb, você provavelmente não terá aquela sensação de vazio que acompanha uma refeição cetogênica clássica – que, embora rica em gorduras e ótima para fornecer energia, muitas vezes não corresponde a uma quantidade muito grande*

- **Nunca sentir fome.** *Isso é ótimo para emagrecer e a sensação com frequência surge imediatamente antes de você se adaptar à gordura, entre sete e dez dias depois de começar a dieta. Mas se você não tem muito peso para perder, tem consciência de que o jejum intermitente não faz bem para o seu corpo ou se preocupa com o consumo geral de nutrientes, experimente adotar um perfil Fat Fueled que inclua reforços de carboidratos. Embora o reforço, por si só, não aumente a fome no dia seguinte, pode ajudar a restaurar seu apetite.*

O aspecto mais importante é prestar atenção ao que seu corpo está dizendo para você.

Contar calorias x jejum

Aqui, trata-se de um caso de exclusão: ou um, ou outro. Praticar os dois ao mesmo tempo pode ser prejudicial para sua saúde, impedir maior perda de peso, causar deficiência de nutrientes, desequilíbrio hormonal e outros fatores. Eu voto no jejum, porque é bem mais fácil e menos estressante.
(Leia nas p. 70-74).

Falta de fé

 Muitas de nós "aprendemos" que gorduras fazem ganhar peso, que é preciso contar calorias, que não dá para confiar em nosso corpo e que a margarina é a única gordura saudável. É difícil desfazer esses mitos quando as mesmas mensagens continuam sendo propagadas até hoje. Ao adotar a dieta cetogênica, que desafia esses conceitos, pode ser que você caia no ceticismo que impede alguém de se envolver totalmente no processo.

Sua mente é uma força poderosa. Se você acredita que algo não vai dar certo, provavelmente não vai. Espero que, ao ler estas páginas, você esteja pronta para abrir mão das antigas crenças e comportamentos que prejudicam seu sucesso.

Você pode tentar um mantra. Tradicionalmente, mantras são palavras ou sons repetidos para ajudar na concentração em um estado meditativo, mas também podem ser usados para mudar padrões do pensamento. Embora possa parecer um pouco esotérico, existem estudos que provam a validade dos mantras. Eis alguns que usei quando estava tentando me livrar de velhas crenças a respeito do consumo de gorduras, da perda de peso, de calorias e exercícios:

> Que eu seja digna
> Que eu tenha paz
> Que eu esteja nutrida
> Que eu me sinta livre para fazer o que o corpo pede
> Que eu seja feliz
> Que eu esteja segura
> Que eu esteja saudável
> Que eu me livre do sofrimento mental
> Que eu esteja aberta para novas oportunidades

Experimente repetir algumas dessas frases durante o dia – gosto de fazer isso durante o banho, quando estou comendo ou em uma caminhada. É uma prática surpreendente!

Você se sente só

 Sentir-se sozinha e procurar algum conforto nas redes sociais, apenas para comparar suas atitudes com as de outras pessoas (e então se condenar pelo que faz), pode afetar de maneira negativa seu metabolismo e sua resposta inflamatória – e até impedir que você se adapte à gordura ou emagreça. É melhor buscar apoio em pessoas reais.

Não estou sugerindo que você entre para um grupo de dieta da moda que somente irá incentivar você a ter comportamentos negativos. Mas tente se encontrar com os amigos e cultivar relacionamentos com pessoas que apoiem sua decisão de fazer o que é melhor para seu corpo. Ter amizades fortes e positivas e sentir-se amparada em seu esforço para levar uma vida mais saudável pode incrementar o metabolismo, diminuir as inflamações e reduzir o estresse!

Eu participo, no Facebook, de um grupo privado com pessoas que se apoiam e dividem comportamentos positivos. Como você comprou este livro, está convidada a se juntar a nós. Acesse ketodietbook.com e preencha o formulário que fica mais para o final da página para saber como acessar o grupo. Além disso, você receberá um monte de brindes!

Metas ilusórias

 Depois dos primeiros dez quilos que perdi ao adotar o estilo cetogênico, resolvi que aquilo não era suficiente: queria perder mais dez. Quando faltavam apenas dois quilos para chegar ao peso que eu havia estipulado, meu ritmo de emagrecimento mudou completamente. Emagrecia mais um quilo, mas logo ganhava três – e tudo isso em uma velocidade mais rápida do que falar "como eu odeio fazer dieta".

Estabeleci um peso ideal em minha cabeça sem ainda ter aceitado que cada corpo é diferente – e que perder aqueles dois quilos extras não me tornaria mais feliz ou saudável. Na verdade, eu precisei fazer várias coisas nada benéficas para tentar fazer os ponteiros da balança chegarem onde eu queria e, quando finalmente cheguei lá, foi muito difícil me manter. Uma hora de exercícios por dia logo se transformaram em duas, 1.200 calorias caíram para 1.000, eu jejuava, tomava suplementos – era horrível.

Meu corpo pode fazer muitas coisas diferentes. Meus quadríceps se desenvolvem de um jeito como você nunca viu. Posso dançar como se não houvesse amanhã, meu cabelo cresce mais rápido do que para a maior parte dos seres humanos e eu consigo até mesmo ficar de ponta-cabeça por mais de um minuto.

Mas não posso vestir roupas número 40 sem retirar um osso do quadril, nem desenvolver uma barriga tanquinho (malditos genes) ou vencer uma maratona.

Também existem coisas que seu corpo sabe fazer bem, e outras que serão tarefas praticamente impossíveis. Se você estiver frustrada porque a balança não se mexe, mesmo tentando todas as estratégias deste livro para superar esse patamar de emagrecimento e conversando com um médico a respeito de sua condição hormonal, talvez seja hora de questionar se seu objetivo é realista.

Talvez sua meta ou o corpo que você deseja simplesmente não sejam possíveis de obter, e está na hora de aceitar isso. Pode ser bom começar uma prática diária de gratidão, listando cinco itens que você agradece – seja em sua vida ou em seu corpo. Talvez seu organismo tenha feito algumas dessas coisas maravilhosas hoje:

- **Tornou-se mais forte**
- **Aprendeu uma nova habilidade física**
- **A levou ao alto da montanha**
- **Combateu uma infecção**
- **Curou uma ferida**
- **Contribuiu para o prazer sexual**
- **Permitiu que você ouvisse sua música favorita**

Ao focar em aspectos como esses, você pode valorizar seu corpo como ele é hoje.

Os alimentos errados

  A dieta cetogênica tradicional pode estar repleta de laticínios, óleos refinados, proteínas vindas de animais criados da forma convencional, corantes, sabores e adoçantes artificiais, barrinhas, comida pré-pronta e outros itens do gênero. Tudo isso pode dificultar a adaptação à gordura, aumentar inflamações e/ou impedir que seu corpo se livre daqueles quilos a mais que, de outra maneira, seria fácil perder.

Se sua alimentação abrange laticínios (incluindo manteiga, olhe minha carinha triste), adoçantes (mesmo a stévia pode afetar algumas pessoas), frios, barrinhas ou suplementos que prometem ser pobres em carboidratos líquidos (veja, na p. 64, a diferença entre carboidratos totais e líquidos), você deve tentar passar algumas semanas sem eles.

A boa notícia? Tudo neste livro vai ajudá-la a superar esse obstáculo ao mostrar como se alimentar com ingredientes integrais!

Também pode ser que você esteja com alguma sensibilidade ou alergia e ainda não saiba disso. Quando o corpo está inflamado porque ingerimos alimentos aos quais somos sensíveis, a última prioridade dele é tentar emagrecer. E a menos que estejamos em uma sintonia perfeita com o organismo, muitas dessas sensibilidades podem passar despercebidas por um bom tempo – às vezes para sempre. Elas podem aparecer na forma de acne, dor de estômago, refluxo ácido, azia, constipação, menstruação irregular, olhos secos, dor de cabeça... a lista é comprida. Quando aparecem alguns desses sintomas, muitas vezes não pensamos que a culpa pode ser dos alimentos que ingerimos.

Se você não tiver certeza a respeito do que possa estar fazendo mal, tente remover da dieta alguns dos responsáveis mais comuns (oleaginosas, sementes, ovo, laticínios, peixes, frutos do mar e amendoim) por seis a oito semanas. Então, reintroduza um de cada vez, a cada dois dias, para ver o que acontece. No meu livro de receitas, os alérgenos mais comuns estão identificados, então é fácil encontrar algo que seja adequado ao seu estado de saúde e sensibilidade alimentar.

Você também pode pedir ao médico para que ele faça um exame de sangue que verifique a imunoglobulina E. Ao conferir anticorpos associados a reações alérgicas, pode ser que você consiga identificar algum problema. Também é útil testar a proteína C-reativa de alta sensibilidade, diretamente influenciada pelo nível de inflamação no organismo. Quando está alta, há mais inflamação; quando baixa, não há motivo para se preocupar.

O corpo não sabe que horas são

 Manter o ritmo circadiano equilibrado é muito importante para regular os processos metabólicos, que ajudam no emagrecimento e na saúde em geral. Isso é algo que tenho dificuldade em fazer se não presto atenção e, portanto, vou dizer algumas das coisas que faço para encorajar meu corpo a dormir facilmente na hora certa, acordar revigorado e ter a energia adequada durante todo o dia:

- **Tomar sol (de verdade ou com uma lâmpada apropriada) logo que acordar.**
- **A luz azulada das telas eletrônicas pode interromper o ritmo circadiano quando os aparelhos são usados depois do pôr do sol. Instale um aplicativo – como o f.lux – para adaptar a cor da tela ao horário do dia.**
- **Pela mesma razão, use óculos bloqueadores de luz azul caso assista TV depois do pôr do sol.**
- **Não leve o celular para o quarto.**
- **Medite antes de ir para a cama.**
- **Tente não devorar chocolate antes de dormir.**

Você está com algum tipo de desequilíbrio

 Se a tireóide não funciona direito ou as glândulas suprarrenais deixam a desejar, nenhuma dieta vai fazer com que você perca peso – e é chegada a hora de consultar um médico. Dito isto, saiba também que, ao adotar a dieta cetogênica, muitos desequilíbrios de saúde podem começar a se resolver e seu caminho para o emagrecimento ficará mais fácil.

Não há nada de errado em seguir as orientações de um médico para resolver qualquer probleminha que precise de auxílio profissional enquanto você segue a dieta cetogênica. Pense nisso como um ganho duplo!

E se você sabe que tem algum desequilíbrio e quer entender como adaptar a dieta keto para lidar melhor com isso, o programa Fat Fueled (healthfulpursuit.com/fatfueled) é uma boa fonte de informações.

GRIPE CETOGÊNICA

Como muitas de nós passamos a vida inteira nos abastecendo com carboidratos, todo o nosso corpo – de células a órgãos, do cérebro ao sistema nervoso – acelerou processos enzimáticos e ajustou respostas hormonais para lidar com isso. Quando mudamos o esquema, pedindo ao organismo para usar gordura, pode levar um tempo até que ele se ajuste. Outra maneira de ver a situação é pensar em uma abstinência de carboidratos.

Para algumas pessoas, esse período de acerto é acompanhado por sintomas que podem ser de moderados a intensos, chamados coletivamente de "gripe keto". (Outras passam por isso sem esforço ou ocorrências. Que sorte!).

Muita gente que passa pela gripe cetogênica, eu inclusive, culpa primeiro a alimentação. Ironicamente, uma das teorias mais comuns para explicar por que uns são afetados e outros não, é que isso decorre do quanto você era dependente dos carboidratos antes de adotar a dieta. Quanto mais você comia, piores são os sintomas. Como alguém que passou pelo processo de adaptação à gordura duas vezes, posso dizer que a segunda foi infinitamente mais fácil do que a primeira. Por eu nunca mais ter voltado a consumir aquela enormidade de carboidratos, não foi necessário um ajuste tão grande para fazer a transição novamente.

Existem outras razões possíveis para o surgimento da gripe cetogênica, sobretudo estresse, consumo desequilibrado de vitaminas e minerais ou deficiência em eletrólitos e desidratação. (O glicogênio armazena muita água; quando você usa as reservas, os eletrólitos vão embora).

Quando você adota a alimentação low carb, é importante tomar a dianteira quando se trata da gripe cetogênica. Com essas medidas, tudo deve ficar bem:

- Reduza o estresse (p. 90-91).
- Tome suplementos nutricionais (p. 79).
- Entenda a importância dos eletrólitos (p. 81).
- Beba Limonada keto.
- Consuma pelo menos 1 colher (chá) de sal marinho cinza todos os dias.
- Beba muita água.
- Tome mais cuidado caso pratique algum esporte que faça transpirar demais.
  - Beba um caldo de ossos turbinado.
  - Consuma alimentos ricos em eletrólitos (veja lista na p. 81).

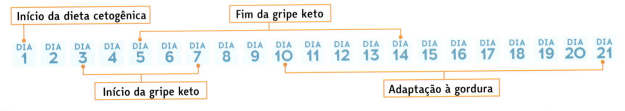

COMBATENDO A GRIPE

SINTOMAS

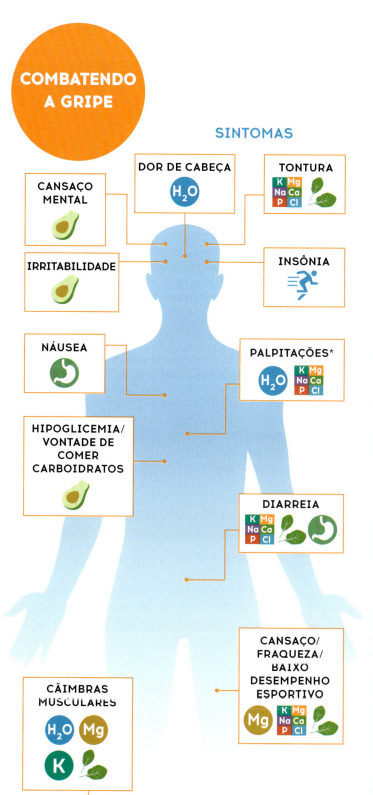

- CANSAÇO MENTAL
- DOR DE CABEÇA
- TONTURA
- IRRITABILIDADE
- INSÔNIA
- NÁUSEA
- PALPITAÇÕES*
- HIPOGLICEMIA/ VONTADE DE COMER CARBOIDRATOS
- DIARREIA
- CÂIMBRAS MUSCULARES
- CANSAÇO/ FRAQUEZA/ BAIXO DESEMPENHO ESPORTIVO

Acima de tudo, tenha paciência... e beba água!

O QUE FAZER:

 MAIS ÁGUA
Beba água, beba água, beba água!

 ELETRÓLITOS (P. 78)
Beba Limonada keto e um caldo de ossos turbinado; consuma pelo menos 1 colher (chá) de sal marinho cinza todos os dias.

 ALIMENTOS RICOS EM ELETRÓLITOS
Potássio: avocado, oleaginosas, verduras escuras, salmão, cogumelo
Magnésio: oleaginosas, chocolate amargo, alcachofra, peixe, espinafre
Sódio: sal, caldo de ossos, bacon, picles, hortaliças fermentadas
Cálcio: verduras escuras, amêndoa, sardinha
Fósforo: oleaginosas, sementes, chocolate amargo
Ácido clorídrico: azeitona, algas marinhas, sal, hortaliças pobres em carboidratos

 MAIS GORDURAS!
Seja determinada e consuma mais gorduras para incentivar o corpo a se adaptar. Coma "bombinhas" de gorduras

 EXERCÍCIOS
Qualquer atividade que você conseguir fazer durante o período de transição será de grande ajuda. Se os sintomas forem muito intensos, procure caminhar ou fazer ioga leve.

 MAGNÉSIO
Consuma os alimentos ricos em magnésio listados acima e tome um suplemento* Gosto do Natural CALM em pó.

 POTÁSSIO
Tome suplemento de potássio e consuma os alimentos listados acima.

 AUMENTE O PODER DIGESTIVO!
Tome um suplemento de sais biliares*; consuma probióticos e alimentos fermentados.

*Se quiser, pare de tomar quando os sintomas desaparecerem.

---

* IMPORTANTE: Se você tem diabetes ou toma remédio para pressão alta, as palpitações podem ser um sinal de que os medicamentos precisam de ajustes. (Diabéticos devem fazer exames de glicemia regularmente durante a adaptação à dieta cetogênica para garantir que a taxa glicêmica não caia). Caso surjam sintomas, converse com seu médico.

RESISTÊNCIA FISIOLÓGICA À INSULINA

Embora não aconteça com todo mundo, você pode apresentar essa condição ao começar uma dieta pobre em carboidratos. Por que isso ocorre? Os tecidos periféricos entram em estado de resistência à insulina para preservar a glicose necessária a algumas partes do corpo. Então, mesmo que haja glicose circulando por ali, alguns tecidos – que normalmente usariam a substância sem problema – começam a resistir para permitir que certas células absorvam a insulina. Talvez você se lembre que no Capítulo 1 vimos como as células param de responder aos sinais da insulina com a resistência patológica, porque a glicose permanece constantemente alta; como os personagens na história de Pedro e o Lobo, elas não dão mais atenção aos sinais frequentes da insulina. A resistência fisiológica é diferente: o corpo conserva a glicose necessária para algumas funções. É uma reação biológica normal para a falta de carboidratos na dieta, quando a gliconeogênese (p. 28) entra em ação. Pense nisso como uma economia adaptativa da glicose – o oposto da diabetes.

Os sinais clássicos de que você está com resistência fisiológica à insulina é ver que a glicemia em jejum (medida com um glicosímetro) frequentemente sobe acima de 100 mg/dl.

Eu já fazia dieta cetogênica há seis meses quando passei por isso, mas algumas de minhas clientes não demoraram nem duas ou três semanas.

Em nove a cada dez casos, o único sintoma são os níveis elevados de glicose pela manhã, e muitos médicos dirão que isso é totalmente normal e inofensivo. Quem não apresenta indícios geralmente precisa da perda de peso que vem com a alimentação cetogênica. Nesses casos, a sensibilidade à insulina aumenta e fica tudo bem.

Mas quando uma dieta low carb anda de mãos dadas com uma redução no consumo calórico, a falta de proteínas (que afeta a gliconeogênese) e o jejum intermitente proposital (p. 70-74) em um corpo que já é magro, a sensibilidade à insulina diminui e a resistência fisiológica não parece tão boa. Pessoalmente, eu me sentia um lixo quando aconteceu comigo, mas acrescentar um reforço de carboidratos foi o suficiente para restaurar as coisas e me ajudar a me sentir melhor. Se você passar por isso, mas achar que se sente bem, não há nada de errado em seguir em frente sem os reforços.

E por que eles ajudam? Ao contrário da resistência patológica, a condição fisiológica só aparece porque o consumo de carboidratos é muito baixo. Quando você adota pequenos reforços, seu corpo pode usar um pouquinho mais de glicose – assim, caso surja algum sintoma, ele logo vai embora.

96 Capítulo 5: RESOLVENDO OS PROBLEMAS

ACNE

PELE: O QUE FAZER E O QUE NÃO FAZER

Você pode achar que sua pele fica muito melhor com a dieta cetogênica – ou que piora demais. Se estiver no primeiro caso, ótimo! Muitos especialistas recomendam a alimentação keto para acalmar a acne, portanto você é sortuda.

Mas caso a acne cística tenha aparecido de repente, ou se surgiram pequenas pústulas espalhadas pelo queixo e na linha do maxilar, vamos conversar.

Existem dois motivos para a acne surgir durante a dieta cetogênica. Um está diretamente relacionado ao que você come, tanto por causa dos alimentos em si ou em função do processo de adaptação à gordura; o outro é resultado do peso que você está perdendo. Em qualquer um dos casos, não há motivo para entrar em pânico: eu tenho as soluções! A tabela abaixo ajuda a entender o que está acontecendo e dá algumas dicas para minimizar as reações da pele.

❌ NÃO

- Cutuque os machucados
- Use loções de limpeza abrasivas feitas com substâncias químicas
- Acredite que a solução só vem de fora – a comida também ajuda
- Limpe o rosto mais do que duas vezes ao dia (três vezes se tiver feito exercícios físicos)

✅ SIM

- Use loções de limpeza suaves
- Faça esfoliação regularmente
- Use máscaras faciais de carvão ou lama
- Trate as feridas com óleo de tea tree (melaleuca)
- Use um tônico feito com 1 parte de vinagre de maçã e 3 partes de água
- Experimente a acupuntura

MOTIVO
MUDANÇA DE DIETA

A produção de óleo muda com a alimentação, o que pode levar à acne.

O QUE FAZER

- Use um hidratante facial natural
- Faça limpeza de pele
- Beba água
- Beba chá de tulsi (manjericão-sagrado)
- Tome sol
- Suplemente com zinco
- Suplemente com vitamina A
- Suplemente com manjericão-sagrado

MOTIVO
USAR GORDURA COMO COMBUSTÍVEL

Acabar com o estoque de gordura corporal libera as toxinas e o estrogênio contidos nessas células. Ao mesmo tempo, em homens e pessoas que adotaram a dieta keto porque precisam emagrecer, o nível de androgênio pode aumentar, causando acne.

O QUE FAZER

- Suplemente com chlorella
- Médicos podem recomendar o uso de pílulas anticoncepcionais, mas pergunte primeiro sobre os hormônios bioidênticos (para saber mais a respeito disso, veja healthfulpursuit.com/podcast)

MOTIVO
PROCESSO DE DESINTOXICAÇÃO

A liberação de toxinas causa acne.

O QUE FAZER

- Suplemente com probióticos
- Suplemente com silimarina
- Experimente uma sauna de infravermelho para eliminar toxinas.

MOTIVO
SENSIBILIDADE AOS ALIMENTOS

Aumenta a inflamação geral do corpo, levando à acne. Muitas vezes relacionada à saúde do intestino.

O QUE FAZER

- Pare de comer alérgenos comuns, oleaginosas, sementes, ovo, laticínios, peixe, frutos do mar e amendoim
- Pare de comer vegetais da família Solanaceae (como batata e tomate)
- Evite produtos à base de milho, como o adoçante eritritol
- Suplemente com óleo de peixe e probióticos
- Consuma a gelatina proveniente de caldos de ossos ou de suplementos que são adicionados a bebidas quentes

Parte 1: O QUE É A DIETA CETOGÊNICA? 97

CONSTIPAÇÃO

Quando decidi, da noite para o dia, trocar a dieta vegana pela paleo, tive a pior prisão de ventre da história da humanidade. Depois de algumas semanas, porém, meu corpo se acostumou e as coisas voltaram ao normal. Caramba, eu estava até melhor do que o normal!

Qualquer mudança na alimentação muitas vezes provoca uma alteração na função digestiva. Não há motivo para preocupação; só é um pouco chato.

Eis algumas providências que você pode tomar para minimizar os sintomas nessa fase de transição:

- Beber Limonada keto.
- Consumir alimentos fermentados, como chucrute, kimchi, água de kefir e picles (fermentado e sem pasteurização).
- Tomar pelo menos 2 colheres (sopa) de óleo MCT de manhã.
- Comer pudim de chia de manhã.
- Beber muita água, principalmente ao acordar.
- Suplemente com magnésio durante o dia e tome óxido de magnésio à noite, antes de dormir.
- Suplemente com vitamina C.
- Suplemente com probióticos.

Embora a constipação possa ser apenas uma parte da transição na dieta cetogênica, alguns alimentos podem ser gatilhos para a prisão de ventre. Se estiver preocupada a respeito dos ingredientes, tente o seguinte:

- **Passe uns dois dias sem comer oleaginosas, sementes ou cremes/pastas feitos com eles.**
- **Se antes seguia uma dieta pobre em fibras, aumente o consumo de vegetais aos poucos, para não irritar o sistema digestivo.**
- **Se antes seguia uma dieta rica em fibras (vegana, com ingredientes integrais), talvez seja interessante focar em uma dieta cetogênica com elementos fibrosos como avocado, sementes de linhaça, chia, coco, couve, mostarda e endívia.**
- **Pare de comer laticínios (leia mais na p. 145).**
- **Para saber se tem sensibilidade a alguns alimentos, como oleaginosas, sementes, ovo, laticínios, peixes, frutos do mar ou amendoim, experimente retirá-los da alimentação por seis a oito semanas; em seguida, reintroduza um de cada vez, a cada dois dias, para ver o que acontece. Você poderá descobrir que, para se manter bem, talvez tenha que evitar alguns deles completamente.**

Muitas dessas atitudes ajudam o intestino a funcionar melhor enquanto seu corpo estiver se adaptando a usar apenas a gordura como combustível.

MAU HÁLITO

Nem todo mundo adquire mau hálito quando adota a alimentação cetogênica, mas você perceberá caso isso aconteça... ou então, seu marido irá avisar de uma maneira delicada. Não se preocupe, é algo temporário que dura apenas uma ou duas semanas enquanto você se adapta.

Em uma dieta cetogênica, quando seu corpo começa a produzir corpos cetônicos, um deles – a acetona – é exalado. Você saberá que é uma das vítimas quando a respiração ficar um pouco frutada e tiver um cheiro parecido com esmalte de unhas. A acetona também pode provocar uma alteração nos odores corporais.

Depois de duas semanas, se você ainda sentir que está com bafo de dragão, no melhor estilo *Game of Thrones* (infelizmente, sem aquele cabelo maravilhoso da Daenerys Targaryen), experimente algumas dessas táticas para aliviar os sintomas:

- **Mantenha-se hidratada e beba Limonada keto.**

- **Cuide da higiene oral. Embora a respiração venha dos pulmões, não faz mal deixar a boca limpinha! Use limpador de língua, fio dental e escove os dentes após as refeições.**

- **Mastigue folhas de hortelã ou coloque uma gota de óleo essencial de menta sobre a língua caso fique constrangida.**

- **Beba ½ copo (120 ml) de água com 2 colheres (sopa) de vinagre de maçã pelas manhãs.**

- **Adote os perfis Total, Adaptado ou Turbinado para continuar queimando gorduras e, ao mesmo tempo, reduzir potencialmente a quantidade de cetonas que seu corpo produz. Se quiser manter os benefícios da dieta cetogênica, você pode aumentar a prática de jejum intermitente para compensar a mudança.**

PROBLEMAS NO COURO CABELUDO: CASPA, COCEIRA...

Assim como na prisão de ventre, pode haver dois motivos para o surgimento de problemas no couro cabeludo durante a dieta cetogênica. O primeiro são as mudanças feitas na alimentação – se for isso, os sintomas irão desaparecer quando o corpo estiver adaptado.

Caso contrário, ou se você sente que a dieta não tem nada a ver com os transtornos, eis algumas coisas que podem ser feitas para diminuir a chatice da coceira e o desconforto que vem com aquela "neve" que aparece sobre os ombros:

- **Mantenha a casa em temperatura moderada, não muito quente.**

- **Mantenha a cabeça aquecida e protegida do ar frio do inverno.**

- **Suplemente com alho e extrato de semente de romã.**

- **Use produtos com óleo de tea tree diretamente sobre o couro cabeludo.**

- **Reduza a inflamação: comece a praticar ioga. (É melhor evitar sessões de hot ioga quando os problemas começarem.)**

- **Limpe as escovas de cabelo e outros acessórios regularmente.**

- **Beba ½ copo (120 ml) de água com 2 colheres (sopa) de vinagre de maçã pelas manhãs.**

- **Faça uma máscara capilar com nove partes de mel e uma parte de água. Aplique nas áreas afetadas uma vez por dia.**

Por ser alguém que já lutou contra a psoríase, uma doença autoimune crônica, e experimentou praticamente todos os xampus medicinais existentes no mercado, posso dizer que a dieta cetogênica fez desaparecer completamente todos os meus sintomas. A psoríase só retorna quando como alimentos aos quais sou sensível: oleaginosas, sementes, grãos e laticínios.

Se você também tem sensibilidade alimentar, fique de olho no que está comendo:

- **Passe uns dois dias sem consumir oleaginosas, sementes ou cremes/pastas feitos com eles.**

- **Pare de comer laticínios (leia mais na p. 145).**

Parte 1: O QUE É A DIETA CETOGÊNICA? 99

- **Para saber se tem sensibilidade a alguns alimentos, como oleaginosas, sementes, ovo, laticínios, peixes, frutos do mar ou amendoim, experimente retirá-los da alimentação por seis a oito semanas; em seguida, reintroduza um de cada vez, a cada dois dias, para ver o que acontece.**
- **Pare de consumir álcool por duas semanas e veja se os sintomas melhoram.**
- **Se nada disso der certo, pode ser que a culpada seja a candidíase.**

Embora a dieta cetogênica seja geralmente adequada a quem tem candidíase e possa ajudar a reduzir as crises, a quantidade de gordura que você consome também pode desencadear a manifestação, uma vez que a doença é estimulada tanto por açúcar quanto por cetonas. Se seu corpo estiver criando muitas cetonas, pode ser bom reduzir a ingestão de gorduras por uns dois dias (a maneira mais fácil é trocar o Latte turbinado por uma refeição mais consistente ou fazer jejum intermitente sem beber nada gorduroso), para ver se os sintomas melhoram. Em caso positivo, o perfil Total pode ser o mais adequado para você.

BAIXA TOLERÂNCIA AO ÁLCOOL

Aviso importante: quando você segue uma dieta cetogênica, a tolerância ao álcool cai muito – muito mesmo. É quase como a primeira vez em que você bebeu em sua vida (quando você era maior de idade, é claro).

Não dá para dizer ao certo por que isso acontece – geralmente a tolerância cai pela metade, e não existe nenhuma maneira de mudar a situação; então, considere isso como um bom sinal de que você está em cetose.

Consulte a p. 119 para ler mais sobre o consumo de álcool na dieta cetogênica.

COLESTEROL ALTO

Caso tenha alguma preocupação em relação ao colesterol elevado, consulte as informações da p. 34.

QUEDA DE CABELO

Quando tentei entrar em cetose pela primeira vez, adotei a seguinte rotina: comer muito pouco, ir para a cama faminta sempre que possível, fazer jejum intermitente por mais que estivesse morrendo de vontade de comer, malhar até três horas por dia e consumir menos de 20 gramas de carboidratos e 50 de proteínas todos os dias, sem exceção. Seis meses depois, eu perdia cabelo aos tufos. Todas as manhãs, parecia que o Primo Coisa tinha vindo me visitar e deixado metade dele sobre meu travesseiro. Isso continuou por mais seis meses, por mais que eu tivesse tentado todo tipo diferente de suplementos.

Mas, assim que incorporei os reforços de carboidratos e troquei o perfil Clássico para o Adaptado, meu cabelo parou de cair após apenas alguns dias, e voltou ao normal depois de cerca de dois meses.

Olhando para trás, consigo ver que havia uma alternativa para os reforços: eu podia ter comido melhor, parado de me forçar a fazer jejum ao sentir fome, ter reduzido os exercícios intensos e permitido que meu consumo de carboidratos e proteínas fosse mais flexível sem abandonar o perfil Clássico.

Hoje, sigo o perfil Completo (p. 48), como o suficiente e pratico exercícios que façam bem, sem me preocupar com a queda de cabelo.

Na dieta cetogênica, o problema pode surgir em função da perda de peso rápida e intensa ou de uma grande redução no consumo calórico – acontece, ainda, de ser apenas resultado da mudança no estilo alimentar. Geralmente aparece de três a seis meses depois do fato inicial. Por exemplo: quando você adota uma dieta low carb, pode perceber que o cabelo está caindo no mês 3. Assim como existem muitas razões para que isso aconteça, também existem muitas soluções – e diferentes pessoas podem obter resultados variados com cada uma delas.

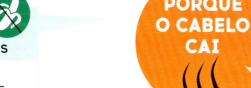

PORQUE O CABELO CAI

E O QUE FAZER A RESPEITO DISSO

MOTIVO: REDUÇÃO DE CALORIAS

DURAÇÃO
Até você tomar alguma providência a respeito

O QUE FAZER
- Coma o suficiente para ficar satisfeita ao longo do dia
- Pare de fazer jejum intermitente forçado

MOTIVO: PERDA DE PESO

DURAÇÃO
Cerca de 3 meses

O QUE FAZER
- Siga os passos para a queda de cabelo motivada por falta de carboidratos, abaixo
- Siga os passos para a queda de cabelo motivada por deficiência de nutrientes, abaixo

MOTIVO: EXERCÍCIOS RIGOROSOS

DURAÇÃO
Até você tomar alguma providência a respeito

O QUE FAZER
- Conforme-se
- Adote os perfis Keto turbinado (p. 49), Keto completo (p. 50), Keto adaptado (p. 50) ou Keto total (p. 51)

MOTIVO: FALTA DE CARBOIDRATOS

DURAÇÃO
Cerca de 3 meses – nesse ponto, cabelinhos começam a nascer nos pontos em que houve queda

O QUE FAZER
- Tenha paciência
- Adote os perfis Keto turbinado, Keto completo, Keto adaptado ou Keto total
- Tome suplementos de biotina e colágeno para fortalecer o cabelo
- Consuma caldo de ossos

MOTIVO: DESEQUILÍBRIO NA SAÚDE

DURAÇÃO
Até você tomar alguma providência a respeito

O QUE FAZER
- Procure ajuda médica
- Determine qual perfil Fat Fueled é o melhor para seu caso (p. 54-56)

MOTIVO: ESTRESSE PSICOLÓGICO

DURAÇÃO
Até você tomar alguma providência a respeito

O QUE FAZER
- Desestresse seguindo os passos da p. 91
- Procure ajuda médica
- Adote os perfis Keto turbinado ou Keto total

MOTIVO: DEFICIÊNCIA DE NUTRIENTES

DURAÇÃO
Até você tomar alguma providência a respeito

O QUE FAZER
- Siga os planos de refeições e receitas do meu livro de receitas
- Adote os perfis Keto turbinado, Keto completo, Keto adaptado ou Keto total
- Peça para seu médico recomendar um exame de sangue que mostre quais são suas deficiências
- Coma o suficiente para ficar satisfeita ao longo do dia
- Pare de fazer jejum intermitente
- Certifique-se de consumir proteínas suficientes

Parte 1: O QUE É A DIETA CETOGÊNICA?   101

INSÔNIA

Se você nunca dormiu melhor, excelente! Mas algumas pessoas, como eu, costumam ter insônia ao reduzirem o consumo de carboidratos.

Em meu caso, preciso evitar o perfil Keto clássico e seguir o Keto completo, Keto adaptado ou o Keto total para manter o sono saudável. Também garanto que esteja comendo o suficiente. Essas duas coisas fazem maravilhas pelo meu repouso!

Eis algumas soluções para tentar melhorar seus sintomas:

- **Reduza o consumo de cafeína.** *Na dieta cetogênica, pode ser que você esteja consumindo mais cafeína do que antes por causa dos cafés com gorduras, chocolates sem açúcar ou cacau em pó. Prepare seu Latte turbinado com chás herbais ou café descafeinado e limite a ingestão de chocolate às manhãs ou como prazeres ocasionais.*

- **Tome um banho quente de chuveiro ou banheira uma hora antes de deitar.**

- **Evite fazer exercícios à noite.**

- **Tome magnésio a cada refeição.**

- **Tome melatonina.** *No entanto, é melhor encarar isso como uma solução temporária que não deve ser estendida por muito tempo. Algumas pessoas podem descobrir que são alérgicas à melatonina. Se quiser fazer a tentativa, é melhor tomar a substância em casa (não deixe a primeira experiência para uma viagem de avião!), começando com pequenas doses.*

- **Certifique-se de comer o suficiente!** *Ir para a cama com fome ou se forçar a fazer jejum intermitente são fatos que podem levar à insônia.*

- **Mantenha o ritmo circadiano equilibrado praticando as dicas (p. 93).**

- **Adote os perfis Keto turbinado, Keto completo, Keto adaptado ou Keto total.** *Alguns processos do organismo precisam de glicose – principalmente a conversão do hormônio da tireoide e a glicólise dos glóbulos vermelhos do sangue. Quando não consumimos carboidratos suficientes (a quantidade varia a cada pessoa), o corpo pode criar glicose a partir de proteínas (leia sobre a gliconeogênese na p. 28). Se a quantidade de proteínas também for insuficiente, entretanto, ocorre um pico de cortisol que pode levar a noites insones, incapacidade de emagrecer e outros problemas.*

PRURIGO PIGMENTOSA

Algumas pessoas podem seguir a dieta cetogênica durante anos sem nunca apresentar irritações na pele. Felizmente, essa condição afeta apenas um número limitado de indivíduos – mas não ajuda saber disso se você for uma das poucas sem sorte!

A prurigo pigmentosa começa com áreas vermelhas que coçam e podem se juntar e formar manchas maiores que, às vezes, podem apresentar uma pequena quantidade de fluido; com o tempo, pode haver lesões na superfície. O clima quente ou a prática de exercícios costumam intensificar a ferida, que é amenizada imediatamente quando o consumo de carboidratos aumenta. (Mas existem outras maneiras de tratar o problema, sem que você precise desistir da dieta keto: continue a ler!).

Lamentavelmente, não há muita pesquisa sobre os motivos da prurigo pigmentosa aparecer ou sobre por que algumas pessoas são atingidas. Muitas das causas suspeitas estão relacionadas à criação de cetonas: seguir uma alimentação cetogênica tradicional, fazer jejum, perder peso, estar grávida (mulheres grávidas muitas vezes entram em cetose enquanto dormem, mesmo que não façam dieta cetogênica), ser anoréxica – a lista vai adiante. Mas como nosso foco é o problema causado pelo estilo de vida cetogênico, vamos restringir nossa discussão a isso.

Muitas e muitas vezes, quando atendo clientes com prurigo pigmentosa e começamos a conversar sobre seus sintomas, estado de saúde e desequilíbrios no organismo, percebo que existe uma ligação clara entre o surgimento do problema e os seguintes fatos:

- **Eliminação da candidíase**

- **Infecções fúngicas**

- **Desequilíbrio na microbiota bacteriana intestinal**

- **Infecção por *H. pylori***

- **Jejum (em consequência, cetose profunda)**

Não tenho certeza se isso se agrava em função da dieta cetogênica (mais do que em qualquer outro tipo de alimentação) ou simplesmente se esses sintomas aparecem com mais frequência para quem segue o estilo keto.

Por outro lado, pode ser que estejamos encarando o enigma da maneira errada. Sabemos que, na dieta cetogênica, a acetona pode ser excretada pela pele na forma de suor. Se você é uma pessoa extremamente ativa, pode ser que as manchas sejam causadas por essa excreção de corpos cetônicos – mas trata-se, apenas, de uma suposição.

Qualquer que seja a causa, a prurigo pigmentosa geralmente se dissipa em cerca de duas semanas. Se você não consegue esperar esse tempo, eis algumas coisas para tentar fazer:

- **Evite mudanças drásticas de temperatura.**

- **Use roupas confortáveis.**

- **Faça exercícios que não provoquem muita transpiração (de preferência, pare de se exercitar). Se suar, tome um banho imediatamente depois do treino e use um sabonete natural.**

- **Troque o perfil Keto Clássico pelo Keto turbinado ou Keto completo.**

- **Pare com o jejum intermitente.**

Pode ser que seu médico recomende antibióticos, antifúngicos ou anti-histamínicos, mas estudos mostram que a lesão retornará quando você interromper os remédios.

Estou com os dedos dos pés e das mãos cruzados e torcendo para que, daqui a algumas semanas, a prurigo pigmentosa seja um problema do passado e você continue sua vida low carb com toda confiança!

ADAPTADO À GORDURA, MAS SEM ESTAR BEM

Muitos dos sintomas e efeitos colaterais discutidos neste capítulo ocorrem quando você está no processo de adaptação à gordura – digamos, nos primeiros trinta dias de sua experiência cetogênica. Mas e se você começar a achar que não está tudo bem mesmo depois de dois, quatro ou seis meses?

Caso observe alguns dos sintomas descritos ao longo deste capítulo, por favor: leia as sugestões que faço para você superar cada obstáculo. É bem possível que alguma delas ajude. Se, entretanto, nada funcionar, tenho uma última coisa para dizer a você. E espero que produza resultado, porque é o truque derradeiro em minha cartola – além de me encontrar com você em seu café preferido e tomar bebidas gordurosas enquanto conversamos sobre sua saúde por horas a fio. (Eu adoraria fazer isso, aliás, mas é impossível encontrar todo mundo, e essa foi uma descoberta triste que fiz bem no começo do meu trabalho).

Caso suas estratégias não estejam funcionando, você deve a si mesma uma mudança – da mesma maneira que fez ao descobrir a dieta cetogênica, desesperada por algo que a permitisse emagrecer,

ficar bem com seu corpo ou livrá-la de uma relação doentia com a comida. Se sente que algo está errado, deve honrar esse sentimento. Nenhuma quantidade de leitura de livros, blogs ou conversas com gurus vai lhe dar a resposta.

Eu também não tenho uma resposta para você. Sua amiga não tem. Aquele outro livro sobre cetose não tem a resposta para você. Isso não significa que você deva se sentir sozinha, mas sim empoderada. Você tem a resposta certa para você.

Caso esteja seguindo o perfil Keto clássico por seis meses e seu cabelo esteja caindo, o cansaço seja enorme e o rendimento se torne inexistente, pode ser que algumas pessoas lhe digam para continuar persistindo, enquanto outras dirão para tentar outro perfil Fat Fueled. Mas o que você tem vontade de fazer? Se eu espero que você aprenda alguma coisa com este livro, é que só você sabe o que é certo para seu corpo. Tendo comido toda essa quantidade de gorduras nos últimos meses, você provavelmente já desenvolveu uma conexão maior a respeito do que seu organismo precisa – e quando. Isso é ótimo! Acredite e veja o que acontece!

Talvez você necessite de algo que não tem nada a ver com a alimentação: uma noite romântica, sair com as amigas, um dia de spa, caminhar sozinha no parque, mais música na sua vida, mais criatividade, menos barulho, mais conectividade, mais tempo livre, uma boa limpeza na casa, um tempo para você mesma, um bom livro, um novo visual, dar uma repaginada em si mesma...

Você pode trocar de perfil Fat Fueled, ir menos à academia, comer mais, parar de contar calorias, praticar o amor-próprio (recomendo muito), diminuir suas exigências a respeito de si mesma, aceitar seu corpo, sentir gratidão por tudo o que é maravilhoso em sua vida, deixar de calcular os macronutrientes, deletar os aplicativos de registros de calorias, ouvir meu podcast para buscar inspiração (healthfulpursuit.com/podcast). Você pode dar uma banana para a sociedade e abandonar a ideia de fazer dieta (tipo, ontem), pegar um pacote de seu doce preferido e ir a algum lugar especial saborear cada mordida, fazer guerra de bexiga de água com seus filhos...

Você pode fazer qualquer coisa que quiser com o corpo que tem. Eu realmente acredito que a dieta cetogênica tem o potencial de mudar tudo, mas se você não sente a mesma coisa, não quer dizer que não está tentando o suficiente ou que tem alguma coisa errada com você. Pode ser que não funcione porque você não está se voltando para o que seu organismo precisa (leia na p. 16).

Dedique-se a trabalhar com seu corpo, e não contra ele, e sei que você vai chegar ao seu lugar ideal.

Parte 1: O QUE É A DIETA CETOGÊNICA? 103

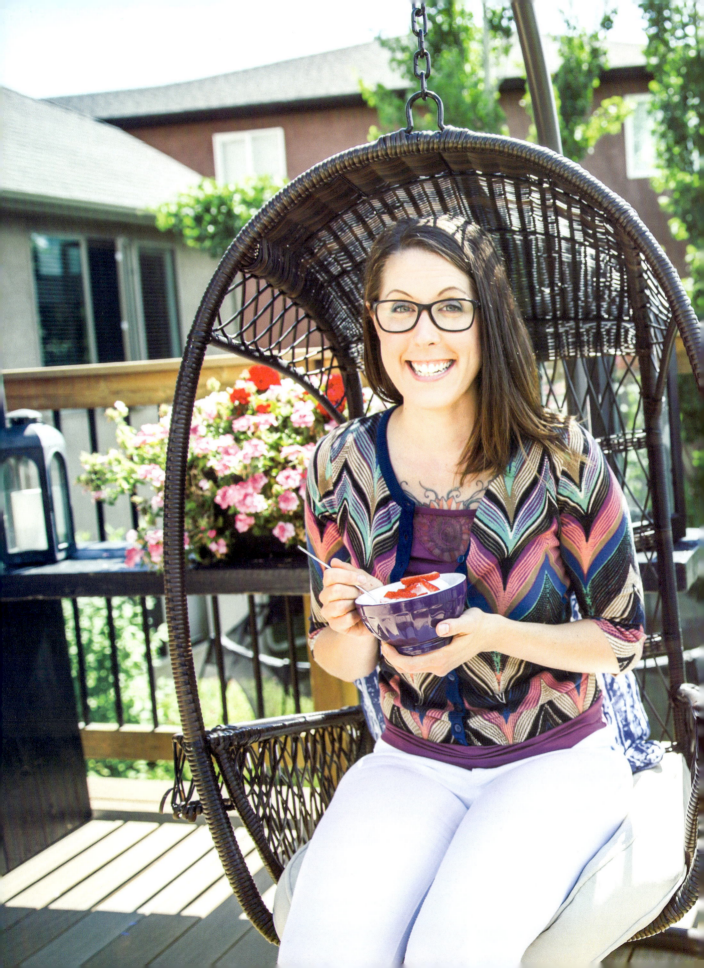

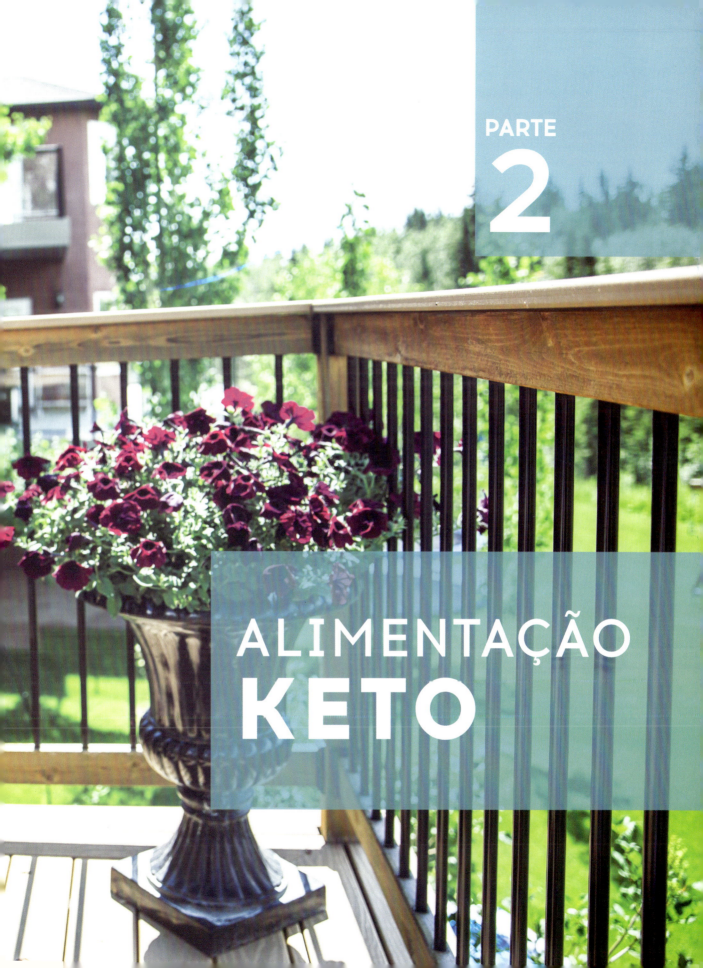

CAPÍTULO 6
COMIDA: O QUE É BOM E O QUE É RUIM

A não ser que você viva afastado de todo tipo de mídia (e, se for o caso, eu morro de inveja disso), é muito provável que, ao longo dos anos, tenha obtido informações de várias fontes a respeito dos alimentos que deve ou não consumir.

Poucas gorduras, poucos carboidratos, muitas proteínas; grãos integrais, evitar açúcar, fazer dieta paleo... E agora alguém diz que é para você comer mais gorduras do que em toda a sua vida. O que aconteceu?

No Capítulo 1, você aprendeu como as gorduras são formidáveis para seu corpo. E, talvez, tenha testemunhado como fizeram maravilhas para alguma amiga ou parente. Mas pode ser que ainda não esteja tão claro quais alimentos são bons para a dieta cetogênica e quais você deve evitar – principalmente quando se trata de ingredientes tradicionalmente considerados saudáveis, como laticínios, leguminosas e grãos. Neste capítulo, vamos falar sobre alimentos específicos e sobre como adaptar o que você come para obter os melhores resultados na dieta cetogênica.

Mas isso se trata de criar seu próprio estilo cetogênico. É importante que não seja algo restritivo, de modo que você consiga abraçar a causa para sempre e não pense em sua alimentação como algo repulsivo.

O QUE VOCÊ VAI E O QUE NÃO VAI COMER

Gosto de pensar no corpo como uma taça. Todo dia, ao se alimentar, você enche a taça, mas há um limite na quantidade de comida que ela pode comportar. Agora, imagine se todos os alimentos menos nutritivos fossem removidos dessa taça ao fim do dia: ela ficará pela metade. Em vez de fornecer uma taça cheia de nutrientes a seu corpo, você o supriu com apenas metade de suas necessidades. E, quando isso acontecer ao longo de certo tempo, o organismo começará a emitir sinais de que algo está faltando. Se a taça não estiver repleta de nutrientes, o corpo precisará dar prioridade a algumas funções e deixar de realizar outras para manter seu status quo – o que pode significar reduzir os processos digestivos, o desenvolvimento muscular, a regulação dos hormônios etc.

Nosso objetivo, portanto, é deixar de lado os alimentos menos nutritivos para dar espaço àqueles que nutrem o corpo e o ajudam a se manter em equilíbrio, feliz e íntegro. Os alimentos menos nutritivos são os grãos, açúcares, comida processada, laticínios, leguminosas, amidos (em excesso) e frutas (em excesso). (Calma, a Leanne realmente acabou de colocar açúcar e laticínios no mesmo barco? Sim, fiz isso. Falo mais a respeito daqui a pouco).

Enxergar meu corpo como uma taça foi de grande auxílio para entender a importância de comer alimentos integrais e nutritivos. Um bolo de chocolate "saudável" feito com farinha de amêndoa, cacau em pó e adoçantes naturais não fornece muitos nutrientes e ocupa o mesmo espaço – em minha taça – que uma porção enorme de carne moída vinda de animais criados no pasto, verduras e amêndoa picada. Quando preciso avaliar se o bolo vale a pena, visualizo 30% dele e 100% da carne dentro da taça. Sou a primeira a dizer que adoro guloseimas e vou escolher o bolo quando o quiser de verdade. A vida é feita de equilíbrios. Mas ter consciência do que fornece a maior quantidade de nutrientes me ajuda a ser honesta comigo mesma a respeito da maneira como estou sustentando meu corpo.

Por isso, na dieta cetogênica, levo em conta as propriedades impressionantes dos alimentos integrais – porque eu quero que sua taça permaneça cheia até a borda sempre que possível.

> Se para você, decifrar como seu corpo responde à comida parece uma tarefa confusa – ou que não faz sentido algum –, aposte nos alimentos do grupo "sim" e consuma os do grupo "às vezes" em pequenas quantidades.

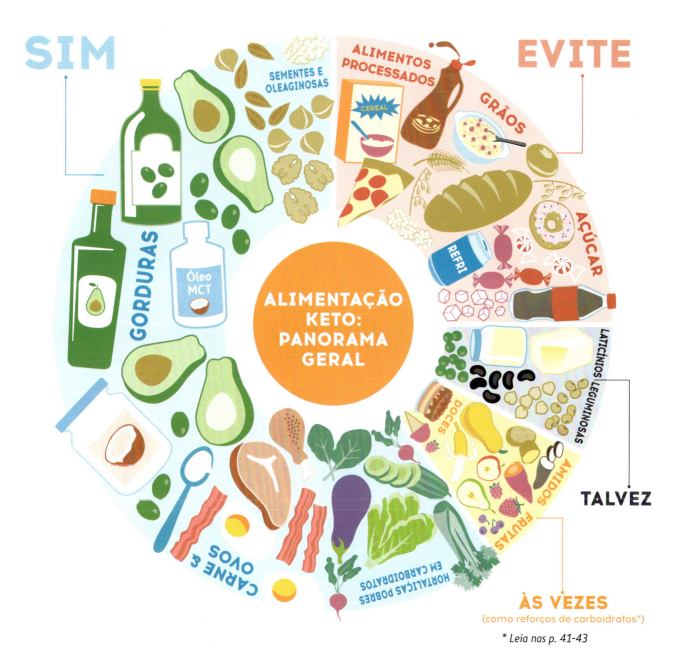

Parte 2: ALIMENTAÇÃO KETO 107

O que fazer com os alimentos "talvez" e "não"

Dentro do programa cetogênico *Fat Fueled*, alguns alimentos não serão muito consumidos. Lembre-se: no Capítulo 1, falei que esse plano combina as dietas cetogênica e paleolítica, o que significa focar em comida real e integral para nutrir o organismo, evitando o que não é tão bom.

Laticínios
Queijo, leite, sorvete, iogurte

Há um número tão grande de pessoas que são alérgicas ou têm sensibilidade à lactose, whey (soro de leite) ou caseína que vale a pena evitar todos os laticínios durante um mês – isso dará a você o tempo necessário para se reestabelecer e, se quiser reintroduzi-los depois de trinta dias, perceber com mais clareza seus efeitos. Mesmo que não haja sensibilidade, porém, pode ser que você prefira encher sua taça com itens mais nutritivos.

O leite de vaca serve para sustentar bezerros, e não seres humanos. Apesar da crença popular, ele não é responsável pelo fortalecimento ósseo sozinho – tem carência de vitamina D (embora haja quantidades ínfimas no leite integral), usada pelo corpo para absorver o cálcio. Na verdade, o alimento pode até mesmo aumentar o risco de fraturas em alguns casos porque, para digerir laticínios, o organismo usa nutrientes e minerais essenciais que, caso contrário, seriam utilizados para ajudar a constituir os ossos. Laticínios também estão relacionados a um risco maior de câncer na próstata e nos ovários, diabetes tipo 1 e esclerose múltipla. Existem diversas razões possíveis para isso acontecer:

- **Proteínas whey elevam os níveis de insulina e desequilibram a taxa glicêmica.**

- **Outra proteína, a caseína, aumenta o fator de crescimento semelhante à insulina 1 (IGF-1), que afeta a placenta das mulheres grávidas, acelera o crescimento das células cancerosas e causa acne, entre outros.**

- **Produtos lácteos podem aumentar a inflamação do corpo e afetar as respostas do sistema imunológico.**

- **Os hormônios naturais do leite (que estimulam o crescimento do bezerro) podem levar a um ganho de peso desnecessário.**

- **Laticínios podem afetar o equilíbrio hormonal e a fertilidade, dependendo de sua qualidade. Hormônios encontrados em produtos lácteos incluem prolactina, melatonina, hormônio do crescimento, hormônio estimulante da tireoide, estrogênios, progesterona e outros.**

Mas nem todos os laticínios são iguais. Veja, na p. 147, como se beneficiar de ghee e manteiga produzidas a partir de gado alimentado no pasto, e entenda qual é seu papel na dieta cetogênica.

Leguminosas
Feijão, lentilha, amendoim, soja, ervilha

Não há problema em comer algumas poucas porções de leguminosas por semana, desde que você seja tolerante a elas. Porém, experimente removê-las por completo de sua alimentação por trinta dias, do mesmo modo que aconselhamos em relação aos laticínios, para poder se reestabelecer e, então, reintroduzi-la aos poucos. Quando disponíveis, compre leguminosas fermentadas e sem serem transgênicas.

Entretanto, assim como no caso dos laticínios, existem diversas razões para evitar as leguminosas mesmo que você seja tolerante a elas. Para começar, há uma quantidade enorme de alimentos bem mais nutritivos do que as leguminosas, que geralmente têm muitos carboidratos (embora seja possível encontrar uma lista das mais pobres em carboidratos em uma rápida pesquisa no Google). Também são ricas em lectina, um tipo de proteína que pode se agregar às membranas celulares e interferir na função digestiva, prejudicar o crescimento, danificar as paredes do intestino delgado e causar problemas nos músculos esqueléticos. (No entanto, já foi mostrado que grande parte da lectina presente nas leguminosas desaparece com o cozimento). A lectina do amendoim, crua ou cozida, contém altos níveis de um fungo tóxico que afeta a maneira como as células se reproduzem, aumenta a inflamação, danifica os órgãos (entre outras coisas) e pode ampliar o risco de aterosclerose, doenças no fígado, câncer, problemas digestivos, condições autoimunes e outros.

Encontrado em muitas leguminosas, o ácido fítico é um antinutriente que dificulta a absorção de nutrientes fundamentais. Como nosso intestino produz uma enzima que ajuda na quebra do ácido fítico, esse pode ser um problema menor do que muitas vezes nos levam a acreditar. Mas se sua microbiota intestinal estiver comprometida, pode ser que essa enzima seja insuficiente e, então, a substância poderá agir com mais efeito. Se incluir leguminosas em sua vida cetogênica, experimente deixá-las de molho antes de cozinhar para eliminar de 30% a 70% do ácido fítico.

Por fim, leguminosas contêm FODMAPs (oligossacarídeos, dissacarídeos, monossacarídeos e polióis fermentáveis), que têm impacto na função digestiva. Torná-las parte frequente de sua alimentação pode contribuir de modo significativo para a irritação intestinal.

Grãos
Milho, quinoa, trigo, aveia, arroz, pães

Na dieta cetogênica, o primeiro problema com os grãos é sua quantidade alta de carboidratos, que provavelmente vão tirá-la da cetose. Além disso, eles contêm glúten, proteína capaz de causar problemas digestivos. Quem tem doença celíaca não tolera nenhum grama de glúten, mas cerca de 29% das pessoas que não apresentam tal condição têm um anticorpo chamado antigliadina IgA, enviado pelo intestino para repelir a gliadina, um componente do glúten. Portanto, mesmo em quem não é celíaco, o organismo pode responder ao glúten como uma ameaça.

> **Os meus sintomas de síndrome do intestino irritável desapareceram quando parei de consumir grãos. Tipo, 100%.**

Os benefícios das fibras provenientes dos grãos podem não ser tão sensacionais quanto fazem parecer. Quando as fibras são ingeridas, elas se chocam com as células e as rompem. Isso soa... perigoso. E embora grãos contenham vitaminas e minerais, você pode obtê-los de outras fontes, como hortaliças apropriadas para a alimentação low carb!

Assim como as leguminosas, muitos grãos contêm fungos tóxicos e lectinas, que só diminuem quando ficam de molho ou brotam. Já me perguntaram se é possível comer pão germinado ou fermentado, com grãos, na dieta cetogênica. Acho que pode ser, desde que seu corpo o aceite bem. Em caso positivo, experimente incluí-lo nos reforços de carboidratos e veja como se sente.

Açúcar
Açúcar refinado, néctar de agave, xarope de milho, açúcar mascavo e tudo o que contém essas substâncias

Todos os tipos de açúcares são muito ricos em carboidratos e quase certamente vão tirá-la da cetose. Não existe um lado bom do açúcar: contém nutrientes essenciais em doses mínimas, afeta a regulagem da insulina e da taxa glicêmica, converte-se facilmente em gordura, pode causar doença hepática gordurosa não alcoólica e aumentar drasticamente os riscos de câncer (as células cancerosas se proliferam com açúcar).

Mel e maple syrup podem ter um lugar na sua dieta cetogênica caso você adote os reforços de carboidratos. No entanto, recomendo que sejam reservados para ocasiões especiais, pois podem ser um gatilho poderoso: quanto mais você come, mais quer!

Comida processada
Adoçantes artificiais como aspartame, bolos e cookies preparados de maneira convencìonal, barras de granola ou de proteína, chips, substitutos de refeições (como shakes), biscoito de água e sal

Ricos em carboidratos, provavelmente irão tirá-la da cetose. Com frequência contêm grãos refinados, que podem levar ao ganho de peso, obesidade, doenças cardíacas e diabetes tipo 2, além de gorduras trans (leia na p. 133), prejudiciais à saúde, e grandes quantidades do tipo errado de sal (leia na p. 124). O alto consumo de xarope de milho ou agave, comuns em alimentos processados, também afeta a insulina e a taxa glicêmica. Dê uma olhada em todos os problemas listados anteriormente em relação aos grãos e ao açúcar – tudo isso se aplica em profusão à comida processada, que, para completar, tem pouquíssimos nutrientes essenciais e favorece o consumo excessivo.

Embora haja opções processadas pobres em carboidratos, muitos dos problemas citados acima se aplicam a esse tipo de alimento. Muitas vezes são destituídos de nutrientes, não saciam, são extremamente caros e provavelmente vão tirá-la da cetose por causa dos carboidratos abundantes, mitigados com grandes quantidades de fibras insolúveis e menos carboidratos líquidos (p. 64) – que, ainda assim, afetam sua capacidade de se manter adaptada à gordura.

Parte 2: ALIMENTAÇÃO KETO 109

QUALIDADE DOS ALIMENTOS

Não é apenas o tipo de comida que importa, mas também a maneira como ela foi criada ou cultivada. Vamos olhar rapidamente para as opções existentes para verificar quais são as melhores para sua saúde em geral.

Hortaliças orgânicas

Produtos orgânicos são livres de pesticidas, fertilizantes químicos, solventes industriais, irradiação e modificações genéticas. Isso afeta alguns produtos mais do que outros: se você come a pele ou casca de alimentos, aconselha-se comprar produtos orgânicos, para evitar o alto nível de pesticidas. Algumas boas escolhas:

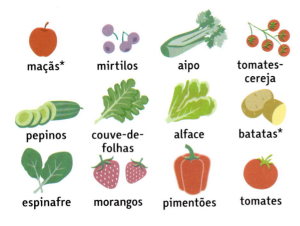

maçãs* mirtilos aipo tomates-cereja
pepinos couve-de-folhas alface batatas*
espinafre morangos pimentões tomates

* Têm mais carboidratos; melhor deixar para os reforços opcionais.

Produtos de animais alimentados no pasto/ criados no pasto/ criados ao ar livre/ orgânicos

Uma vez que você consumirá muita gordura animal na dieta cetogênica, é importante garantir que ela seja de excelente qualidade. O melhor indicativo é vir de animais criados livres e alimentados naturalmente – no caso do gado bovino, grama e outros tipos de vegetação; no caso de aves, insetos e plantas.

Bezerros criados da maneira convencional passam os primeiros meses de suas vidas no pasto e então são mandados para o confinamento, onde recebem enormes quantidades de milho, suplementos de proteína à base de soja, antibióticos e outras drogas, incluindo hormônios de crescimento. Economicamente, isso faz sentido: o objetivo é obter um boi de 550 quilos o mais rápido possível, para enfim abatê-lo e dar espaço a outro animal. Infelizmente, a dieta cheia de grãos é incompatível com o sistema digestivo do gado, espécie que evoluiu se alimentando de grama e outros vegetais. A ração com grãos pode levar à inflamação de órgãos e desequilíbrio da flora bacteriana, com problemas como o aparecimento da bactéria E. coli. A combinação das drogas administradas ao boi com o ambiente em que ele vive fazem com que todas as toxinas acabem sendo retidas na gordura do animal.

Aves criadas da maneira convencional são mantidas em gaiolas e alimentadas com grãos. São frequentemente tratadas com antibióticos, mas a FDA [Food and Drug Administration, agência federal dos Estados Unidos] proíbe o uso de hormônios de crescimento. Como são confinadas, não fazem exercícios e não podem comer insetos e plantas.

Assim como as aves, também é proibido pela legislação o tratamento de porcos através de hormônios; mas, quando criados de maneira convencional, podem receber antibióticos ou ser alimentados à base de grãos (muitas vezes geneticamente modificados) que contêm restos, aditivos químicos e outros ingredientes perigosos. Também são mantidos confinados em lugares apertados.

Existem diversas alternativas para os animais criados de maneira convencional. "Criado ao ar livre", "sem gaiolas", "natural", "acesso ao pasto", "orgânico" – esses rótulos podem significar coisas diferentes, mas a FDA regula apenas o uso de "criado ao ar livre" (free-range) e "orgânico".

Para serem certificadas como "criada ao ar livre", as aves precisam de fato ter a possibilidade de circular livremente ao ar livre (não existe, porém, nenhuma quantidade mínima de tempo para isso, e ter acesso ao ar livre não significa ter acesso à vegetação).

Para ter certificação "orgânica", os animais precisam ter a possibilidade de circular ao ar livre, não podem ser tratados com antibióticos ou hormônios e devem ser alimentados com ingredientes orgânicos (ou seja, sem transgênicos ou nada que tenha sido cultivado com uso de pesticidas). Não significa necessariamente que o gado seja alimentado com grama – e ser alimentado com grama não significa necessariamente ser orgânico.

Embora não sejam termos regularizados, rótulos como "criados no pasto" e "criados humanamente" valem a pena ser considerados.

Pelo que já vi em confinamentos e li a respeito de gado criado da maneira convencional, escolho comprar carnes bovina e suína, aves e ovos orgânicos, de bichos alimentados no pasto, produzidos por criadores que conheço, que ficam próximos de onde moro e tratam bem seus animais. Os ácidos graxos vindos de animais alimentados com grama são mais ricos em ômega-3, ácido linoleico conjugado (que ajudam em diversos problemas de saúde, de câncer a asma e doenças cardiovasculares) e gorduras saturada e monoinsaturada (leia na p. 132). Seu perfil antioxidante é mais rico e apresentam mais nutrientes.

No entanto, carnes orgânicas ou vindas de animais alimentados com grama são geralmente mais caras. Se comprar esses produtos de qualidade muito superior estiver fora de seu orçamento, não tem problema. Adquira versões mais magras das carnes convencionais, para evitar as toxinas acumuladas na gordura, e incremente sua alimentação com óleos de coco ou abacate.

Mantenha uma dieta pobre em carboidratos e rica em gorduras com os ingredientes das listas que começam na p. 115, escolha produtos integrais e excelentes verduras e sua alimentação estará ótima!

No caso de peixes e frutos do mar, prefiro os que vêm da pesca selvagem, e não de criações – que têm menos vitamina D e ômega-3, além de níveis maiores de ômega-6, relacionado a inflamações em excesso, diabetes, doenças cardiovasculares e Alzheimer.

SUPERALIMENTOS PARA A DIETA CETOGÊNICA

Eu os chamo de superalimentos e tento incorporar pelo menos duas ou três porções deles em minha alimentação diária. Trata-se de ingredientes adequados para a dieta cetogênica e queima de gorduras, que ajudam a elevar a energia e equilibrar os hormônios, além de fornecer nutrientes. Tudo isso sem levar você à falência: vantagem múltipla!

Vinagre de maçã cru e não filtrado

POR QUE É LEGAL: Aumenta a sensibilidade à insulina. Ajuda na perda de gordura.

COMO USAR: Salteie hortaliças e adicione uma colherada do vinagre. Faça molhos para saladas. Regue sobre uma tigela de carne moída com legumes refogados.

Avocado

POR QUE É LEGAL: Diminui os fatores de risco para problemas cardiovasculares. Reduz a inflamação.

COMO USAR: Fatie, polvilhe sal e pimenta vermelha em pó e coma de colher. Bata com leite de coco, óleo de coco e uma colherada de cacau em pó. Amasse e tempere com suco de limão-siciliano e um toque de Estévia.

Mirtilo

(melhor para os reforços de carboidratos)

POR QUE É LEGAL: Protege contra os danos dos radicais livres. Diminui a oxidação do LDL.

COMO USAR: Para um rápido jantar com reforço de carboidratos, junte a uma salada de frango grelhado. Misture a um copo de leite de coco com um pouco de extrato de baunilha. Bata com leite vegetal, colágeno e uma gota de Estévia.

Caldo de ossos

POR QUE É LEGAL: Reduz a inflamação. Melhora a qualidade do sono.

COMO USAR: Congele em forminhas de gelo para usar de maneira prática: basta colocar em uma caneca e aquecer ou acrescentar a uma receita. Acrescente a legumes refogados. Use para cozinhar os reforços de carboidratos.

Brócolis

POR QUE É LEGAL: Diminui o colesterol. Reduz riscos de câncer.

COMO USAR: Pique e refogue com carne moída e ervas frescas. Experimente servir cru, com maionese e um toque de vinagre de maçã.

ATENÇÃO: *Os brócolis são goitrogênicos e, por isso, podem causar problemas à tireoide. Se você tem alguma preocupação com a saúde metabólica, é melhor cozinhar a hortaliça antes de comer.*

Alimentos fermentados

POR QUE SÃO LEGAIS: Beneficiam os olhos. Encorajam o equilíbrio da microbiota intestinal, que pode melhorar a função digestiva.

COMO USAR: Tome bebidas fermentadas a qualquer hora do dia. Acrescente chucrute, conserva de raiz-forte, kimchi ou picles a saladas e hambúrgueres – ou como acompanhamento durante as refeições.

ATENÇÃO: *Compre chucrute e kimchi que não foram pasteurizados. Você quer as bactérias vivas!*

Óleo de coco

POR QUE É LEGAL: Aumenta o metabolismo. Reduz a fome e a ansiedade por comida.

COMO USAR: Misture ao seu chá da noite, acrescentando colágeno. Aqueça com ervas secas, espere esfriar e use como manteiga.

Semente de linhaça

POR QUE É LEGAL: Equilibra a função digestiva. Reduz a fome e a ansiedade por comida.

COMO USAR: Prepare uma receita de Muffins de canela e semente de linhaça ou Focaccia clássica com semente de linhaça.

ATENÇÃO: *Sementes de linhaça contêm substâncias que se unem a compostos de enxofre e que podem ser prejudiciais à tireoide. Se estiver tentando melhorar a saúde da glândula, coma de vez em quando. Além disso, 2 colheres (sopa) por dia rendem bastante. Se você nunca experimentou sementes de linhaça, comece com pouco e vá aumentando a quantidade.*

Chocolate amargo
(100% cacau e/ou sem açúcar)

POR QUE É LEGAL: Rico em antioxidantes. Reduz riscos de problemas cardiovasculares.

COMO USAR: Com uma colherada de manteiga de coco. Raspe sobre uma tigela de frutas vermelhas frescas. Junte a uma receita de "bombinha" de gordura (p. 114).

Alho

POR QUE É LEGAL: Incrementa o sistema imunológico. Antifúngico, é ótimo para tratamento de candidíase. Equilibra a taxa glicêmica. Reduz o estresse oxidativo relacionado à hipertensão.

COMO USAR: Cozinhe tudo com alho.

Gema de ovo

POR QUE É LEGAL: É o alimento mais nutritivo do planeta. Favorece os níveis saudáveis de colesterol.

COMO USAR: Faça ovos mexidos – serão os melhores que você já comeu! Prepare um molho holandês e sirva com hortaliças. Junte ao próximo Latte turbinado.

Gordura bovina de animais alimentados com grama

POR QUE É LEGAL: Ajuda na perda de gordura. Fornece uma enorme quantidade de antioxidantes.

COMO USAR: Prepare a Couve-de-bruxelas assada com "queijo" de nozes, Alcatra com manteiga de ervas, Hambúrguer surpreendente ou Sloppy Jolene indiano.

Couve-de-folhas

POR QUE É LEGAL: Rico em vitamina C, que ajuda a sintetizar o colágeno. Ajuda no desenvolvimento de ossos fortes.

COMO USAR: Refogue com caldo de ossos e deixe na geladeira até a hora de comer. Aproveite como base para saladas. Regue com azeite e vinagre de maçã, tempere com sal e leve ao forno 150°C de 10 a 15 minutos, para obter chips crocantes. Nunca consuma o ingrediente cru: cozinhe-o levemente ao deixá-lo sob água corrente quente de 20 a 30 segundos antes de acrescentar a saladas, smoothies ou outros pratos. Junte um punhado ao Milkshake Keto.

Fígado

POR QUE É LEGAL: Beneficia os olhos e o metabolismo. Extremamente cheio de nutrientes.

COMO USAR: Passe pelo processador e junte à carne moída crua antes de refogar.

Para obter as vantagens do alimento sem ter que sentir seu gosto, tome as cápsulas.

Polpa de coco

POR QUE É LEGAL: Favorece a digestão saudável. Ajuda no equilíbrio da tolerância à glicose.

COMO USAR: Coma direto da fruta. Bata com água para obter um leite de coco mais denso. Pique e refogue com legumes. Junte às saladas.

Amidos resistentes (apenas para reforços de carboidratos)

POR QUE SÃO LEGAIS: Ao contrário dos amidos comuns, esses agem como o próprio nome indica: por serem resistentes à digestão, têm menor tendência a disparar a insulina ou a taxa glicêmica. Também alimentam as bactérias do intestino e ajudam a manter uma microbiota diversificada, fator relacionado a melhoras na ansiedade, doenças inflamatórias intestinais, depressão e obesidade, entre outros problemas. Pobre em calorias, além de não afetar a insulina e glicose.

COMO USAR: Existem muitos tipos de amidos resistentes. Meus preferidos são batata e arroz, cozidos e frios.

ATENÇÃO: *Os ingredientes podem ser reaquecidos, sem ultrapassar 55°C. Melhor opção: aproveite em saladas!*

Sardinha

POR QUE É LEGAL: Favorece a saúde dos ossos. Rico em componentes que beneficiam a saúde cardíaca.

COMO USAR: Prepare a receita de Bolinho de sardinha, misture com maionese para fazer salada (como faria com o atum) ou frite em seu óleo preferido e sirva com Salada Caesar verde com alcaparra crocante.

Algas marinhas

POR QUE SÃO LEGAIS: Promovem a boa digestão. Mantêm a saúde da tireoide.

COMO USAR: Quebre em migalhas e polvilhe no "Arroz" de couve-flor. Use para embrulhar hortaliças, como se fossem sushis vegetarianos. Substitua o pão para fazer seus sanduíches preferidos.

ATENÇÃO: *Consumir muitas algas marinhas pode sobrecarregar seu organismo de potássio e causar problemas renais; basta não acrescentar porções enormes do ingrediente a suas refeições diárias.*

Salmão selvagem do Pacífico

POR QUE É LEGAL: Promove a saúde dos ossos, articulações e cérebro.

COMO USAR: Prepare as receitas de Filé de salmão crocante com repolho agridoce, Salada de salmão defumado com pepino ou Bolinho de salmão com molho cremoso de endro.

ATENÇÃO: *Quando comparado ao peixe criado em cativeiro, o salmão selvagem tem menos calorias, poluentes e ômega-6 (que promove inflamação), além de mais magnésio e potássio.*

BOMBAS DE GORDURA

A Leanne de 25 anos – que tinha medo de gorduras e quase morria de pavor ao vê-las atreladas à palavra "bomba" – está fazendo gestos ameaçadores para mim. Relaxa, Leanne do passado: as "bombinhas" de gordura são fabulosas.

Mas o que raios é isso? Trata-se de petiscos extremamente ricos em gorduras, pobres em carboidratos e com proteínas em quantidade moderada. De fato, com gorduras em alta dose: mais de 85% de suas calorias vem delas.

As "bombinhas" de gordura podem ser doces ou salgadas. No primeiro caso, são geralmente feitas com ingredientes como coco, chocolate, cremes/pastas de oleaginosas ou sementes, ghee, manteiga de cacau ou óleo de coco, combinados a algum tipo de adoçante natural, a exemplo de eritritol ou Estévia. Para as salgadas, muitas vezes são usados itens como gordura bovina ou suína, bacon, avocado, pele de frango e especiarias.

Elas podem vir em diversos formatos diferentes: líquidos, lascas, bolinhas, cookies, barrinhas, pedaços – tudo o que você imaginar. As "bombinhas" doces são muitas vezes preparadas em fôrmas de silicone que, embora divertidas por sua variedade de formatos e tamanhos, não são imprescindíveis. Qualquer receita que peça o utensílio pode ser transformada em lascas: em vez de despejar na forminha, coloque em uma assadeira, espere firmar e quebre em pedaços quando endurecer.

As "bombinhas" também podem salvar sua vida, principalmente quando você acabou de começar a dieta cetogênica. Essas pequenas usinas de energia são guloseimas permissivas e repletas de gorduras nutritivas que saciam. São particularmente práticas para quando você está fora de casa: leve duas delas na bolsa e pronto!

Prepare como aperitivos em uma próxima reunião e veja o que acontece. Meus amigos e minha família adoram – eles sempre pedem para eu levar "aquelas coisinhas com gorduras" em nossos encontros.

PETISCOS

Dez anos atrás, meus petiscos preferidos eram biscoitos de água e sal com margarina, jujubas e copos enormes de refrigerante com gelo picado. Por isso, sinto muito orgulho dessa minha nova lista com vinte petiscos práticos e ricos em gordura. Cada um tem uma pequena quantidade de ingredientes considerados comuns, que só precisam ser misturados em uma tigela – e a maioria nem precisa de cozimento.

 Fatias de avocado temperadas com azeite, sal e pimenta-do-reino

 Fatias de avocado embrulhadas em presunto

 Jicama frita com maionese de óleo de abacate

 Formigas no galho (talos de aipo, sementes de gergelim, manteiga de oleaginosas ou sementes; pode ser preparado sem o gergelim)

 Manteiga de cacau em pastilhas com manteiga de oleaginosas ou sementes

 Ovos cozidos duros

 Amêndoas polvilhadas com cacau em pó, sal e estévia

 Torresmo (opcional: mergulhe em maionese com óleo de abacate)

 Palitos de pepino embrulhados no bacon

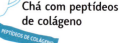 Chá com peptídeos de colágeno

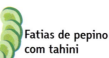 Fatias de pepino com tahini

 Ostras defumadas

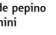 Azeitonas

 Nozes temperadas com levedura nutricional, óleo MCT e sal

 Carne-seca com macadâmia

 Picles

 Creme de coco com frutas vermelhas

 Sementes de girassol

 Sementes de cânhamo

 Manteiga de amêndoas com sementes de chia

Capítulo 6: COMIDA: O QUE É BOM E O QUE É RUIM

LISTAS DE ALIMENTOS

Vamos começar a pensar sobre grupos de alimentos. Preparei essa lista robusta para que você tenha uma infinidade de opções – assim, as restrições em sua dieta cetogênica tornam-se praticamente impossíveis.

GORDURAS

Superalimentos
Veja p. 111

- Avocado
- Gordura bovina
- Óleo de coco
- Chocolate amargo (100% cacau e/ou sem açúcar)
- Sementes de linhaça

Óleos
Veja p. 135

- Óleo de amêndoa ❄
- Óleo de abacate ❄
- Manteiga (de animais `LATICÍNIO` alimentados com grama)
- Óleo ou manteiga de cacau
- Óleo de canola `PUFA` ❄
- Gordura de galinha, ou schmaltz (de animais criados ao ar livre)
- Óleo de coco
- Gordura de pato (de animais criados ao ar livre)
- Óleo de sementes de linhaça `PUFA` ❄
- Ghee (de animais `LATICÍNIO` alimentados com grama)
- Gordura de ganso (de animais criados ao ar livre)
- Óleo de avelã ❄
- Óleo de cânhamo `PUFA` ❄
- Gordura suína (de animais criados ao ar livre)
- Óleo de macadâmia ❄
- Óleo MCT
- Azeite de oliva ❄
- Óleo de palma ❄
- Óleo de palmiste ❄
- Gordura bovina e ovina (de animais alimentados com grama)
- Óleo de nozes `PUFA` ❄

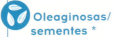 Oleaginosas/sementes *

- Amêndoa
- Castanha-do-pará
- Castanha-de-caju `CARBO`
- Sementes de chia
- Coco
- Avelã
- Sementes de cânhamo
- Macadâmia
- Noz-pecã
- Pinhão `CARBO`
- Pistache `CARBO`
- Sementes de abóbora `CARBO`
- Sementes de gergelim `CARBO`
- Sementes de girassol `CARBO`
- Nozes

Outros alimentos

- Avocado
- Bacon
- Azeitona

Manteiga de oleaginosas ou sementes ❗

- De amêndoa
- De castanha-do-pará
- De coco
- De avelã
- De sementes de linhaça
- De macadâmia
- De noz-pecã
- De sementes de girassol `CARBO`
- Tahini `CARBO`
- De nozes

ATENÇÃO: Muitas opções de proteína de origem animal também são boas fontes de gorduras.

`PUFA` Rico em gorduras poli-insaturadas (p. 133); melhor quando usado com moderação

`CARBO` Rico em carboidratos; melhor quando consumido com moderação

`LATICÍNIO` Podem não ser a melhor opção para quem tem sensibilidade a laticínios

❄ De preferência, prensado a frio

❗ Veja se não contém açúcar, glúten, conservantes e laticínios!

* Bem como as farinhas e leites vegetais obtidos deles. Oleaginosas e sementes são melhores quando hidratadas e assadas a 65°C.

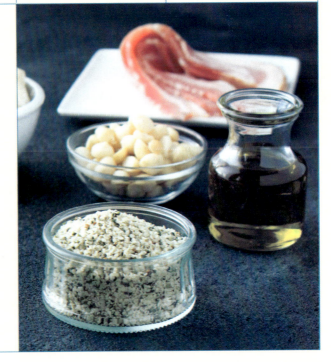

PROTEÍNAS

⚡ Superalimentos
- Ovos
- Fígado 💧
- Salmão selvagem do Pacífico
- Sardinha

Veja p. 111

🐖 Carne suína
- Bacon
- Carne moída
- Pepperoni ❗
- Torresmo moído
- Torresmo
- Paleta
- Linguiça ❗
- Costelinha

🐟 Pescados
- Caranguejo 💧
- Arenque
- Lagosta 💧
- Cavala
- Colágeno marinho
- Salmão selvagem
- Sardinha
- Lula 💧
- Truta

🌲 Caças
- Bisão
- Alce
- Cabra e bode
- Carneiro

🌿 Proteínas de origem vegetal **
- Amaranto
- Sementes de cânhamo
- Leguminosas *(p. 108)*
- Painço
- Aveia
- Ervilha
- Proteína vegetal em pó
- Quinoa
- Espirulina
- Tempeh 🌱
- Tofu 🌱
- Arroz selvagem

🐄 Carne bovina
- Peito
- Carne moída com 30% de gordura
- Patê de fígado
- Contrafilé
- Pepperoni ❗
- Porterhouse (contrafilé com filé-mignon)
- Filé de costela com osso
- Costela
- Bife ancho
- Costelinha
- Rosbife
- Linguiça ❗
- Fraldinha
- T-bone

| Muitos açougues preparam o próprio pepperoni sem o acréscimo de tanta porcaria.

🥚 Proteína em pó
- Gelatina bovina
- Peptídeos de colágeno
- Proteína de ovo ✓
- Proteína de clara de ovo
- Concentrado de whey LATICÍNIO

Veja p. 125

🐑 Cordeiro
- Lombo
- Alcatra
- Costeletas

🥚 Aves*
- Ovos
- Patê de fígado 💧❗
- Pele
- Coxa, com pele
- Inteiro, com pele
- Asa, com pele

| Prefira a carne escura!

| Misture gorduras saudáveis a esses alimentos para consumir as proteínas mais adequadas à dieta low carb.

🌱 *Orgânico*

🌾 *De preferência, de animais alimentados com grama ou com acesso ao pasto; veja p. 110-111*

✓ *Sem hormônios*

LATICÍNIO *Podem não ser a melhor opção para quem tem sensibilidade a laticínios*

❗ *Veja se não contém açúcar, glúten, conservantes e laticínios!*

💧 *Mesmo sem ser rico em gorduras, é geralmente servido com alimentos da dieta cetogênica*

*Incluem frango, peru, pato, avestruz e faisão.

**Não fazem parte do programa Fat Fueled, mas você pode comer caso se sinta bem. Como são ricos em carboidratos, consuma apenas de vez em quando.

HORTALIÇAS E FRUTAS

A tabela está organizada na ordem do ingrediente mais pobre ao mais rico em carboidratos. Lembre-se: se o alimento fizer bem para você, não é preciso ficar contando a quantidade para ter sucesso na dieta low carb!

⚡ Superalimentos

Hortaliças
- Brócolis
- Alho
- Couve-de-folhas CARBO 🌱

Veja p. 111

Frutas
- Avocado
- Mirtilo CARBO 🌱
- Coco

CARBO *Rico em carboidratos; consuma com moderação*

🌱 *Orgânico*

GMO *Não transgênico*

🥬 Poucos carboidratos – *Coma à vontade*

Hortaliças
- Coração de alcachofra
- Rúcula
- Asparago 🌱
- Pimentão verde
- Acelga-chinesa
- Brócolis
- Repolho
- Alcaparra
- Couve-flor
- Aipo 🌱
- Acelga
- Couve
- Pepino 🌱
- Nabo japonês
- Berinjela
- Endívia / escarola
- Erva-doce
- Alho
- Couve-rábano
- Alface 🌱
- Cogumelos
- Quiabo
- Rabanete
- Ruibarbo
- Chalota
- Espinafre 🌱
- Acelga
- Nabo
- Abobrinha-italiana GMO

Frutas
- Azeitonas
- Tomate 🌱

🍓 Muitos carboidratos – *Coma de vez em quando*

Hortaliças CARBO
- Alcachofra
- Beterraba
- Couve-de-bruxelas
- Abóbora-gigante
- Cenoura
- Aipo-rábano
- Jicama
- Couve-de-folhas 🌱
- Cebola
- Abóbora-moranga
- Rutabaga (nabo sueco)
- Abóbora-espaguete

Frutas CARBO
- Amora
- Cranberry
- Limão-siciliano
- Limão-taiti
- Framboesa
- Morango 🌱
- Melancia

REFORÇOS DE CARBOIDRATOS OPCIONAIS

Para mais ideias de reforços e instruções de preparo, acesse healthfulpursuit.com/carbup e faça o download do arquivo "Carb-Up Recipes".

Amidos
- Mogango
- Araruta
- Farinha de mandioca
- Mandioca
- Abóbora Delicata
- Farinha de banana verde
- Banana-da-terra verde
- Abóbora-japonesa
- Pastinaca
- Batata
- Batata-doce
- Tapioca
- Arroz branco*
- Inhame

Frutas
- Maçã
- Damasco
- Banana
- Cereja
- Tâmara
- Figo
- Uva
- Kiwi
- Melão
- Laranja
- Pera

Adoçantes
- Açúcar de coco
- Mel não pasteurizado
- *Maple syrup*
- Xarope de yacon

*Não faz parte do programa Fat Fueled, mas você pode comer caso se sinta bem.   Orgânico

EXTRAS

Superalimentos
- Vinagre de maçã (Veja p. 111)
- Caldo de ossos
- Alimentos fermentados (kimchi, chucrute, kombucha, água de kefir)
- Algas marinhas

Bebidas
- Leite de amêndoa
- Leite de coco light ou integral
- Café
- Refrigerante adoçado com estévia
- Água com gás
- Chá

Na despensa
- Grãos de cacau
- Cacau em pó
- Gotas de chocolate adoçado com estévia
- Macarrão de algas
- Extrato de limão-siciliano
- Suco de limão-siciliano
- Levedura nutricional
- Extrato de baunilha

Petiscos
Veja também p. 114
- Lascas de coco sem açúcar
- Chocolate amargo (100% cacau e sem açúcar)
- Chips de couve-de-folhas `CARBO`
- Palitinhos de carne da Paleovalley
- Manteiga de oleaginosas e sementes, sem açúcar
- Picles ❗
- Torresmo, frito em gordura apropriada
- Chips de algas marinhas ❗
- Petiscos de carne-seca da EPIC

Temperos e especiarias
- Pimenta-da-jamaica em pó
- Folha de louro
- Pimenta-do-reino moída
- Tempero cajun
- Cardamomo
- Pimenta-de-caiena
- Cinco especiarias chinesas `CARBO`
- Canela em pó `CARBO`
- Cravo-da-índia em pó
- Sementes de coentro em pó
- Cominho
- Curry em pó
- Alho em pó `CARBO`
- Gengibre em pó
- Sal marinho cinza ou sal rosa do Himalaia
- Noz-moscada ralada
- Cebola em pó `CARBO`
- Pimenta vermelha em flocos
- Sal temperado
- Páprica defumada
- Cúrcuma
- Baunilha em pó

Laticínios*
- Manteiga de animais alimentados com grama (Veja p. 147)
- Ghee de animais alimentados com grama

Adoçantes**
- Eritritol
- Extrato de lo han guo (siraitia, ou fruta do monge)
- Estévia (sem álcool)
- Xilitol

Ervas frescas
- Manjericão
- Cebolinha
- Coentro
- Endro
- Hortelã
- Orégano
- Salsa
- Alecrim
- Sálvia
- Estragão
- Tomilho

Condimentos
- Maionese de óleo de abacate
- Vinagre balsâmico `CARBO`
- Coco aminos
- Molho de peixe
- Raiz-forte
- Molho de pimenta
- Mostarda
- Molho de tomate ❗
- Vinagre de vinho branco

`CARBO` Melhor consumir com moderação; apresenta muitos carboidratos em porções maiores.

❗ Veja se não contém açúcar, glúten, conservantes e laticínios!

* Não faz parte do programa Fat Fueled, mas você pode comer caso queira. Compre produtos de qualidade, de animais alimentados com grama.

** Melhor nas formas líquidas, livres de maltodextrina e dextrose (repletas de carboidratos).

ADOÇANTES

Antes de discutirmos os diferentes tipos de adoçantes, gostaria de falar sobre a possibilidade de você abandonar o açúcar. Caso já tenha adotado uma dieta rica em gorduras e pobre em carboidratos há algum tempo, pode ter reparado que não sente mais tanta vontade de comer doces como antes, principalmente se estiver ouvindo seu corpo. Se ainda está na estaca zero, porém – comendo qualquer guloseima que puder ou frequentando restaurantes todos os dias –, retirar imediatamente o açúcar de sua vida não é um objetivo realista. E precisamos falar a verdade.

Se a dieta cetogênica ainda é uma novidade para você, vá devagar e descubra o que funciona melhor em seu caso. Eu ainda como açúcar de vez em quando. Na verdade, são 23h enquanto escrevo isso, e eu estou sentada no chão com as pernas cruzadas e meus óculos bloqueadores de luz azul, e tenho ao meu lado uma grande xícara de chai latte com ervas, feito em casa e adoçado com maple syrup. O meu segredo é saber quando estou em um bom momento para esse agradinho: é tarde da noite, a bebida vai me ajudar a dormir e já faz alguns dias desde que comi uma quantidade maior de carboidratos. (Para saber mais sobre o assunto e os benefícios dos reforços de carboidratos, veja o Capítulo 2).

Os adoçantes listados abaixo são condizentes com a dieta cetogênica e podem ajudá-la a incluir alguns docinhos em sua vida, principalmente enquanto você se ajusta a esse novo tipo de alimentação. Entretanto, é muito melhor criar um estilo de vida que não gire em torno deles, mesmo que contenham ingredientes adequados. Se você tiver vontade de comer doces, experimente uma tigela de frutas vermelhas frescas ou um kiwi em fatias com coco ralado. Em minha experiência, alimentos naturalmente doces serão sempre, sempre melhores do que receitas feitas com os adoçantes listados abaixo. Quanto menos doces você incluir em sua vida, menor será sua vontade de comê-los.

> **Se estiver em uma padaria ou confeitaria e em dúvida sobre qual adoçante convencional é melhor consumir, fique com xarope de arroz integral (se não tiver sensibilidade a grãos), dextrose (se não tiver sensibilidade a milho) e maple syrup. Esses produtos têm pouca frutose, que pode causar danos ao fígado quando em excesso, além de aumentar o risco de ficar resistente à insulina, acelerar o envelhecimento, encorajar inflamações e causar um aumento de bactérias no intestino. Além disso, o maple syrup tem um pouco de minerais e nutrientes.**

Ok, vamos nos informar quais adoçantes são adequados à dieta cetogênica, para que você possa escolher o melhor para seu caso. São todos naturais – e os únicos capazes de afetar a taxa glicêmica são o xilitol e o maltitol. Em geral, porém, todos eles, incluindo esses dois, têm um impacto muito menor sobre a glicemia do que outros adoçantes, como açúcar refinado, néctar de agave e semelhantes.

Eritritol

NOTA: ★★★★☆

Ao contrário de outros açúcares do grupo álcool, o eritritol é processado no intestino delgado; como não alcança o cólon, não causa os problemas digestivos que podem ocorrer com outros adoçantes do mesmo tipo. Ou seja: é uma opção potencialmente adequada para quem tem desequilíbrios no trato digestivo. Uma advertência, porém: se você tem problemas renais, consulte o médico antes de consumir eritritol. E, caso tenha sensibilidade a milho, pode ser que seja melhor procurar outro tipo de adoçante, uma vez que este adoçante deriva do alimento.

Inulina

NOTA: ★★★★☆

É geralmente extraída da raiz da chicória. Tenha cuidado caso seja sensível a FODMAPS (veja p. 128). Gosto da inulina porque ela carameliza como o açúcar, o que a torna interessante na confeitaria. Pode ter efeito laxante, então é melhor diluir juntando a outros adoçantes, como a estévia. Com frequência, é acrescentada a misturas de estévia para bolos e biscoitos.

Maltitol

NOTA: ★☆☆☆☆

Seu sabor é semelhante ao do açúcar e, por isso, aparece em diversos produtos "sugar free". É associado com frequência a problemas digestivos como inchaço, diarreia e dores abdominais. Nunca vou me esquecer de quando comprei umas balas de alcaçuz da Red Vines, antes do cinema, pensando que era a versão tradicional – comi o pacote inteiro durante o filme e, finalmente, depois de ir ao banheiro pela quarta vez, percebi que havia adquirido a opção para diabéticos, adoçada com maltitol. Nunca mais! De todos os produtos listados aqui, o maltitol é o que tem a maior probabilidade de aumentar sua glicemia. Esse fato, aliado aos efeitos intensos que provoca no intestino, faz com que eu nem tenha vontade de incluí-lo nesta relação de adoçantes.

Siraitia (fruta-dos-monges)

NOTA: ★★★★★

Também chamado de luo han guo. Pode ser difícil de encontrar – procure em mercados de produtos orientais. Melhor consumir puro, pois às vezes é misturado a um monte de ingredientes que não são legais.

Estévia

NOTA: ★★★★★

Embora ainda não haja muitos estudos para corroborar essa afirmação, tem se mostrado capaz de reduzir a pressão arterial e as inflamações. Você pode usar estévia 100% pura ou misturar a outros adoçantes. Gosto da versão líquida, sem álcool, ou da folha triturada de estévia, que não é processada.

Xilitol

NOTA: ★★★☆☆

É um açúcar do grupo álcool, como o eritritol, que não aumenta a taxa glicêmica. Se tiver dores intestinais quando consumir xilitol pela primeira vez, provavelmente é porque comeu demais – nosso corpo tem uma enzima que processa a substância, mas pode levar um tempo para que comece a trabalhar quando não é usada com frequência e, por isso, você pode sentir dor de estômago até que ela entre em ação (também pode ser que tenha usado xilitol de baixa qualidade). Procure produtos norte-americanos à base de bétula ou de abóbora (se tiver alergia a bétula), feitos sem milho. Atenção: o xilitol é muito tóxico para cachorros. Quem tem esse animal de estimação não pode deixar que eles comam o produto!

Você pode notar que sucralose, aspartame e sacarina não aparecem na lista. São tão sintéticos quanto podem ser – e tenho certeza de que adoçantes sintéticos não ajudam em nada a nos sentirmos fantásticas. Passe longe de todas as guloseimas low carb que usam sucralose.

ÁLCOOL

O álcool pode fazer bem quando consumido em quantidades moderadas. Tomar um drinque de vez em quando pode ajudar a diminuir os riscos de apresentar:

- Doenças coronárias
- Diabetes tipo 2
- Atrofia óssea
- Diminuição da capacidade cognitiva
- Disfunção erétil

Mas preste atenção ao que eu disse: "de vez em quando" e "pode". Eu não programaria uma farra com as amigas com o objetivo de fortalecer os ossos. E todos os benefícios do álcool para a saúde – e mais alguns – também são obtidos por meio da alimentação cetogênica rica em gorduras.

Além disso, se você precisa perder peso ou está tentando se adaptar à gordura, beber álcool pode ser um fator de limitação em seu progresso. Ou melhor: quando eu digo "pode", quero dizer "vai". Eis o motivo: o álcool é o primeiro combustível que o corpo queima, antes dos carboidratos ou das gorduras. Isso não interrompe completamente a queima de gorduras, mas leva o processo a fazer uma pausa até que todo o álcool seja consumido. Portanto, você imediatamente voltará a queimar gorduras quando tudo for usado, ou então continuará no caminho de se adaptar. Mas, para algumas pessoas, beber álcool suspende o emagrecimento por uns dias – e, em certos casos, até mesmo provoca ganho de peso!

Se você não responde bem ao álcool ou não sabe quando parar de beber – ou se está tentando passar para o estado de queimar gorduras –, evite o consumo. Eu, pessoalmente, fiz isso por um bom tempo.

Parte 2: ALIMENTAÇÃO KETO

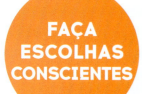

FAÇA ESCOLHAS CONSCIENTES

Gosta de fazer um brinde com os amigos de vez em quando? Veja o impacto que as bebidas mais populares podem ter no seu estilo de vida rico em gorduras e pobre em carboidratos.

Como existem tipos de bebida em abundância, as quantidades de calorias, carboidratos e açúcar muitas vezes aparecem dentro de variações – todas foram elaboradas com as informações disponíveis, mas pode ser que alguma não se enquadre.

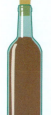

CHAMPANHE
DOSE: (120 ml)
CALORIAS: 90
CARBOIDRATOS: 1,6 g
AÇÚCAR: 0,8 g
MELHOR PEDIDA: brut natural, brut

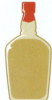

VINHO TINTO
DOSE: (150 ml)
CALORIAS: 125
CARBOIDRATOS: 3,8 g
AÇÚCAR: 0,9 g
MELHOR PEDIDA: Cabernet Sauvignon, Merlot, Pinot Noir

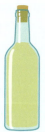

UÍSQUE, BOURBON, CONHAQUE
Com base em 40% de álcool
DOSE: (30 ml)
CALORIAS: 64
CARBOIDRATOS: 0 g
AÇÚCAR: 0 g

Pesquisas encontraram atividades antioxidantes em Bourbon, armanhaque e conhaque.

MELHOR PEDIDA: com gelo; uísque com Zevia sabor cola ou com suco de limão-taiti; conhaque com vinagre de maçã, água e estévia; conhaque com água, suco de limão-siciliano e estévia.

Para outros drinques com pouco açúcar, veja a p. 121

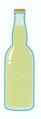

VINHO BRANCO
DOSE: (150 ml)
CALORIAS: 120
CARBOIDRATOS: 3,8 g
AÇÚCAR: 1,4 g
MELHOR PEDIDA: Chardonnay, Pinot Grigio, Sauvignon Blanc

CERVEJA LIGHT
DOSE: (350 ml)
CALORIAS: 104
CARBOIDRATOS: 6 g
AÇÚCAR: 0,3 g
MELHOR PEDIDA: Beck's Premier Light, Bud Select, Coors Light, Michelob Ultra, Michelob Ultra, MGD

VODCA, GIN OU RUM CLARO/ESCURO
Com base em 40% de álcool
DOSE: (30ml)
CALORIAS: 64
CARBOIDRATOS: 0 g
AÇÚCAR: 0 g
MELHOR PEDIDA: com gelo; vodca com ervas e água; gin com água mineral e fatias de limão-siciliano; rum e Zevia sabor cola.

SIDRA
DOSE: (350 ml)
CALORIAS: 99–200
CARBOIDRATOS: 1–30 g
AÇÚCAR: 1–24 g
MELHOR PEDIDA: Bulmer's Original, Mercury Dry, Strongbow Low Carb

CERVEJA
Cervejas artesanais e IPAs foram omitidas por conterem muitos carboidratos..
DOSE: (350 ml)
CALORIAS: 150
CARBOIDRATOS: 9–13 g
AÇÚCAR: 0–10 g
MELHOR PEDIDA: Rhinebecker Extra, San Miguel

CERVEJA STOUT
DOSE: (350 ml)
CALORIAS: 200
CARBOIDRATOS: 20–25 g
AÇÚCAR: 10–15 g
MELHOR PEDIDA: Brooklyn Dry Irish Stout, Guinness Draught

DRINQUES TROPICAIS
Incluídos aqui para que você possa ver a quantidade de açúcar!
DOSE: (350 ml)
CALORIAS: 300–780
CARBOIDRATOS: 30–90 g
AÇÚCAR: 13–85 g

- Você acha champanhe seca muito... bem, muito seca? Experimente adicionar algumas gotas de estévia sem álcool para adoçar um pouco sem usar açúcar.
- O álcool desidrata. Certifique-se de beber bastante água antes, durante e depois dos drinques.
- Se você já segue uma dieta cetogênica rica em gorduras e pobre em carboidratos há algum tempo, lembre-se de que sua resistência ao álcool é bem menor agora. Tome cuidado quando beber pela primeira vez depois de se adaptar à gordura, pois seu corpo não vai aguentar a mesma quantidade de drinques a que estava acostumado.
- Vinho tinto orgânico tem mais antioxidantes e menos bolor tóxico – ou seja, é melhor para você.
- Combinações com pouco açúcar para uísque, Bourbon, conhaque, vodca, gin e rum: água de kefir, kombucha, refrigerante Zevia adoçado com estévia, água mineral, óleos essenciais de frutas cítricas, suco de limão-siciliano e taiti, água com gás, suco de cranberry sem açúcar, leite de coco, suco de pepino, fatias de melancia. Também é possível preparar infusões das bebidas com ervas frescas ou acrescentar gotas de estévia para dar sabor e adoçar de maneira mais natural.
- O vinho branco tem menos fenóis e antioxidantes do que o tinto.
- O que torna a cerveja mais leve? A quantidade de álcool. Qualquer bebida com menos de 5% de álcool é considerada "light".
- As cervejas leves/light têm tão poucos fenóis e baixa ação antioxidante quanto o vinho branco.
- Muitas cervejas e stouts contêm glúten! Se for celíaco ou quiser evitar a substância, peça sidra.
- A sidra tem uma impressionante ação antioxidante – mas fique de olho para ver se a versão "seca" não apresenta grande quantidade de açúcar.
- É comum acreditar que, quanto mais clara for a cerveja, menos carboidratos têm. Infelizmente, a cor do líquido não equivale à quantidade de carboidratos.

SE VOCÊ VAI BEBER...

PRODUTOS DERIVADOS DE COCO

Quando comecei a investigar os produtos derivados de coco a fim de usá-los como substitutos de oleaginosas, laticínios e outros itens, fiquei confusa com todas as opções. Qual é a diferença entre óleo e manteiga de coco? O que é maná de coco? E leite de coco? Qual é a diferença dele para o óleo? Vamos esclarecer tudo isso.

O coco salvou minha vida cetogênica e sem laticínios inúmeras vezes. Agora, espero que faça o mesmo por você.

Leite de coco
Esse líquido cremoso é feito com a polpa batida e coada da fruta. Muito do óleo é removido. O leite de coco integral é ótimo para receitas que pedem leite com 2% de gordura; a versão *light* substitui o leite desnatado ou semidesnatado. Use na proporção 1:1.

Manteiga de coco
Sólida em temperatura ambiente e moderadamente fibrosa, é feita da polpa moída do coco. A manteiga de coco é para o coco o que a manteiga de amendoim é para o amendoim. Excelente substituição para o chocolate branco.

Água de coco
Trata-se do "plasma" da fruta, o líquido que aparece quando você corta a polpa ao meio. Com teor um pouco alto de carboidratos e baixo de

Parte 2: ALIMENTAÇÃO KETO 121

gorduras, é uma ótima base para smoothies – e a grande presença de eletrólitos a torna um excelente substituto para isotônicos. Só fique de olho na quantidade de carboidratos e açúcar!

Creme de coco
Esse produto com alto teor de gordura, denso e que se parece com chantilly é feito com a polpa da fruta batida e coada, assim como o leite de coco, mas muito do óleo fica retido, engrossando-o. Use na proporção 1:1 para substituir creme de leite em praticamente qualquer receita. Embora você possa comprar o produto pronto, também é possível obtê-lo a partir do leite de coco integral: mantenha na geladeira por pelo menos 24 horas e o creme todo irá se adensar na superfície do líquido; então, basta retirá-lo com uma colher.

Coco ralado
É exatamente o que indica o nome: a polpa ralada e desidratada da fruta. Quando ralado fino, pode substituir a farinha nas minhas receitas; em flocos mais longos, é uma base excelente para granola caseira e petiscos.

Farinha de coco
Feita da polpa desidratada e moída, essa farinha sem grãos tem poucos carboidratos e é extremamente seca. Por isso, pode ser difícil cozinhar ou preparar bolos com ela; o segredo é usar ovos (ou seus substitutos) em quantidade suficiente. Com sabor muito suave, vai bem em receitas doces ou salgadas, além de empanados de frango, peixe ou outros tipos de proteínas.

Óleo de coco
Sólido em temperatura ambiente, é a gordura extraída da polpa da fruta. Ele é para o coco o que o azeite é para as azeitonas. Use para substituir manteiga na proporção 1:1.

Óleo MCT
Em inglês, a sigla MCT corresponde a "triglicerídeos de cadeia média", um tipo de gordura abundante no produto. Feito com óleos de coco e de palma, esse líquido sem cheiro e translúcido ajuda a incrementar a produção de cetonas. Aproveite em molhos caseiros para salada, use para regar as receitas depois de prontas ou acrescente ao Latte turbinado. Adequado para o cozimento em temperaturas abaixo de 160°C.

LEITE DE COCO
- Cremoso
- Feito da polpa da fruta batida e coada, sem o óleo

CREME DE COCO
- Denso como chantilly
- É a polpa da fruta batida e coada, com o óleo

ÓLEO DE COCO
- Sólido em temperatura ambiente
- É para o coco o que o azeite é para as azeitonas

MANTEIGA DE COCO
- Sólida em temperatura ambiente
- Feita da polpa moída

COCO RALADO
- Pedacinhos da polpa
- Polpa ralada e desidratada

FARINHA DE COCO
- Alternativa de farinha extra-seca
- Polpa moída e desidratada

ÁGUA DE COCO
- Líquido
- É o plasma da fruta

ALIMENTOS EM CONSERVA

Pense nos alimentos fermentados como seu passaporte para a saúde intestinal duradoura: eles alimentam as bactérias benéficas necessárias para manter o equilíbrio de nossa microbiota. Essa condição é importante para determinar, de muitas maneiras diferentes, a saúde de seu organismo. Ter um intestino saudável, com o apoio desses ingredientes e da dieta cetogênica, traz as seguintes vantagens:

- **Estabiliza o humor e o comportamento**
- **Encoraja uma vida positiva e sem doenças**
- **Controla a taxa glicêmica**
- **Reduz o risco de obesidade**

Os alimentos fermentados estão repletos de nutrientes, como vitaminas B e K2 (que reduz as placas arteriais). Ajudam a proteger contra infecções (são ótimos na temporada de gripes e resfriados!), inibem o crescimento de candidíase e de outros fungos, mantêm a regularidade do funcionamento intestinal e auxiliam na desintoxicação do corpo, eliminando metais pesados e outras substâncias tóxicas. A fermentação também diminui a propriedade alergênica das comidas – por exemplo, o iogurte pode ser mais facilmente digerido por pessoas que não toleram bem os laticínios. E, consumidos em todas as refeições, os fermentados substituem os probióticos (e ajudam você a economizar dinheiro).

> Caso nunca tenha comido alimentos fermentados, comece com 1 colher (sopa) e aumente a quantidade até chegar a ½ xícara (120 ml) a cada refeição.

Praticamente tudo pode passar pelo processo de fermentação, de hortaliças a chás, água ou leite. Na hora das compras, fique de olho em palavras como "sem pasteurização", "fermentado", "cru" e "orgânico". Você também pode fermentar alimentos usando as orientações de sites como *wikiHow*, *Cultures for Health* ou *Nourishing Days*. Tanto as comidas prontas quanto as culturas para fermentação caseira variam muito de qualidade, portanto é fundamental encontrar uma fonte boa.

> Muito do açúcar usado na fermentação é absorvido durante o processo, mas ainda sobra um pouco no final (se comprar comida pronta, leia os rótulos com atenção). Caso prepare em casa, não dá para saber direito a quantidade que resta – mas quanto mais fermentado for o alimento, menos açúcar ele terá.

FERMENTAÇÃO — Esse processo preserva os alimentos de forma natural, além de aumentar seus benefícios para a saúde.

FERMENTAÇÃO ACÉTICA
A bactéria consome o álcool e produz um líquido fermentado.
Exemplo: vinagre

FERMENTAÇÃO ÁCIDO-LÁCTICA
Usa bactérias ácido-lácticas, encontradas em tudo o que cresce na terra/solo, além de cepas naturalmente presentes no leite.
Exemplos: kimchi, chucrute, picles (não o convencional), iogurte*, queijo*

FERMENTAÇÃO SIMBIÓTICA
Bactérias e leveduras alimentam-se de açúcar e produzem álcool.
Exemplos: água de kefir, kombucha

FERMENTAÇÃO COM LEVEDURA
A levedura transforma o açúcar em gás carbônico, o que pode tornar o produto gasoso dependendo do tempo de fermentação.
Exemplos: cerveja, vinho, pão sourdough**

ALIMENTOS QUE PODEM SER FERMENTADOS

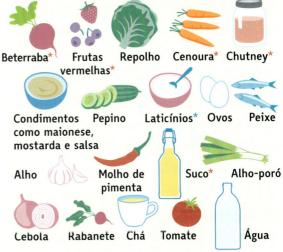

Beterraba*, Frutas vermelhas*, Repolho, Cenoura*, Chutney*, Condimentos como maionese, mostarda e salsa, Pepino, Laticínios*, Ovos, Peixe, Alho, Molho de pimenta, Suco*, Alho-poró, Cebola, Rabanete, Chá, Tomate, Água

*Ricos em carboidratos, consuma esporadicamente

* Não fazem parte do programa Fat Fueled, mas você pode comer caso se sinta bem com eles

BENEFÍCIOS DOS ALIMENTOS FERMENTADOS

- **Alimentam as bactérias benéficas do intestino para manter o organismo saudável**
- **Intestino saudável = boa digestão, humor estável, glicemia controlada, menos risco de obesidade**
- **Ricos em vitaminas B e K2**
- **Menos alergênicos que alimentos não fermentados**
- **Ajudam a proteger contra infecções**
- **Inibem a candidíase**

SAL

É chegada a hora de superar o medo do sal! Nosso corpo precisa dele para funcionar – para passar os nutrientes por meio das células, regular a pressão arterial, manter o equilíbrio da taxa glicêmica e outras coisas. E, agora que você come alimentos naturais, a falta de comida processada pode significar que você esteja consumindo menos sal do que o necessário. Você pode e deve acrescentá-lo às refeições; mesmo quando acho que elas têm o suficiente, adiciono um pouco mais. Para falar a verdade, eu salgo até mesmo a água, o chá e o café.

Mas espere um pouco! Nem todo sal é igual.

Sal de cozinha

Muito processado para eliminar a maior parte das coisas boas que você pode obter do sal. É geralmente alvejado e aquecido, e contém silicato de cálcio para evitar a aglomeração das partículas. Evite.

O sal de cozinha iodado é acrescido de iodo, um mineral necessário para o corpo. Entretanto, existem sais marinhos cinzas que são ricos na substância e muito menos processados.

Para cada grama desse sal que você consome, seu corpo usa 23 vezes mais a quantidade de líquido celular para neutralizá-lo do que faria com o sal marinho, provocando um excesso de fluidos nos tecidos – que podem levar a problemas renais, cálculos biliares, artrite, gota e celulite. A lição? Ao comprar alimentos prontos, prefira os que não têm sódio e deixe para salgá-los em casa, de maneira saudável. Faça o mesmo quando comer fora. Muitos restaurantes podem preparar seu prato sem o acréscimo de sal, para que você adicione na mesa.

Sal kosher

Um pouco menos processado do que o sal refinado, mas com um perfil nutricional semelhante. Muitos salgam a carne com ele por achar que o sal marinho tem um forte sabor de sódio. No geral, entretanto, não há muitos benefícios. Eu evito.

Sal marinho

Extraído diretamente da água do mar evaporada ou de minas subterrâneas, costuma ser pouco processado. Melhor usar depois do cozimento, para que mantenha seu sabor único. Minha preocupação a respeito do sal marinho é que nossos oceanos têm se tornado cada vez mais poluídos, então não é possível ter 100% de certeza acerca da pureza do produto. Entretanto, é uma opção bem mais segura e saudável do que o sal refinado.

Em minhas próprias receitas, incluindo as deste livro, uso sal marinho cinza, rico em minerais e com poucas impurezas.

Sal do Himalaia

Cheio de minerais que, muitas vezes, não são encontrados em qualquer outro tipo de sal. Essa versão é conhecida pela coloração rosada e cresce em popularidade a cada dia. Tem mais de 250 milhões de anos, o que garante um produto livre de toxinas e poluentes.

Era o meu sal cotidiano até eu descobrir que, em função dos métodos de processamento, alguns são mais ricos em fluoreto. Não queremos essa substância em nosso organismo porque ela pode neutralizar o iodo e alterar a tireoide, diminuindo o metabolismo e afetando o equilíbrio dos hormônios sexuais. Entretanto, não consegui descobrir muitos detalhes sobre os níveis de fluoreto no sal do Himalaia e, por isso, continuei a usar o ingrediente na minha Limonada keto diária.

Pense no sal do Himalaia como um suplemento bioidêntico que seu corpo é capaz de reconhecer e utilizar instantaneamente. Por isso é um produto fundamental para a Limonada keto!

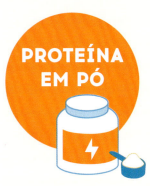

PROTEÍNA EM PÓ

Se você já descobriu a força do consumo equilibrado de proteínas (e, se ainda não descobriu, por favor, consulte as páginas 38 e 39!), é hora de falar sobre a proteína em pó e seu lugar nessa equação.

Trata-se de uma opção válida quando:

- O nível diário de proteína que você necessita é maior do que o que seria possível obter comendo salmão, carne de animais alimentados no pasto etc.
- Você se sente bem com uma quantidade maior de proteínas, mas não tem orçamento suficiente para comprar carne orgânica o tempo todo.
- Suas funções digestivas – como acidez estomacal ou produção de bile – estão debilitadas.
- Você está sempre correndo, e fazer uma refeição balanceada nem sempre é possível.
- Você gosta de viajar, mas sabe que as opções alimentares deixam a desejar.
- Você quer um tipo de proteína que favoreça a saúde em geral – uma vitória dupla!

Mas entenda que não estou lhe sugerindo que substitua todas as suas fontes de proteína pelo pó. Muitas vezes, vejo as pessoas trocando alimentos de qualidade por produtos medíocres sem pensar em seu valor, ou contando demais com eles (sejam bons ou não), quando, na verdade, seria melhor se beneficiar do consumo de fontes proteicas naturais como a boa e velha carne de animais alimentados no pasto. A qualidade é tudo, principalmente quando se trata de proteína em pó. Claro, você pode usar um produto qualquer que não forneça nada além de proteína. Ou escolher algo que não apenas cumpra esse papel como ainda aumente a saúde com um equilíbrio de vitaminas, minerais e nutrientes essenciais. Se quiser saber mais sobre o assunto e sobre as melhores escolhas para suas necessidades, acesse healthfulpursuit.com/proteinpowder para ler o enorme material que preparei para você.

FORÇA! COM PROTEÍNA EM PÓ

- Acrescente a um smoothie ou ao Milkshake keto.
- Bata com óleo de coco, óleo de MCT e estévia sem álcool.
- Misture ao chá quente ou gelado.
- Em receitas, use para substituir ¼ da farinha.
- Acrescente ao Creme de abacate.
- Misture a uma porção de "bombinhas" de gorduras.
- Prepare um "sorvete" batido! Misture ¾ xícara (180 ml) de leite de amêndoa, 15 cubos de gelo, 1 concha de proteína em pó sabor baunilha, 2 colheres (sopa) de cacau em pó sem açúcar, 2 colheres (chá) de sementes de chia e 1-2 gotas de estévia sem álcool. Bata e aproveite.
- Use para substituir o colágeno em seu próximo Latte turbinado. Só não ultrapasse 10 gramas de proteína, para não quebrar o jejum!

Caso esteja preocupada em atingir as metas de consumo proteico, principalmente se seguir o perfil Keto turbinado (p. 49), é provável que, em algum momento, queira usar proteína em pó. Em vez de vasculhar sem rumo as prateleiras das lojas de suplementos, vá às compras munida de informações suficientes para fazer uma escolha correta baseada em suas necessidades, preferências e orçamento – tudo o que você precisa saber está em healthfulpursuit.com/proteinpowder.

Todos os tipos de proteína em pó são enquadrados na categoria "suplementos" e, por isso, o regulamento governamental a respeito de seu conteúdo é bem limitado. Dessa forma, é especialmente importante saber de onde vem o produto para evitar ingredientes tóxicos, como esteroides anabolizantes, mercúrio, chumbo ou arsênico. Em meu livro, as classificações "alimentado com pasto" e "livre de hormônios" indicam a qualidade da proteína em pó, mas também é bom verificar a reputação do fabricante.

COLÁGENO Encontrado no tecido conjuntivo do corpo, é uma forma fibrosa de proteína que dá estrutura de apoio para estruturas como músculos, ossos e ligamentos. À medida que envelhecemos, produzimos cada vez menos colágeno e acabamos com rugas e dobras na pele.

Os peptídeos de colágeno, muitas vezes chamados apenas de colágeno, podem ser acrescentados a bebidas quentes ou frias sem que virem gel ou alterem a textura de líquidos gelados. Por outro lado, a gelatina – que contém a proteína – gelifica em líquidos frios e é ótima para bebidas cetogênicas quentes (como o Latte turbinado) e para docinhos.

Independente da forma que você escolher, essa proteína consiste em peptídeos – aminoácidos de cadeias curtas. Naturais, eles são absorvidos mais facilmente pelo organismo, são digestíveis e são solúveis em água fria. Pense: a proteína em pó mais poderosa, nutritiva e amiga da digestão que você pode encontrar... e sem nenhum gosto. A única diferença é que a gelatina produz gel e o colágeno, sozinho, não.

Usar colágeno pode favorecer:

- **Ossos e articulações mais fortes.** É uma fonte de prolina e glicina, dois pilares da cartilagem essenciais para recuperar a energia depois de fazer exercícios ou praticar esportes.

- **Pele mais viçosa e sem rugas.** Aumenta a hidratação, previne rugas profundas e mantém a saúde da pele.

- **Perda de peso.** Trata-se de uma substância com 97% de proteína pura e boa para a dieta cetogênica, capaz de mantê-la cheia e saciada. Pode usar para substituir a proteína em pó!

- **Sono revigorante,** por causa da liberação do hormônio de crescimento estimulante.

 PROTEÍNA DE OVO Com uma quantidade mínima de carboidratos, a proteína de ovo em pó é um sonho para quem adota a dieta low carb – e funciona como uma tela em branco diante das gorduras. Também não contém laticínios, o que a torna perfeita para quem tem alergia a whey (p. 127).

Infelizmente, pode ser difícil encontrar uma proteína de ovo em pó que contenha tanto a clara quanto a gema, tornando o produto mais nutritivo. No entanto, as proteínas de clara em pó feitas com ovos de aves criadas livres ainda têm mais vitaminas A, B, D e E do que as convencionais, produzidas a partir de galinhas que viveram confinadas.

Acredito que, se alguém comesse um monte de proteína de ovo em pó todos os dias, poderia apresentar sintomas de deficiência de biotina – fatores como queda de cabelo, depressão e problemas na pele do rosto –, uma vez que as claras de ovo cruas contêm uma proteína que interfere no uso da substância pelo organismo. E existem alguns riscos de consumir ovos obtidos de aves confinadas, como presença potencial de salmonela, uso de antibióticos e outros. No geral, porém, trata-se de uma ótima fonte de proteína em pó.

 PROTEÍNA VEGETAL Apenas por enquanto, vamos ver a quantidade de proteínas existente nas plantas e fingir que brócolis realmente são mais proteicos do que um bife. Só porque um alimento tem mais proteínas não significa que nosso corpo consegue usar tudo. Existem oito aminoácidos essenciais que o organismo não produz e que, portanto, precisam ser obtidos por meio da alimentação. Muitas fontes vegetais de proteínas têm relativamente pouco – ou nada – deles. Mas, por exemplo, digamos que a proteína em pó que você escolheu contém todos os aminoácidos essenciais. A primeira coisa que deve ser verificada é o equilíbrio deles: deve haver uma tabela listando todos na etiqueta. Queremos ver leucina, lisina e tirosina, seguidas de isoleucina, cisteína, treonina e valina. Em menor quantidade, deve aparecer o triptofano. Se todos eles estiverem nessa ordem na etiqueta, você sabe que o produto pelo menos fornece os aminoácidos essenciais que seu corpo precisa diariamente, nas quantidades ideais. (Se você também come proteína animal, não se preocupe, pois deve atingir suas necessidades facilmente.).

Portanto, sua proteína vegetal em pó apresenta todos os aminoácidos essenciais em uma proporção eficaz. Infelizmente, porém, ainda tem menos capacidade de absorção do que whey, colágeno e ovo. Isso significa que o organismo não é capaz de usar ativamente cada porçãozinha que você ingere; algumas delas serão descartadas e você não obterá a quantidade total que a etiqueta indica.

A tabela a seguir representa a porcentagem de proteínas usadas pelo corpo a partir de diversas fontes (1 = 100%).

Como é possível ver pela tabela, as proteínas de origem animal são mais bem absorvidas do que as vegetais, com exceção da soja. Muito disso acontece porque as plantas contêm antinutrientes que afetam a absorção dos nutrientes. Mas deixar oleaginosas e sementes de molho ou permitir que os grãos brotem e fermentem pode reduzir a carga de antinutrientes, aumentando assim a absorção das proteínas.

Portanto, se você quer consumir proteínas vegetais, deve antes de qualquer coisa, se certificar que elas tenham todos os aminoácidos essenciais nas quantidades certas e, depois, verificar como os grãos, oleaginosas ou sementes são processados. Se não tiverem ficado de molho, brotado ou fermentado, pode haver um impacto na absorção das proteínas – o que prejudicará seu intestino a longo prazo.

PROTEÍNA	PDCAAS*
Ovos	1.00
Caseína	1.00
Whey	1.00
Proteína de soja	1.00
Concentrado de proteína da ervilha	0.89
Hortaliças	0.73
Leguminosas	0.70
Arroz	0.50

Placar de aminoácidos corrigido pela digestibilidade verdadeira das proteínas (PDCAAS, na sigla em inglês).

Proteína encontrada no leite. Por não consumir laticínios e ter alergia a caseína, lactose e whey, está totalmente fora de questão para mim. Mas meu marido, alérgico à lactose, consegue tomar proteína de whey isolada. Caso você não tolere laticínios ou ache que eles provocam uma vontade desenfreada de comer, eu evitaria. E, por ela ter o poder de aumentar a insulina e a glicemia, não recomendo para quem está se ajustando à dieta cetogênica.

Mas para quem tolera laticínios e se sente bem com eles, a proteína de whey em pó pode ser ótima. Para saber mais detalhes sobre que tipo de produto pode funcionar para você, confira o "quem é quem" que preparei sobre proteínas em pó em healthfulpursuit.com/proteinpowders.

AJUSTES PARA DIETAS ESPECIAIS

Se você precisa ajustar a dieta low carb para lidar com questões como má absorção de frutose, protocolos autoimunes, intolerância a solanáceas ou estilo de vida vegano, chegou ao lugar certo.

FODMAPs

Da sigla em inglês, FODMAP significa "oligossacarídeos, dissacarídeos, monossacarídeos e polióis fermentáveis". Para algumas pessoas, esses carboidratos e álcoois de açúcar podem desencadear sintomas da síndrome do intestino irritável, incluindo dores abdominais, náusea, diarreia ou constipação e inchaço. Alguns alimentos presentes na dieta cetogênica (ou nos reforços de carboidratos) que contêm FODMAPs são alho, cebola, aspargo, couve-flor, aipo, algas marinhas, cogumelos, echalota, avocado, carnes processadas, picles, adoçantes (p. 118), adoçantes para reforços de carboidratos (*maple syrup*, mel), tahini, sementes de linhaça e de chia e leite de amêndoa.

Todos os perfis *Fat Fueled* podem ser adotados ao mesmo tempo em que você evita alimentos ricos em FODMAPs. Para tal, basta incluir ingredientes pobres nessas substâncias em seu Prato com porções diárias (p. 61). Pense em incluir verduras, carnes e gorduras três vezes por dia. Para informações confiáveis sobre FODMAPs, acesse ibsdiets.org.

AIP

Desenvolvido pelo Dr. Loren Cordain e por Robb Wolf, o protocolo autoimune (AIP, na sigla em inglês) afirma que alguns alimentos são mais propensos a desencadear inflamações em pessoas com doenças autoimunes. Isso inclui laticínios, ovos, solanáceas, oleaginosas e sementes. A dieta cetogênica pode ser adotada, com algumas exceções.

Ovos
Em receitas que pedem o ingrediente, como cookies, bolos ou outras massas doces, experimente usar um "ovo" de gelatina, que equivale ao comum: em uma panela pequena, coloque ¼ xícara (60 ml) de água e polvilhe 1 colher (sopa) de gelatina em pó sobre toda a superfície. Reserve por 5 minutos, sem mexer. Leve ao fogo baixo e mexa por 1 minuto, ou até ficar homogêneo. Se o prato é servido com ovo, basta omiti-lo.

Oleaginosas e sementes
O coco, em várias formas, é um ótimo substituto para esses ingredientes. Tenha cuidado com receitas que sejam inteiramente baseadas em linhaça!

Solanáceas
Veja as sugestões na próxima página.

Frutose
Se adotar reforços de carboidratos, limite a frutose (açúcar das frutas) a não mais do que 20 gramas por dia.

Adoçantes
Pode ser que você não queira usar os produtos indicados nas receitas deste livro (e em qualquer alimentação cetogênica): xilitol, eritritol e estévia. Mas quem segue o protocolo autoimune provavelmente já usa pouco ou nenhum adoçante. Abrir mão deles de acordo com a dieta keto, portanto, será muito fácil!

Solanáceas

Embora a maioria das plantas dessa família seja venenosa ou não comestível, outras são tratadas como hortaliças comuns. Entre aquelas que são usadas na alimentação cetogênica e nos reforços de carboidratos, em refeições ou como suplementos, estão ginseng indiano (ashwagandha), pimentão, berinjela, pimenta, páprica, muricato, batata, tamarillo, tomatillo e tomate. Para algumas pessoas, o consumo desses ingredientes pode causar excesso de inflamação no corpo. Eis algumas estratégias de substituição:

Pimentão
Você pode omiti-lo e acrescentar um punhado de couve-de-folhas no final do cozimento. Se estiver preparando legumes recheados, e o pimentão for uma das estrelas do show, experimente substituir por abobrinha-italiana sem miolo.

Berinjela
A abobrinha-italiana é o substituto perfeito. Pode ser cortada em fatias finas, como a berinjela, e se comporta de maneira semelhante em muitas receitas.

Pimenta
Nessa categoria estão a pimenta-de-caiena, páprica e outras especiarias feitas da planta seca. Como tempero, troco por cominho, cúrcuma e/ou orégano. Em molhos, uma boa alternativa é raiz-forte.

Batata
Rabanetes funcionam muito bem como substitutos de batata assada. Prepare purê com couve-flor e salada com nabo sueco (rutabaga).

Tomate
Não existe um substituto perfeito para o tomate, então descobri que é melhor procurar por receitas que não utilizem o ingrediente, para não correr o risco de fazer um molho e pensar "Isso está horrível". Quando se acostumar sem eles, é possível voltar a uma receita que pede tomates e simplesmente omiti-los sem sentir que está perdendo alguma coisa. Eu retiro os ingredientes de receitas de molhos e cozidos e procuro completar com mais hortaliças e caldo de ossos. Em curries, uso leite de coco como base.

Veganos

Fui vegana por um bom tempo e isso não trouxe nenhum benefício para meu corpo. (Conto os motivos para ter parado em meu site, healthfulpursuit.com/stoppedvegan). Em função de minha experiência e do que vi, sendo nutricionista, acredito que alguns organismos respondam melhor do que outros a esse estilo de vida. Comigo, não funcionou.

Embora nem sempre seja fácil, é possível permanecer vegana na dieta cetogênica. Descobri que o segredo do sucesso, nessa transição, é entender e aceitar o que é melhor para seu corpo. Se você realmente "nasceu" para ser vegana, sua tolerância aos carboidratos será muito maior do que a da maioria das outras pessoas – ou seja, será possível comer mais deles e passar para a cetose quase sem esforço.

Mas se você, assim como eu, tem sensibilidade aos carboidratos, consumir uma quantidade relativamente alta deles (tendo como base a dieta cetogênica) enquanto tenta entrar em cetose, pode ser quase impossível. E ser vegana pode não ser a melhor opção para você, ponto final. (Sinto que tenho o direito de dizer isso porque fui vegana por muito tempo e entendo perfeitamente como é frustrante, desafiador e assustador admitir que esse estilo de vida não funciona para você).

Mas vamos supor que você nunca se sentiu tão bem sendo vegana e quer dar uma chance para a dieta low carb. Eis algumas medidas que podem ajudá-la a se adaptar:

1. **Familiarize-se com as hortaliças pobres em carboidratos (p. 116).**

2. **Aprenda a conhecer as gorduras.** *Quase tudo vale para você, com exceção das gorduras animais.*

3. **Escolha proteínas low carb.** *A dieta cetogênica não é rica em proteínas e, portanto, ingredientes como amêndoa, soja (não transgênica), brócolis, aspargo, alho, folhas de nabo, espinafre, tomate, grão-de-bico, lentilha, feijão-fradinho e feijão-preto podem ser bons para sua alimentação.*

4. **Desista dos grãos.** *A quinoa, um pseudo-grão, é geralmente muito boa para dietas cetogênicas está mais para uma semente –, mas pode ser que você seja sensível a ela caso tenha sensibilidade a essa categoria de alimentos. Outra ótima opção: amaranto.*

5. **Esqueça a comida industrializada.** *Evite pão, chips de milho e de batata, barrinhas de proteínas, pretzels, biscoito água e sal, massas, bolos e pipoca. Em vez disso, prepare algumas porções de Focaccia e Chips para beliscar.*

6. **Use proteína de cânhamo ou de sementes de abóbora ao fazer bolos e outras receitas no forno.** *Ambas são quase neutras em relação às fibras e carboidratos – ou seja, têm a mesma quantidade dos dois. (Leia mais sobre carboidratos totais e líquidos na p. 64).*

Parte 2: ALIMENTAÇÃO KETO 129

Nunca tive problemas com meu peso ou aparência enquanto crescia. Podia comer o que quisesse e amava comida. Minha vida nunca foi muito ativa – nunca pratiquei esportes ou coisas do tipo –, mas em meu último ano do ensino médio me apaixonei por levantamento de peso. Ficava metade do dia na escola e comia muito (principalmente fast food), e então passei a engordar. Foi quando comecei a frequentar a academia e emagreci sem dificuldade. Na verdade, seria mais correto dizer que perdi gordura sem dificuldade, uma vez que ganhei muitos músculos e, embora a balança tenha subido, minha gordura corporal caiu para 18% – o que eu adorava.

Mantive esse estilo de vida ao entrar na faculdade, mas no segundo ano passei a tomar Adderall (tipo de anfetamina). Durante o ano e meio em que tomei o medicamento, meu peso foi de 68 para 52 quilos.

Eu fazia apenas uma refeição por semana.

Eu só dormia uma vez por semana.

Eu fumava um maço de cigarros a cada cinco horas.

Eu sabia que aquilo não era saudável, mas adorava a sensação de ser incansável enquanto tomava o remédio.

O que eu não adorava era a fraqueza que sentia, ao ponto de não poder andar da classe até o carro sem vomitar. Para uma garota que já tinha sido forte, isso era inaceitável. Então parei de tomar o remédio.

Durante os primeiros 26 dias, ganhei dez quilos. Isso foi em 2008. Hoje, peso 94 quilos – nunca pesei tanto. Meu corpo nunca se recuperou daquela época.

Experimentei a dieta cetogênica pela primeira vez no último outono por recomendação de um amigo que obteve ótimos resultados com ela; na primeira semana, perdi cerca de 3 quilos. Mas, então, me rendi à rotina e voltei aos velhos hábitos.

Decidi voltar à alimentação cetogênica e encontrei o blog da Leanne, HealthfulPursuit.com. Desde então, vejo o emagrecimento com outros olhos. Causei danos terríveis a meu corpo quando tomava aquele medicamento. Acho que ainda preciso me curar daquilo, processo que pode levar muito tempo.

Então guardei a balança no fundo do armário e comecei a escrever um diário alimentar. Quando criança, adorava comer a gordura do bife – seria esse um indicador de que eu estava destinada a comer assim? Eu me sinto ótima. Ganhei energia, jejuo naturalmente e durmo melhor com um pequeno reforço de carboidratos antes de ir para a cama (a Leanne ensinou que isso não tem problema nenhum e nutre meu corpo). Minha relação com a comida, hoje, é mais consciente, e preciso agradecer a Leanne por não apenas fornecer informações incríveis para a comunidade cetogênica, mas também por ter criado um grupo de apoio incomparável entre os leitores do HealthfulPursuit.com.

De tanto ouvir o podcast dela, quase já tenho sotaque canadense... e não estou brincando.

Obrigada, Leanne, por seu trabalho, pela força de enfrentar suas próprias batalhas e por ser generosa a ponto de dividir tudo isso, assim como seu tempo, com o restante de nós.

Erica
Virgínia Ocidental

CAPÍTULO 7
GORDURAS PARA AMAR, PARA ODIAR E PARA ABANDONAR

Já não é mais nenhum segredo que você irá comer um monte de gorduras, então faz sentido entender o que de fato está por trás dos produtos – as palavras-chave que você deve procurar, as que precisam ser evitadas, os truques de marketing e por aí vai.

Muitas empresas utilizam-se de estratégias como destacar termos para chamar nossa atenção e nos fazer crer que aqueles produtos são melhores do que outros. Exemplo: azeite de oliva. Você sabia que houve um tempo em que 70% do produto extravirgem era misturado a óleos baratos? Embora isso tenha melhorado nos últimos anos, muitos azeites ainda podem conter óleo de canola ou outros que não de oliva. Então, a mistura é desodorizada, tingida e, algumas vezes, até saborizada – e vendida como azeite "extravirgem". Credo!

Ver se um óleo ou gordura fica rançoso ou oxida é uma maneira de saber se esse produto é seguro e confiável. Quando uma substância gordurosa foi exposta a mais calor, oxigênio ou luz do que consegue aguentar, fica rançosa. E, nessa condição, pode afetar nossa saúde, aumentando as inflamações. A oxidação pode ocorrer durante a fabricação de um óleo ou gordura, caso ele seja muito processado através de métodos agressivos ou arriscados para a integridade do produto, ou se não for armazenado de modo adequado.

Vamos tomar decisões firmes e esclarecidas. Conhecimento é poder: mãos à obra.

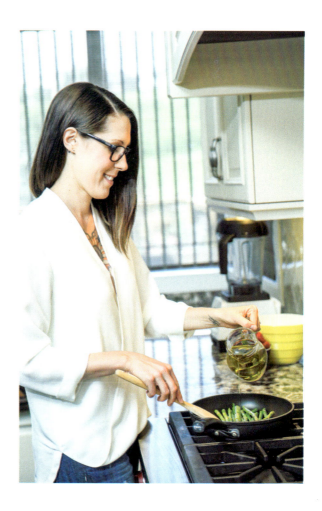

Parte 2: ALIMENTAÇÃO KETO

GORDURAS SATURADAS

COMA SEMPRE — Estáveis, sólidas em temperatura ambiente e excelentes para cozinhar. Foram muito criticadas ao longo dos anos, mas, na verdade, são ótimas para nossa saúde. Fazem bem ao coração, fígado, cérebro e sistema nervoso, entre outros – veja a lista dos benefícios na p. 134.

O medo comum de que elevem o colesterol é completamente infundado. Ao contrário: é a dieta rica em carboidratos que faz crescer o risco de doenças coronarianas ao diminuir o colesterol HDL e aumentar as pequenas partículas de LDL (leia mais nas p. 33-35). Em outras palavras, não são as gorduras saturadas ou o colesterol alimentar que incrementam as partículas pequenas e densas de LDL em nosso corpo – é o consumo excessivo de carboidratos. E, apesar da popularidade das dietas low fat, o aumento da preponderância de diabetes e obesidade nos Estados Unidos ocorreu com o aumento da ingestão de carboidratos, não de gorduras saturadas.

EXEMPLOS DE GORDURAS SATURADAS:

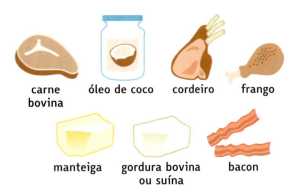

carne bovina · óleo de coco · cordeiro · frango

manteiga · gordura bovina ou suína · bacon

GORDURAS MONOINSATURADAS (MUFAs)

COMA SEMPRE — Quase sempre líquidas em temperatura ambiente e sólidas quando refrigeradas, são moderadamente estáveis e boas para cozinhar em temperaturas médias, de 160°C a 177°C. Se os óleos que você consome forem minimamente processados – procure palavras como "extraído a frio", "extraído por centrifugação" e "extração por prensagem" –, há pouca chance de ingerir produtos oxidados, que podem causar danos celulares.

As gorduras monoinsaturadas oferecem diversos benefícios, principalmente quando usadas em lugar das gorduras trans – veja a lista na p. 134.

> Produtos vindos de animais criados de modo convencional têm mais ômega-6 e menos ômega-3 do que aqueles de animais alimentados no pasto. Se não encontrar a versão mais saudável, compre cortes magros e acrescente sua própria gordura benéfica.

EXEMPLOS DE GORDURAS MONOINSATURADAS:

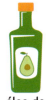

óleo de abacate · azeite de oliva · óleo de amêndoa

macadâmia · avocado · avelã

132 Capítulo 7: GORDURAS PARA AMAR, PARA ODIAR E PARA ABANDONAR

GORDURAS POLI-INSATURADAS (PUFAs)

COMA POUCO — Sempre líquidas. Tendem a oxidar ao serem aquecidas e, portanto, não são boas para cozinhar – a não ser que tenham sido naturalmente refinadas e que os produtos exibam, na etiqueta, termos como "extraído a frio", "extraído por centrifugação" e "extração por prensagem". Procure óleos minimamente processados ou refinados naturalmente, que têm menos probabilidade de oxidar.

Alimentos que contêm esses óleos, tais como salmão, truta, sementes de cânhamo, chia e linhaça, devem ser aquecidos o mínimo possível, somente até cozinharem.

Dois tipos de gorduras poli-insaturadas, ômega-3 e ômega-6, são considerados ácidos graxos essenciais: são necessárias para funções normais do organismo, mas o corpo não consegue produzi-las. Portanto, precisam ser obtidas por meio da alimentação (ou de suplementos). O consumo de ambas de forma desequilibrada (na dieta americana padrão, isso significa muito ômega-6) está associado ao aumento de doenças inflamatórias como síndrome metabólica, doenças autoimunes, síndrome do intestino irritável, doenças inflamatórias intestinais, artrite reumatoide, câncer e distúrbios psiquiátricos. A proporção ideal de ômega-6 para ômega-3 é de 1:1; na dieta americana padrão, essa proporção varia de 10:1 a 25:1. Uma alimentação cetogênica rica em gorduras saturadas e pobre em óleos processados traz um equilíbrio natural entre ambas.

Os óleos de soja e milho são duas das gorduras poli-insaturadas que as organizações de saúde mais recomendam como "amigas do coração"; no entanto, a proporção de ômega-6 para ômega-3 presente neles é de 7:1 e 46:1, respectivamente. Além disso, o processamento de ambos os óleos os tornam oxidados, contribuindo para inflamações e a formação de radicais livres. É mais seguro usar óleos de semente de cânhamo, nozes, linhaça e canola, desde que sejam minimamente processados e extraídos a frio. Também não devem ser aquecidos.

Para o organismo, é mais difícil converter o ômega-3 das plantas para as formas que pode usar, EPA e DHA; o melhor, portanto, é dar preferência a fontes de origem animal, como o peixe. O EPA e o DHA são fundamentais para o desenvolvimento fetal, resposta imunológica regular, redução de inflamações e melhora na função cardiovascular.

GORDURAS TRANS

EVITE — Encontradas principalmente nas gorduras fabricadas pelo homem, particularmente as hidrogenadas ou parcialmente hidrogenadas. Se vir as palavras "gordura trans" em uma caixa, garrafa ou saquinho, largue e corra na direção oposta.

Pequenas quantidades de gorduras trans naturais são encontradas em laticínios e carne proveniente de animais alimentados no pasto, mas essas são benéficas: podem reduzir a gordura corporal, aumentar a massa muscular e reduzir potencialmente a formação do câncer de mama.

As gorduras trans fabricadas são criadas quando o hidrogênio é acrescentado a óleos vegetais para torná-los sólidos em temperatura ambiente. Por não reconhecer essa gordura hidrogenada e totalmente transformada, o corpo não sabe como eliminá-la das células. São prejudiciais à saúde de várias maneiras, desde contribuir para doenças cardíacas até aumentar o risco de diabetes tipo 2 – veja a lista completa na p. 134.

Os perigos conhecidos das gorduras trans fizeram com que fossem eliminadas de diversos produtos. A versão interesterificada, feita por meio de um processo de refinamento que altera quimicamente e rearranja as moléculas de gordura, ganhou popularidade. No entanto, ela aumenta a taxa glicêmica e diminui a produção de insulina.

Evite as gorduras perigosas ao escolher ingredientes naturais em lugar de donuts, cookies, pastas amanteigadas, molhos prontos para salada e maionese tradicional.

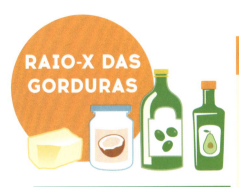

RAIO-X DAS GORDURAS

GORDURAS SATURADAS

Boa pedida.
Consuma regularmente.

USE À VONTADE

EFEITOS NA SAÚDE

- São o combustível preferido do coração
- Aumentam o colesterol HDL *(ver p. 34)*
- Aumentam a absorção de cálcio, para que seja incorporado aos ossos de modo eficaz
- Protegem o fígado dos danos causados por toxinas e radicais livres
- Revertem as respostas inflamatórias em consequência do abuso de álcool
- Ocupam espaço nos pulmões para nos proteger de doenças
- Fornecem ao cérebro os materiais puros necessários para que ele funcione da melhor maneira
- Aceleram o metabolismo ao melhorar as conexões nervosas em todo o corpo
- Fornecem e transportam vitaminas A, D, E e K, solúveis em gordura
- Fortalecem o sistema imunológico ao aumentar a capacidade das células de destruir vírus, bactérias e fungos

CONTRA/A FAVOR

- ➕ Não aumentam o colesterol ou o risco de doenças cardíacas
- ➕ Não provocam aumento de peso
- ➕ Gorduras estáveis que não oxidam facilmente (o que pode causar danos celulares)

GORDURAS MONOINSATURADAS (MUFAs)

Procure óleos minimamente processados, com menor probabilidade de oxidar. Consuma com frequência.

PRESTE ATENÇÃO ⚠️

EFEITOS NA SAÚDE

- Encorajam a perda de peso quando usadas no lugar das gorduras trans e poli-insaturadas rançosas
- Reduzem a dor e a rigidez provocadas pela artrite reumatoide
- Diminuem o risco de câncer de mama
- Diminuem o risco de doenças cardíacas e AVCs
- Reduzem a gordura abdominal quando os carboidratos são menos consumidos e trocados por gorduras
- Aumentam o controle da glicemia

CONTRA/A FAVOR

- ➕ Mais estáveis que as gorduras poli-insaturadas
- ➕ Alimentos que contêm tais gorduras podem ser aquecidos

GORDURAS TRANS

Só têm coisas ruins. Não consuma.

- Aumentam o risco de diabetes tipo 2
- Provocam a redistribuição da gordura no abdômen, associada com maior risco de doenças cardíacas
- Provocam resistência à insulina
- Contribuem para a ocorrência de doenças coronárias
- Associadas à inflamação sistêmica, que pode afetar muitos processos do organismo, incluindo a digestão
- Prejudicam a memória
- Podem causar asma em crianças

EVITE

GORDURAS POLI-INSATURADAS (PUFAs)

Procure óleos minimamente processados, com menor probabilidade de oxidar. Consuma com frequência.

PRESTE ATENÇÃO ⚠️

EFEITOS NA SAÚDE

- O ômega-3 aumenta a resistência óssea e reduz a produção de substâncias inflamatórias
- O ômega-6 é fundamental para o desenvolvimento dos músculos e do cérebro, favorece o sistema nervoso e contribui na produção de substâncias que afetam o humor, o sistema imunológico e o equilíbrio dos fluidos corporais
- O consumo de ômega-6 e ômega-3 na proporção 1:1 é beneficial contra doenças inflamatórias: o consumo excessivo de ômega-6 pode provocar diversas delas, desde doenças autoimunes até o câncer

CONTRA/A FAVOR

- ➕ O equilíbrio entre ômega-6 e ômega-3 é essencial para a saúde
- ➖ Algumas gorduras poli-insaturadas, como óleos de soja e de milho, têm proporções negativas de ômega-6 para ômega-3
- ➖ Mais propensas à oxidação quando muito processadas
- ➖ O aquecimento causa oxidação, então não são boas para cozinhar

CONTRA/A FAVOR

- ➖ Extremamente prejudiciais à saúde (Isso não se aplica às gorduras trans encontradas naturalmente em alimentos como bife feito com carne de animais alimentados no pasto)

134 Capítulo 7: GORDURAS PARA AMAR, PARA ODIAR E PARA ABANDONAR

GUIA PRÁTICO DE ÓLEOS, AZEITES E GORDURAS

Desde que comecei minha jornada cetogênica, me ative principalmente à gordura bovina para cozinhar e ao óleo de abacate para usar em saladas. Não precisava de muito mais! Sempre fui adepta da filosofia de que quanto mais simples, melhor. Mas quando fui tomar café com uma amiga e ela começou a fazer perguntas sobre óleos, querendo saber se eram ricos em gorduras poli-insaturadas, percebi que, se ela tinha dúvidas, outras pessoas provavelmente também teriam.

Sei que não sou a única a me apegar a alguns óleos preferidos. Mas e se aquele produto que você elegeu para usar no seu dia a dia lhe deixar predisposta a inflamações causadas por uma avalanche de radicais livres? Se o seu consumo de gorduras entrar em níveis cetogênicos e você estiver consumindo gorduras de baixa qualidade, isso poderá ser um problema. Aqui, tentei apresentar tantos pontos relevantes quanto foi possível, para que você possa tomar suas decisões baseada em informações. Sua escolha pode ser diferente da opção de outras pessoas e espero que, assim, fique mais fácil identificar as qualidades que deseja. Também incluí comentários e diretrizes baseados em minha opinião pessoal, no que eu consumo e porquê.

O que um bom óleo de cozinha precisa ter

Existem três coisas para levar em conta. Pense nelas como os pilares da qualidade de um óleo:

- **MÉTODOS DE EXTRAÇÃO E PROCESSAMENTO:** *A técnica de extração do óleo pode influenciar a maneira como ele beneficia ou prejudica nossa saúde. Foram usadas substâncias químicas? Solventes químicos tóxicos, como hexano, costumam deixar uma quantidade mínima de resíduos no produto. O método usou temperaturas altas? A matéria-prima podia aguentar essas temperaturas? Caso contrário, o óleo pode ter oxidado e provavelmente foi mais refinado para eliminar o odor de ranço. Consulte a p. 137 para saber mais sobre os métodos de extração e processamento.*

- **PROPORÇÃO DE ÔMEGA-6 PARA ÔMEGA-3:** *O equilíbrio entre os dois é importante para a saúde e o bem-estar geral (leia mais na p. 133). Queremos uma proporção que seja o mais próximo possível de 1:1. Se um óleo tem muito ômega-6 e pouco ômega-3, pode provocar um ataque inflamatório. Mas atenção: isso se aplica apenas a produtos ricos em gorduras poli-insaturadas. Caso um óleo não tenha uma proporção equilibrada de ômega-6 para ômega-3, porém apresenta apenas 10% de gorduras poli-insaturadas, não é tão problemático quanto um que tenha, digamos, 50% delas. Veja, na p. 138, um ranking da proporção de ômega-6 para ômega-3 em diversos tipos de óleo.*

- **PONTO DE FUMAÇA:** *Define a capacidade do óleo para aguentar o calor enquanto se mantém estável. Se assar um bolo a 177°C e usar um óleo instável, como o de nozes, a temperatura vai oxidar a gordura e deixá-la rançosa no meio da massa, e o resultado terá um gosto horrível. Mas o mesmo óleo faz bonito quando usado em um patê cru de oleaginosas ou sementes. Veja, na p. 138, um ranking com o ponto de fumaça de diversos tipos de óleo.*

Eis alguns outros itens para considerar ao escolher um óleo de cozinha:

- **Confira a data de validade e escolha um produto mais próximo da data de fabricação – ou que tenha pelo menos seis meses até a data de validade.**

- **Óleos deterioram mais rápido em embalagens claras. Embora garrafas plásticas protejam da luz, existe uma preocupação de que, com o tempo, o material possa se dissolver no produto. A melhor opção é escolher óleos que sejam embalados em recipientes de vidro escuro.**

- **Suas panelas podem fazer a diferença! Metais como ferro e cobre encorajam a oxidação e deixam o óleo rançoso mais rapidamente.**

Ponto de fumaça

Assim como os métodos de extração e processamento, o ponto de fumaça define a diferença entre os óleos que beneficiam e os que prejudicam a saúde. Os menos processados têm maior quantidade de nutrientes – e, portanto, não devem ser muito aquecidos.

Quanto mais gorduras saturadas e monoinsaturadas um óleo apresentar, mais estável ele é. Por outro lado, quanto mais gorduras poli-insaturadas, menos estável em temperaturas altas, ou seja, ele poderá oxidar, o que encoraja a inflamação.

Quando aquecidas além de seu ponto de fumaça, as gorduras começam a se decompor e liberam radicais livres, substâncias danosas que prejudicam as células, e acroleína, composto químico que deixa os

Parte 2: ALIMENTAÇÃO KETO 135

alimentos com cheiro e sabor de queimado. Se o óleo fizer fumaça na panela, descarte-o, limpe o utensílio e comece outra vez, com uma temperatura mais baixa. Embora aquelas panquecas possam parecer gostosas, o fato de o óleo fazer fumaça significa que ele já se tornou perigoso e adquiriu propriedades potencialmente causadoras de câncer.

A não ser que indique outra coisa, a tabela da página ao lado mostra óleos não refinados. Os refinados são mais pobres em nutrientes e, portanto, é melhor limitar seu consumo, embora sejam adequados para cozinhar quando você precisa de um pouco de variedade e de gorduras estáveis quando aquecidas.

Se você tem sensibilidade a laticínios, ghee e manteiga podem não ser as melhores escolhas. O ghee é naturalmente livre de whey, mas pode conter quantidades variadas de caseína e lactose dependendo da forma como é processado

Caso desconfie de algum óleo, dê uma boa cheirada. Se o aroma estiver estranho, não use!

Óleo de canola

Sei que muitas de vocês estão pensando: Espera aí, o quê? *Ela realmente colocou o óleo de canola na lista dos produtos bons para cozinhar? Enlouqueceu completamente.*

Sim, eu também fiquei impressionada. Mas, escolhendo da maneira correta, o óleo de canola pode ser mais seguro do que vários outros. A proporção de ômega-6 para ômega-3 é perfeita – além disso, a distribuição de gorduras saturadas para monoinsaturadas e poli-insaturadas é fabulosa, e você pode procurar versões extraídas a frio sem problemas. Os padrões que devem ser observados estão todos ali.

Por quê, então, ele ficou tão mal falado? Porque todo mundo pensa que qualquer tipo de óleo de canola é refinado, extraído por solventes e processado à enésima potência. Também existe uma tonelada de óleo geneticamente modificado no mercado – cerca de 90% da canola cultivada no mundo é transgênica.

Mas digamos que você encontre um óleo orgânico e extraído a frio, ou um que seja refinado sem substâncias químicas e em temperaturas baixas (o que é possível). O que fazer? Mantenha em mente as características de um bom óleo de cozinha (p. 135) e vamos ver como ele se compara em relação aos outros produtos.

Tanto o óleo de sementes de linhaça quanto o de sementes de cânhamo são tidos como benéficos para a saúde justamente por causa de componentes existentes no óleo de canola – e, muitas vezes, esse último se sai melhor. A quantidade de gorduras poli-insaturadas em óleo de canola não refinado é de 32%; no de sementes de cânhamo é de 80% e no de sementes de linhaça, 66%. A partir dessa informação, podemos concluir que o de canola é naturalmente mais estável que linhaça ou cânhamo. Eu colocaria isso na coluna dos prós. Agora, vamos analisar a proporção de ômega-6 para ômega-3: canola fica em 2:1, cânhamo em 3:1 e linhaça em 4:1. Sabemos que, quanto mais perto de 1:1, melhor. Novamente, vai para a coluna dos prós.

Eu diria que o óleo de canola está se saindo muito bem. Mas vamos olhar o passado um pouco mais profundamente para entender o que deu errado e como encontrar uma boa fonte do ingrediente.

O óleo de canola era feito a partir da colza, que continha níveis elevados de ácido erúcico cerca de trinta anos atrás. Esse ácido graxo monoinsaturado ômega-9 é considerado perigoso para humanos. Ao longo do tempo, a canola foi cultivada de maneira a apresentar menos ácido erúcico; hoje, são menos de 2%. (Veja que cultivar variedades de plantas em função de algumas qualidades é muito diferente de modificá-las geneticamente – a primeira atividade existe há milhares de anos, enquanto a segunda é recente.).

Sim, uma enorme quantidade de óleo de canola é produzida a partir de sementes de colza transgênica. Mas existem algumas marcas livres disso. Um representante da organização Non-GMO Project escreveu:

Se um alimento apresenta nosso selo de verificação "Non-GMO" [não transgênico], pode ter certeza de que foi produzido de acordo com os melhores padrões industriais a fim de evitar modificações genéticas.

Fornecemos a verificação de não transgênico para óleo de canola feito a partir de sementes de colza que não foram geneticamente modificadas. De acordo com nossos padrões, técnicas naturais de cruzamento usadas há milhares de anos pelos fazendeiros não são consideradas engenharia genética.

O óleo ultrarrefinado, processado com calor, extraído quimicamente e geneticamente modificado é ruim? Pode apostar que sim. Pretendo usar toneladas de óleo de canola, orgânico, extraído a frio, livre de compostos químicos? Não. Da mesma forma, não vou fazer o mesmo com óleos de cânhamo, nozes e linhaça por causa das gorduras poli-insaturadas (leia mais na p. 133).

Mas, ao mesmo tempo, não vou mais sair por aí falando mal do óleo de canola. Se você procurar pelos mesmos indicadores de qualidade usados para avaliar qualquer gordura poli-insaturada, ele é tão bom quanto outros.

136 Capítulo 7: GORDURAS PARA AMAR, PARA ODIAR E PARA ABANDONAR

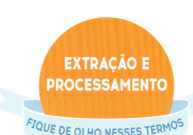

EXTRAÇÃO E PROCESSAMENTO
FIQUE DE OLHO NESSES TERMOS

QUALIDADE DOS INGREDIENTES

⭐ = recomendado

NÃO ORGÂNICO	ORGÂNICO ⭐	NÃO TRANSGÊNICO ⭐	ANIMAIS ALIMENTADOS NO PASTO ⭐	ANIMAIS CRIADOS LIVRES ⭐
Pesticidas e outras toxinas ambientais usadas na produção da matéria-prima se concentram no óleo.	Não usa pesticidas ou fertilizantes químicos.	Sem uso de produtos geneticamente modificados. Fator importante em óleos de canola, milho, sementes de algodão, salmão e soja.	Gorduras desses animais têm mais nutrientes quando comparadas àqueles que são alimentados com ração. Vale para gordura bovina e suína, manteiga e ghee.	Gorduras provenientes deles têm mais nutrientes em relação aos animais criados "sem gaiolas". Vale para gorduras de galinha, pato e ganso.

MÉTODO DE EXTRAÇÃO

PRENSADO ⭐	A FRIO ⭐	CENTRIFUGAÇÃO ⭐	SOLVENTES ☠
Espremido sem ajuda de calor ou substâncias químicas. Grande parte do sabor e dos nutrientes permanecem intactos, mas há grande risco de oxidação devido ao aquecimento provocado pela fricção. ⚠ ATENÇÃO quando o método for usado em gorduras muito instáveis	Prensagem em ambiente de temperatura controlada; o produto nunca passa de 49°C. Sabores e nutrientes intactos, com oxidação mínima.	Prensado e separado pela força centrífuga. Sabores e nutrientes intactos; é considerado não refinado e não existe oxidação.	Aquecido a 260°C e tratado com hexano, um solvente químico, sendo processado novamente para a remoção do produto. Sabor irrisório e pouquíssimos nutrientes; pode ficar rançoso em função da temperatura alta. O prazo de validade vai de três a quatro anos. Se não houver termos como "prensado", "extraído a frio" ou "centrifugado" na embalagem, pode apostar que houve uso de solventes.

PRENSAGEM
(refere-se à parte do processo de extração dos óleos de coco, abacate e azeite).

VIRGEM	EXTRAVIRGEM ⭐
Não refinado e extraído mecanicamente. No caso do azeite, tem mais acidez que o extravirgem, mas menos de 2%.	Não refinado e extraído mecanicamente. No caso do azeite, não tem mais do que 0,8% de acidez e significa a mesma coisa que o termo "primeira extração a frio".

Não existem estudos que comprovem que safras transgênicas façam mal para a saúde – mas também não existe nenhuma pesquisa dizendo que são seguras.

PROCESSAMENTO*

PROCESSADO QUIMICAMENTE ☠

NÃO REFINADO: ⭐	REFINADO:
Engarrafado imediatamente após ter sido prensado, extraído a frio ou centrifugado, sem etapas adicionais. Aparência leitosa e melhor em sabor, qualidade e nutrientes. Em relação aos óleos refinados, tem menor validade e ponto de fumaça mais baixo.	Procure óleos refinados em temperatura baixa e com agentes naturais. Não têm nutrientes, mas, às vezes, é divertido cozinhar com eles. Geralmente tratados com substâncias químicas e aquecidos até 260°C. No entanto, os naturais usam pouco calor e agentes como ácido cítrico. Depois da extração, são alvejados ou desodorizados para ficarem livres de impurezas e mais estáveis, principalmente para o cozimento em altas temperaturas. Aparência clara, sabor e nutrientes limitados. "Puro" indica uma mistura de óleos refinados e não refinados; "light" indica óleos refinados com leve sabor.

Você se sairá melhor utilizando gorduras naturalmente estáveis no calor e ricas em nutrientes na hora de cozinhar em temperaturas altas e usando os óleos refinados (quimicamente ou não) esporadicamente. Você comerá muitas gorduras na dieta cetogênica, por isso é bom ter variedade!

*Embora os termos "refinado" e "não refinado" sejam padrão, nem todos seguem o conceito. Um produto pode ser chamado de "extravirgem" porque foi minimamente processado, seja mecânica ou quimicamente. Não tem certeza do que está por trás da fabricação de um óleo? Ligue para a empresa e pergunte!

Parte 2: ALIMENTAÇÃO KETO   137

ÔMEGA E PONTO DE FUMAÇA: ranking dos óleos

A tabela está organizada pelo ponto de fumaça e quantidade de gorduras poli-insaturadas – quanto mais altos no ranking, melhores são para cozinhar.

QUALIDADE DOS INGREDIENTES:
Orgânico = 🌿
Não transgênico = GMO
Animais alimentados no pasto = 🌱
Animais criados soltos = FREE
Padrões éticos = ✅***
Animais criados no pasto = ▬

EXTRAÇÃO:
A frio = ❄️
Por centrifugação = 🌀
Prensado = 💧

PRENSAGEM:
Extravirgem = EV
Virgem = V

PROCESSAMENTO:
Não refinado = Ø
Naturalmente refinado = R

Gordura saturada = (SFA)
Gordura monoinsaturada = (MUFA)
Gordura poli-insaturada = (PUFA)

ÓTIMOS USE REGULARMENTE 👍

Nome	Ponto de fumaça	Tipo de cozimento	Validade e armazenamento	Proporção de Ômega-6 / ômega-3	(SFA) %	(MUFA) %	(PUFA) %	Dê preferência para...
Óleo de abacate refinado	271°C	Confeitaria / Assados e frituras	6-12 meses / Embalagem escura / Lugar fresco fora da luz solar	N/A*	20	70	10	🌿❄️ ou 🌀 EV ou V | R
Azeite de oliva refinado	240°C	Confeitaria / Assados e frituras	6-12 meses / Embalagem escura / Lugar fresco fora da luz solar	N/A*	14	74	8	💧 | R *referido como "leve" ou "puro"*
Ghee*	232°C	Confeitaria / Assados e frituras	12-24 meses / Fora da geladeira / Aumente a validade guardando o excedente no freezer	N/A*	51	23	3	🌱
Óleo de palmiste	232°C	Confeitaria / Assados e frituras	12-24 meses / Fora da geladeira / Aumente a validade guardando o excedente no freezer	N/A*	82	11	1	🌿✅ | ❄️ ou 🌀 ou 💧 Ø ou R
Óleo de palma	232°C	Confeitaria / Assados e frituras	12-24 meses / Fora da geladeira / Aumente a validade guardando o excedente no freezer	N/A*	49	37	9	🌿✅ | ❄️ ou 🌀 ou 💧 Ø ou R
Óleo de avelã	221°C	Confeitaria / Assados e frituras	6-12 meses / Embalagem escura / Lugar fresco fora da luz solar	N/A*	7	78	10	🌿 | ❄️ ou 🌀 ou 💧 | R
Gordura bovina/ suína	205°C	Confeitaria / Assados e frituras	12-24 meses / Fora da geladeira / Aumente a validade guardando o excedente no freezer	N/A*	50	42	4	🌱
Óleo de macadâmia	198°C	Confeitaria / Assados e frituras	6-12 meses / Embalagem escura / Lugar fresco fora da luz solar	N/A*	12	71	12	🌿 | ❄️ ou 🌀 ou 💧 | R
Gordura de galinha (schmaltz)	190°C	Confeitaria / Assados e frituras	12-24 meses / Fora da geladeira / Aumente a validade guardando o excedente no freezer	N/A*	32	46	22	FREE ou ▬
Gordura de pato	190°C	Confeitaria / Assados e frituras	12-24 meses / Fora da geladeira / Aumente a validade guardando o excedente no freezer	N/A*	37	50	13	FREE ou ▬
Gordura de ganso	190°C	Confeitaria / Assados e frituras	12-24 meses / Fora da geladeira / Aumente a validade guardando o excedente no freezer	N/A*	32	55	10	FREE ou ▬
Manteiga/óleo de cacau	188°C	Confeitaria	12-24 meses / Fora da geladeira / Aumente a validade guardando o excedente no freezer	N/A*	60	33	3	🌿 | Ø ou R
Banha/gordura de bacon	188°	Assados	12-24 meses / Fora da geladeira / Aumente a validade guardando o excedente no freezer	N/A*	39	45	11	FREE ou ▬
Manteiga*	177°C	Confeitaria	12-24 meses / Fora da geladeira / Aumente a validade guardando o excedente no freezer	N/A*	51	23	3	🌱
Óleo de coco	177°C	Confeitaria	12-24 meses / Fora da geladeira / Aumente a validade guardando o excedente no freezer	N/A*	87	6	2	🌿 | ❄️ ou 🌀 ou 💧 EV ou V | Ø ou R
Óleo de abacate	177°C	Saladas / Confeitaria	6-12 meses / Embalagem escura / Lugar fresco fora da luz solar	N/A*	20	70	10	🌿 | ❄️ ou 🌀 EV ou V | Ø

138 Capítulo 7: GORDURAS PARA AMAR, PARA ODIAR E PARA ABANDONAR

Nome	Ponto de fumaça	Tipo de cozimento	Validade e armazenamento	Proporção de Ômega-6 / ômega-3	(SFA) %	(MUFA) %	(PUFA) %	Dê preferência para...
Azeite de oliva virgem	160°C	Saladas / Finalização	6-12 meses / Embalagem escura / Lugar fresco fora da luz solar	N/A*	14	74	8	🌿 ❄ EV Ø
Azeite de oliva extravirgem	160°C	Saladas / Finalização	6-12 meses / Embalagem escura / Lugar fresco fora da luz solar	N/A*	14	74	8	🌿 ❄ EV Ø
Óleo de amêndoa	160°C	Saladas / Finalização	6-12 meses / Embalagem escura / Lugar fresco fora da luz solar	N/A*	8	70	17	🌿 ❄ Ø
Óleo MCT	160°C	Saladas / Finalização	6-12 meses / Embalagem escura / Lugar fresco fora da luz solar	N/A*	97	0	0	Veja a página 140

Veja a nota sobre PUFA na p. 140

CUIDADO: USE POUCO, E APENAS PRODUTOS DE QUALIDADE

Nome	Ponto de fumaça	Tipo de cozimento	Validade e armazenamento	Proporção de Ômega-6 / ômega-3	(SFA) %	(MUFA) %	(PUFA) %	Dê preferência para...
Óleo de canola refinado	205°C	Confeitaria / Assados e frituras	2-6 meses / Embalagem escura / Na geladeira	3:1	7	56	32	🌿 GMO ❄ ou Ⓢ R
Óleo de sementes de cânhamo	165°C	Saladas / Finalização	2-6 meses / Embalagem escura / Na geladeira	3:1	8	12	80	🌿 ❄ Ø
Óleo de nozes	160°C	Saladas / Finalização	2-6 meses / Embalagem escura / Na geladeira	5:1	9	23	63	🌿 ❄ Ø
Óleo de canola ver p. 136	108°C	Saladas	2-6 meses / Embalagem escura / Na geladeira	2:1	7	56	32	🌿 GMO ❄ Ø
Óleo de sementes de linhaça	108°C	Saladas	2-6 meses / Embalagem escura / Na geladeira	4:1	9	20	66	🌿 GMO ❄ Ø

EVITE

Nome	Proporção de Ômega-6 / ômega-3	SFA %	MUFA %	PUFA %	Preocupações / Comentários
Óleo de soja	8:1	14	23	58	É mais seguro que os outros se não for transgênico e processado quimicamente ou em altas temperaturas. Não é indicado para o programa Fat Fueled porque vem de uma leguminosa.
Óleo de farelo de arroz	21:1	25	38	37	Proporção alta de ômega-6 para ômega-3. Não é indicado para o programa Fat Fueled porque vem de um grão.
Óleo de gérmen de trigo	8:1	19	15	62	É mais seguro que os outros se não for processado quimicamente ou em altas temperaturas. Não é indicado para o programa Fat Fueled porque vem de um grão.
Óleo de amendoim	32:1	17	46	32	Mais seguro do que outros. Não é indicado para o programa Fat Fueled porque vem de uma leguminosa.
Óleo de gergelim	138:1	14	40	42	Proporção alta de ômega-6 para ômega-3. A quantidade de gorduras poli-insaturadas preocupa. Pode ser usado de vez em quando, em pouca quantidade, para regar os pratos.
Óleo de milho não refinado	83:1	13	24	59	Proporção alta de ômega-6 para ômega-3. Muito transgênico. A quantidade de gorduras poli-insaturadas preocupa. Não é indicado para o programa Fat Fueled porque vem de um grão.
Óleo de semente de uva	676:1	10	16	70	Proporção alta de ômega-6 para ômega-3. A quantidade de gorduras poli-insaturadas preocupa.
Óleo de milho	46:1	13	24	59	Proporção alta de ômega-6 para ômega-3. A quantidade de gorduras poli-insaturadas preocupa. Muito transgênico. Não é indicado para o programa Fat Fueled porque vem de um grão.
Óleo de semente de girassol não refinado	40:1	10	45	40	Proporção alta de ômega-6 para ômega-3. A quantidade de gorduras poli-insaturadas preocupa.
Óleo de sementes de algodão	256:1	26	18	52	Proporção alta de ômega-6 para ômega-3. A quantidade de gorduras poli-insaturadas preocupa. Muito transgênico.
Óleo de cártamo não refinado	133:1	9	12	75	Proporção alta de ômega-6 para ômega-3. A quantidade de gorduras poli-insaturadas preocupa.
Gordura vegetal	8:1	18	44	34	A qualidade dos ingredientes e o método de processamento me aterrorizam.**
Margarina cremosa	3:1	20	47	33	A qualidade dos ingredientes e o método de processamento me aterrorizam.**
Cremes veganos	3:1	20	47	33	A qualidade dos ingredientes e o método de processamento me aterrorizam.**

*Quantidade mínima de gorduras poli-insaturadas e, portanto, a proporção de ômega-6 para ômega-3 não preocupa.

** Embora a proporção de ômega-6 para ômega-3 seja boa por causa da forma de processamento, do acréscimo de ingredientes como "leitelho em pó 1%" ou "sabores naturais" e de haver poucas opções não transgênicas, entra na lista vermelha.

*** Óleo de palma e óleo de palmiste causam um pouco de controvérsia porque sua produção pode levar ao desflorestamento e ameaçar populações de orangotangos. Procure marcas que usem fontes sustentáveis.

Parte 2: ALIMENTAÇÃO KETO

TUDO SOBRE O ÓLEO MCT

Na sigla em inglês, MCT significa "triglicerídeos de cadeia média". Este ingrediente é ótimo para a dieta cetogênica por se converter em cetonas mais rapidamente do que outras gorduras saturadas.

Seu consumo traz uma série de benefícios para a saúde:

- Encoraja o desenvolvimento dos corpos cetônicos
- Aumenta a regulação da glicemia
- Melhora a cognição e a memória
- Reduz a ansiedade por comer
- Ajuda a prevenir o desenvolvimento da síndrome metabólica
- Encoraja o emagrecimento
- Favorece a saúde intestinal e a absorção dos nutrientes

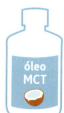

Existem diversos tipos de óleo MCT. Em uma gordura altamente saturada, como o óleo de coco, você encontra:

- **C6 (ácido caproico):** Converte-se rapidamente em cetonas, mas pode irritar o intestino
- **C8 (ácido caprílico):** Converte-se rapidamente em cetonas; tem propriedades antimicrobianas que promovem um intestino saudável; não exige trabalho do fígado para disparar a geração de cetonas
- **C10 (ácido cáprico):** Transforma-se em energia mais devagar que o C8
- **C12 (ácido láurico):** Precisa ser processado pelo fígado, tornando a produção de cetonas mais lenta; é mais um triglicerídeo de cadeia longa do que triglicerídeo de cadeia média
- **C14:** Encontrado principalmente em gorduras saturadas; corresponde aos ácidos graxos de cadeira longa no óleo de coco

Uma alta porcentagem das gorduras saturadas no óleo de coco corresponde ao C12 (ácido láurico), que melhora os níveis de colesterol, reduz sintomas de acne e tem influência positiva nas taxas hormonais. Entretanto, como é mais semelhante a um ácido graxo de cadeia longa, não fornece tantos benefícios quanto o MCT, como vimos acima.

Portanto, para encorajar a produção de cetonas e apoiar a dieta cetogênica em geral, o consumo de MCT é mais apropriado do que o de óleo de coco. O C8 (ácido caprílico) é a "melhor" forma de MCT para a alimentação low carb, pois ajuda a gerar cetonas, tem propriedades antimicrobianas e não precisa do fígado para desencadear todo o processo.

Não se trata de remover completamente o óleo de coco da cozinha ou de consumir apenas "o melhor" MCT, e sim de usar uma combinação de ambos em sua jornada para o bem-estar cetogênico. Como o óleo MCT é refinado e, portanto, não tem os nutrientes encontrados em óleos de coco e palma não refinados, eu os acrescento à minha alimentação para equilibrar as coisas. Por exemplo: gosto de cozinhar e assar com óleo de coco e uso óleo MCT C8 em temperos para salada, molhos picantes e em meu Latte turbinado diário.

ÓLEOS PUFA

ÓLEOS DE CANOLA, CÂNHAMO, NOZES E LINHAÇA

Embora tenham uma boa proporção de ômega-6 para ômega-3, os óleos de canola, cânhamo, nozes e linhaça apresentam uma quantidade alta de gorduras poli-insaturadas. E, mesmo que ácidos graxos ômega sejam bons para a saúde em geral (leia na p. 133), o excesso de gorduras poli-insaturadas é apenas isso: excesso. Eu os incluí na tabela dos óleos que requerem atenção não por considerá-los ruins, mas por não serem tão essenciais quanto a gordura saturada, que pode ser consumida com frequência.

No geral, trata-se de consumir gorduras poli-insaturadas com parcimônia, sem torná-las o item principal de sua alimentação. Use um pouco aqui e ali durante a semana, mas faça com o que as gorduras saturadas e monoinsaturadas ocupem o centro das atenções.

Além disso, o processamento desses óleos é muito importante, principalmente quando contém 50% ou mais de gorduras poli-insaturadas, pois a oxidação começa no momento em que os componentes são extraídos e expostos ao calor, ar ou luz (no caso desses dois últimos, pode ocorrer mesmo na extração padrão a frio). Por favor, informe-se sobre a fonte e o método de processamento do óleo que está usando. É a melhor coisa que você pode fazer para reduzir o consumo de gorduras instáveis e rançosas.

COMO USAR GORDURAS E ÓLEOS CETOGÊNICOS

> Se você quer saber o quê e como cozinhar, essa seção lhe fornecerá as ferramentas que precisa.

Para escolher os produtos de melhor qualidade, consulte a p. 138.

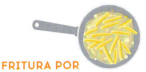

FRITURA POR IMERSÃO, ATÉ 205°C
- Óleo de abacate refinado
- Óleo de canola refinado**
- Gordura bovina/suína

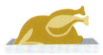

ASSADOS, ATÉ 190°C
- Óleo de abacate refinado
- Gordura de galinha (schmaltz)
- Gordura de pato
- Ghee* de animais alimentados no pasto
- Gordura de ganso
- Óleo de avelã
- Óleo de palma
- Gordura bovina/suína

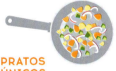

PRATOS ÚNICOS (SALTEADOS LEVES)
- Óleo de abacate refinado
- Gordura de galinha (schmaltz)
- Gordura de pato
- Ghee*
- Gordura de ganso
- Óleo de avelã
- Banha/gordura de bacon
- Óleo de palma
- Gordura bovina/suína

CONFEITARIA: GORDURAS SÓLIDAS
- Manteiga*
- Manteiga/óleo de cacau
- Óleo de coco
- Ghee*
- Banha de porco

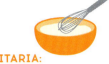

CONFEITARIA: GORDURAS MENOS SÓLIDAS
- Óleo de abacate refinado
- Óleo de canola refinado**
- Óleo de avelã
- Azeite de oliva refinado
- Óleo de palmiste

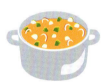

SOPAS E COZIDOS
- Óleo de abacate refinado
- Manteiga*
- Gordura de galinha (schmaltz)
- Óleo de coco
- Gordura de pato
- Ghee*
- Gordura de ganso
- Banha/gordura de bacon
- Óleo de palma
- Gordura bovina/suína

MOLHOS QUENTES
- Óleo de abacate refinado
- Manteiga*
- Gordura de galinha (schmaltz)
- Óleo de coco
- Gordura de pato
- Ghee*
- Gordura de ganso
- Banha/gordura de bacon
- Óleo MCT
- Óleo de palmiste
- Gordura bovina/suína

LATTE TURBINADO
- Óleo de amêndoa
- Manteiga*
- Manteiga/óleo de cacau
- Óleo de coco
- Óleo de avelã
- Óleo de macadâmia
- Óleo MCT
- Óleo de palmiste

"BOMBINHAS" DE GORDURAS SALGADAS
- Manteiga*
- Gordura de galinha (schmaltz)
- Óleo de coco
- Gordura de pato
- Ghee*
- Gordura de ganso
- Gordura bovina/suína

"BOMBINHAS" DE GORDURAS DOCES
- Manteiga*
- Manteiga/óleo de cacau
- Óleo de coco
- Ghee*

MAIONESE
- Óleo de abacate refinado
- Gordura de bacon
- Óleo de canola**
- Óleo de avelã
- Óleo de macadâmia
- Óleo MCT
- Azeite de oliva refinado

PATÊS DE OLEAGINOSAS E SEMENTES
- Óleo de amêndoa
- Óleo de abacate refinado
- Óleo de canola**
- Óleo de avelã
- Óleo de cânhamo**
- Óleo de macadâmia
- Óleo MCT
- Azeite de oliva extravirgem
- Azeite de oliva virgem
- Óleo de palmiste
- Óleo de nozes**

MOLHOS PARA SALADAS
- Óleo de amêndoa
- Óleo de abacate refinado
- Óleo de canola**
- Óleo de linhaça**
- Óleo de avelã
- Óleo de cânhamo
- Óleo de macadâmia
- Óleo MCT
- Azeite de oliva extravirgem
- Azeite de oliva virgem
- Óleo de palmiste
- Óleo de nozes**

* Se você tem sensibilidade a laticínios, esse produto pode não ser bom. Por exemplo: o ghee é naturalmente livre de whey, mas pode conter quantidades variadas de caseína e lactose dependendo da forma como é processado.

** Consuma em pouca quantidade por ter muitas gorduras poli-insaturadas (leia na p. 136).

Parte 2: ALIMENTAÇÃO KETO

GORDURAS EM ALIMENTOS NATURAIS

Quando eu disser gorduras, você responde bacon! Gorduras, bacon! Gorduras, bacon! Quando comecei na dieta cetogênica, eu imediatamente associava gorduras a óleos. Mas existem muito mais coisas além deles para aumentar suas delícias low carb.

Alguns alimentos naturais que podem ser ótimas fontes de gordura são o avocado, azeitona, oleaginosas (amêndoa, macadâmia, pecã etc.), sementes (cânhamo, gergelim, girassol etc.), bacon, paleta de porco, gema de ovo, coxa de frango, salmão, sardinha, peito bovino, filés e outros. Na p. 115 você poderá encontrar uma lista das minhas gorduras preferidas vindas de alimentos naturais.

Oleaginosas e sementes

Vamos examinar esses alimentos de maneira mais profunda. Excelentes gorduras naturais, são uma ótima maneira de elevar o consumo delas no seu dia a dia, aumentar as proteínas (principalmente para quem é vegano) e a quantidade de fibras. Mas algumas oleaginosas e sementes têm muitos carboidratos e devem ser reservadas para ocasiões especiais. Pode parecer que um punhadinho é pouco, mas quem se contenta só com isso? E duas ou três porções de ingredientes ricos em carboidratos são suficientes para dificultar sua adaptação à gordura. Não queremos que isso aconteça!

> Deixar de molho e tostar é a maneira mais saudável (e saborosa) de preparar oleaginosas e sementes.

Você encontrará muitas informações sobre esses alimentos na p. 144. Você encontrará também a explicação para as diversas categorias incluídas na tabela, que também dá um panorama geral para saber o que deve ser levado em conta na hora das compras. Comentário sobre uma evidente lacuna da tabela: amendoins são leguminosas e inapropriados para a dieta low carb. (E se você questionar por que eu incluí o coco: tecnicamente, é um tipo de fruto chamado de drupa, embora o Departamento de Agricultura dos Estados Unidos – USDA, em inglês – o coloque entre as oleaginosas; no entanto, muitas pessoas com alergia a oleaginosas toleram esse alimento).

Calorias

Caso você ainda não tenha percebido, não sou grande fã de contar calorias para perder peso ou manter a saúde. O caminho para emagrecer de forma eficiente vai muito além disso. Mas sei o quanto as pessoas gostam da palavra "calorias" e, por isso, também as incluí aqui. O mais importante para você saber? Mesmo que um produto seja "pouco calórico", ele nem sempre se adequa às suas necessidades. Vejamos, por exemplo, as sementes de abóbora. Você pode pensar "têm gorduras, são pouco calóricas, bônus duplo!". Reconsidere, minha amiga. Confira a quantidade de carboidratos líquidos: 10. Bastarão apenas dois punhados dessas sementes "pouco calóricas" para que você comece a me xingar e se perguntar por que a adaptação à gordura é fácil para todo mundo, menos você. Por outro lado, pense nas castanhas-do-pará; elas parecem "ruins" por causa da quantidade de calorias, certo? Agora, veja a quantidade de carboidratos líquidos: 2! Ou seja: você pode se deliciar com seis unidades (direto do freezer ficam mais saborosas) e contar apenas 2 carboidratos líquidos em seu total diário. Acho que isso é uma #vitória.

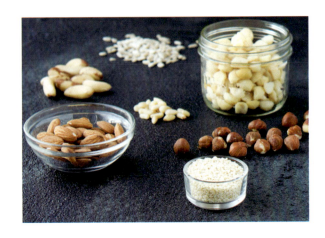

Gorduras

Se você tem medo do alto teor de gorduras em oleaginosas e sementes e quer saber como o consumo delas pode ajudar a perder a gordura corporal, regular o metabolismo e trazer bem-estar, volte à p. 33 e leia tudo outra vez. Entendo perfeitamente o que você está sentindo, pois também fiquei assustada com a quantidade de gorduras que estava consumindo quando comecei a dieta. Mas depois de trinta dias dessa experiência que mudou minha vida, decidi que elas não eram tão ruins. Nozes macadâmia têm uma quantidade alta de gorduras e são excelentes companhias para quem tem um estilo de vida corrido.

Carboidratos líquidos

Lembra que na p. 64 eu disse que o melhor parâmetro era conferir os carboidratos líquidos? Eles são especialmente importantes quando se trata de hortaliças, frutas, condimentos, oleaginosas e sementes. Mas embora possa ser fácil imaginar se uma hortaliça, fruta ou condimento é low carb, o cálculo fica um pouco mais complicado quando se trata de oleaginosas e sementes. Por exemplo: você pode pensar que, se as sementes de girassol têm relativamente poucos carboidratos, as de abóbora também terão, certo? Errado! Com base nos carboidratos líquidos, o crème de la crème desses ingredientes são amêndoa, castanha-do-pará, avelã, macadâmia, pecã, nozes e sementes de linhaça, chia e cânhamo.

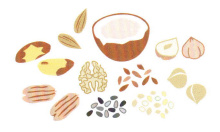

Proteínas

Sabemos que reduzir os carboidratos nos leva a um estado cetogênico de queima de gorduras, mas as proteínas também desempenham um papel importante nessa jornada. Consumi-las em grande quantidade pode afetar nossa adaptação à gordura. Quando escolher oleaginosas e sementes, é bom ficar de olho em seu valor proteico. Muitos desses ingredientes contêm quantidades semelhantes por porção (com exceção do cânhamo – opa!).

Proporção (gorduras: carboidratos líquidos: proteínas)

Proporções são úteis para determinar se um alimento específico se adequa a seu estilo alimentar. Digamos que, de acordo com seus macros, você precise de cerca de 70% de gorduras, 20% de proteínas e 10% de carboidratos. Essa seria uma proporção de 7:2:1. Portanto, será maravilhoso consumir oleaginosas e sementes que tenham uma relação semelhante. Veja a amêndoa, por exemplo: têm um pouco mais de proteínas do que você precisa, mas a proporção de 7:3:1 fica bem próxima. Nesse caso, os únicos ingredientes que não se enquadram em sua meta são castanha-de-caju, pistache e sementes de abóbora. Sementes de gergelim e de girassol não são horríveis, mas, quando se compara a quantidade de carboidratos, têm menos gorduras do que outras opções. Gosto de combinar sementes de gergelim e girassol com outras gorduras quando cozinho com elas.

Agora vá em frente e pire na batatinha (ou melhor, nas nozes)!

OLEAGINOSAS E SEMENTES CETOGÊNICAS

AMÊNDOA*
PORÇÃO (28 g): 25

CALORIAS	GORD.* (g)	CARBO TOTAIS (g)	CARBO LIQ. (g)	PROTEÍNA (g)
163	14	6	2 ⭐	6

PROPORÇÃO (GORDURAS: CARBOIDRATOS LÍQUIDOS: PROTEÍNAS): **7:1:3**

CASTANHA-DO-PARÁ**
PORÇÃO (28 g): 11

CALORIAS	GORD.* (g)	CARBO TOTAIS (g)	CARBO LIQ. (g)	PROTEÍNA (g)
186	19	4	2 ⭐	4

PROPORÇÃO (GORDURAS: CARBOIDRATOS LÍQUIDOS: PROTEÍNAS): **10:1:2**

CASTANHA-DE-CAJU*
PORÇÃO (28 g): 19

CALORIAS	GORD.* (g)	CARBO TOTAIS (g)	CARBO LIQ. (g)	PROTEÍNA (g)
157	12	9	8	5

PROPORÇÃO (GORDURAS: CARBOIDRATOS LÍQUIDOS: PROTEÍNAS): **2:2:1**

COCO**
PORÇÃO (28 g): ¼ xícara

CALORIAS	GORD.* (g)	CARBO TOTAIS (g)	CARBO LIQ. (g)	PROTEÍNA (g)
100	10	4	1 ⭐	1

PROPORÇÃO (GORDURAS: CARBOIDRATOS LÍQUIDOS: PROTEÍNAS): **10:1:1**

AVELÃ*
PORÇÃO (28 g): 25

CALORIAS	GORD.* (g)	CARBO TOTAIS (g)	CARBO LIQ. (g)	PROTEÍNA (g)
178	17	5	2 ⭐	4

PROPORÇÃO (GORDURAS: CARBOIDRATOS LÍQUIDOS: PROTEÍNAS): **9:1:2**

MACADÂMIA**
PORÇÃO (28 g): 12

CALORIAS	GORD.* (g)	CARBO TOTAIS (g)	CARBO LIQ. (g)	PROTEÍNA (g)
204	21	4	2 ⭐	2

PROPORÇÃO (GORDURAS: CARBOIDRATOS LÍQUIDOS: PROTEÍNAS): **11:1:1**

NOZ-PECÃ*
PORÇÃO (28 g): 19 metades

CALORIAS	GORD.* (g)	CARBO TOTAIS (g)	CARBO LIQ. (g)	PROTEÍNA (g)
196	20	4	2 ⭐	3

PROPORÇÃO (GORDURAS: CARBOIDRATOS LÍQUIDOS: PROTEÍNAS): **10:1:2**

PISTACHE*
PORÇÃO (28 g): 49

CALORIAS	GORD.* (g)	CARBO TOTAIS (g)	CARBO LIQ. (g)	PROTEÍNA (g)
159	13	8	5	6

PROPORÇÃO (GORDURAS: CARBOIDRATOS LÍQUIDOS: PROTEÍNAS): **3:1:1**

NOZES*
PORÇÃO (28 g): 13 metades

CALORIAS	GORD.* (g)	CARBO TOTAIS (g)	CARBO LIQ. (g)	PROTEÍNA (g)
185	18	4	2 ⭐	4

PROPORÇÃO (GORDURAS: CARBOIDRATOS LÍQUIDOS: PROTEÍNAS): **9:1:2**

PINHOLE (PINHÃO)*
PORÇÃO (28 g): 3 colheres (sopa)

CALORIAS	GORD.* (g)	CARBO TOTAIS (g)	CARBO LIQ. (g)	PROTEÍNA (g)
191	19	4	3	4

PROPORÇÃO (GORDURAS: CARBOIDRATOS LÍQUIDOS: PROTEÍNAS): **6:1:1**

SEMENTES DE ABÓBORA*
PORÇÃO (28 g): 3 colheres (sopa)

CALORIAS	GORD.* (g)	CARBO TOTAIS (g)	CARBO LIQ. (g)	PROTEÍNA (g)
126	5	15	10	5

PROPORÇÃO (GORDURAS: CARBOIDRATOS LÍQUIDOS: PROTEÍNAS): **1:2:1**

SEMENTES DE LINHAÇA**
PORÇÃO (28 g): 3 colheres (sopa)

CALORIAS	GORD.* (g)	CARBO TOTAIS (g)	CARBO LIQ. (g)	PROTEÍNA (g)
151	12	8	1 ⭐	5

PROPORÇÃO (GORDURAS: CARBOIDRATOS LÍQUIDOS: PROTEÍNAS): **12:1:5**

SEMENTES DE CHIA**
PORÇÃO (28 g): 3 colheres (sopa)

CALORIAS	GORD.* (g)	CARBO TOTAIS (g)	CARBO LIQ. (g)	PROTEÍNA (g)
138	9	12	2 ⭐	5

PROPORÇÃO (GORDURAS: CARBOIDRATOS LÍQUIDOS: PROTEÍNAS): **5:1:3**

SEMENTES DE CÂNHAMO**
PORÇÃO (28 g): 3 colheres (sopa)

CALORIAS	GORD.* (g)	CARBO TOTAIS (g)	CARBO LIQ. (g)	PROTEÍNA (g)
170	13	3	1 ⭐	10

PROPORÇÃO (GORDURAS: CARBOIDRATOS LÍQUIDOS: PROTEÍNAS): **13:1:10**

SEMENTES DE GERGELIM*
PORÇÃO (28 g): 3 colheres (sopa)

CALORIAS	GORD.* (g)	CARBO TOTAIS (g)	CARBO LIQ. (g)	PROTEÍNA (g)
160	14	6	3	5

PROPORÇÃO (GORDURAS: CARBOIDRATOS LÍQUIDOS: PROTEÍNAS): **5:1:2**

SEMENTES DE GIRASSOL**
PORÇÃO (28 g): 3 colheres (sopa)

CALORIAS	GORD.* (g)	CARBO TOTAIS (g)	CARBO LIQ. (g)	PROTEÍNA (g)
163	14	6	3	6

PROPORÇÃO (GORDURAS: CARBOIDRATOS LÍQUIDOS: PROTEÍNAS): **5:1:2**

*Orgânico e tostado a seco   **Orgânico e cru   ⭐Gordura

Capítulo 7: GORDURAS PARA AMAR, PARA ODIAR E PARA ABANDONAR

CAPÍTULO 8

ABANDONANDO GRÃOS E LATICÍNIOS

Eu sei: isso soa muito assustador, não é mesmo? Mas abrir mão de grãos e laticínios talvez seja a melhor coisa que você pode fazer por você mesma. Mentalize uma digestão tranquila, pele mais iluminada, menos ansiedade por comida, ausência completa de cansaço mental, mais energia logo pela manhã... dá pra ter uma ideia.

Está claro que os grãos não têm lugar na dieta cetogênica do programa Fat Fueled. Para algumas pessoas, saber que eles são uma bomba de carboidratos é suficiente, mas no meu caso, o fator decisivo para abandoná-los há mais de cinco anos é a inabilidade desses alimentos em suprir os nutrientes de que preciso (leia na p. 106), além do fato de me deixarem estressada.

Com os laticínios, as coisas ficam um pouco mais nebulosas. Há quem se sinta muito bem com eles e quem costume se dar mal. Se você fizer parte do último grupo, siga em frente na leitura.

Quer dar um gostinho de queijo a suas receitas sem realmente usar o produto? Experimente a levedura nutricional, um ingrediente natural feito de organismos unicelulares que crescem em melaço. Depois de cultivado, é lavado e seco com calor, para desativá-lo. Delicioso, tem sabor de queijo e poucos carboidratos, embora não derreta como o produto. Gosto de usá-lo para substituir o parmesão.

SEM LATICÍNIOS: TODAS AS SUAS OPÇÕES

Eles me deixam com acne, estômago inchado, dor de cabeça e nariz entupido. Não é agradável. Você sente algo parecido?

Para muitas de nós, abrir mão dos laticínios é o melhor que podemos fazer por nossos corpos. Mas manter o interesse por refeições que não tenham esses ingredientes pode ser um desafio. Pizza sem queijo, que tristeza. Nunca mais comer lasanha, tristeza tripla. Mas eu dei um jeito de manter todas essas coisas em minha dieta sem deixar que minha alergia a laticínios me impedisse de aproveitar os sabores da vida.

Os guias, truques e dicas rápidas de receita que virão a seguir farão você se perguntar "laticínios? Pra quê?". Ok, não é bem assim. Pode ser que você ainda tenha vontade de consumir laticínios por algum tempo. Três meses, para ser exata. Sabia que existe uma proteína no queijo que imita as proteínas do leite materno e transmite uma sensação de calma, pertencimento e amor? Se você foi amamentada, aquele sentimento que experimentou com sua mãe durante os primeiros meses de vida é o mesmo que obtém quando come queijo. Não é à toa que muitas de nós não conseguem se livrar desse alimento!

Mas eu prometo que, se você tentar abandonar os laticínios e começar a se sentir melhor, terá cada vez menos vontade de consumi-los. E, quando o fizer, se lembrará do quanto fica mal com eles. Mas, veja bem: se os laticínios não fazem mal e você adora, por que retirar da alimentação? Está tudo ligado ao fato de que é necessário ouvir seu corpo.

Parte 2: ALIMENTAÇÃO KETO

Prepare seus alimentos preferidos em uma versão livre de laticínios e livre-se do muco, inflamações e dor de estômago. A acne também agradece!

COMO PREPARAR ALIMENTOS SEM LATICÍNIOS

PREPARE

LEITE

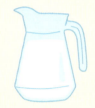

Veja como fazer leite de oleaginosas em casa no meu livro de receitas.

CREME AZEDO

Rendimento: 1 xícara (240 ml)

Deixe 1 xícara (155 g) de castanha-de-caju de molho, em água durante 6 horas. Escorra e lave em uma peneira fina. Em um liquidificador potente, misture com ½ xícara (120 ml) de água, ⅓ xícara (80 ml) de suco de limão-siciliano, ¼ xícara (40 g) de macadâmia crua, 1 colher (sopa) de levedura nutricional, ¾ colher (chá) de sal marinho cinza e ½ colher (chá) de pimenta-do-reino branca moída. Bata até ficar cremoso.

CREAM CHEESE

Rendimento: 1 xícara (240 ml)

Deixe 1½ xícara (235 g) de castanha-de-caju de molho em água, de 12 a 24 horas. Escorra e lave em uma peneira fina. Em um liquidificador potente, misture com 2 colheres (sopa) de vinagre de maçã, 2 colheres (sopa) de suco de limão-siciliano e 2 colheres (sopa) de água. Bata até ficar homogêneo. Coloque sobre um pedaço de pano fino, amarre com barbante, suspenda sobre uma tigela e deixe escorrer durante a noite.

CREME DE ABACATE

Rendimento: 1 xícara (240 ml)

No liquidificador, bata a polpa de três avocados, ½ colher (chá) de extrato de baunilha, ⅛ colher (chá) de sal marinho cinza, 4 gotas de estévia líquida e ⅓ xícara (80 ml) de suco de limão-siciliano ou ¼ xícara de cacau em pó.

COMPRE

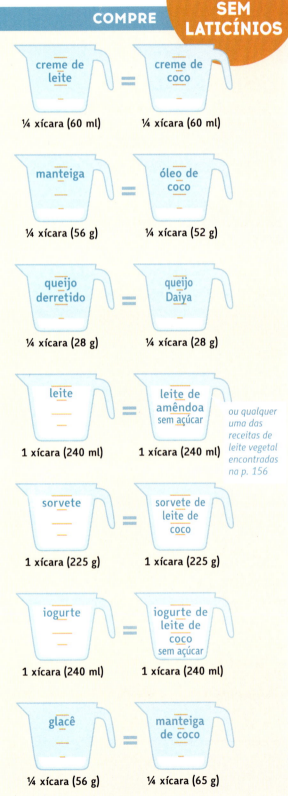

146 Capítulo 8: ABANDONANDO GRÃOS E LATICÍNIOS

Se eu não fosse alérgica a laticínios, consumiria esses produtos em abundância.

LATICÍNIOS QUE PODEM FAZER BEM A VOCÊ

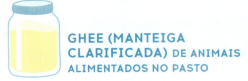

GHEE (MANTEIGA CLARIFICADA) DE ANIMAIS ALIMENTADOS NO PASTO

- Ótima para cozinhar em altas temperaturas; o ponto de fumaça é 232°C
- Naturalmente livre de whey; também não deve ter caseína e lactose
- Sabor intenso, amanteigado e amendoado
- Estável em temperatura ambiente por até três meses

➕ Rica em vitaminas A, D, E e K, todas solúveis em gordura e que favorecem os sistemas ósseo, imunológico, neurológico e cardiovascular

➕ Rica em ácidos graxos de cadeia curta, que nutrem as células do trato digestivo

➕ Rica em ácido linoleico conjugado (CLA, em inglês), que ajuda a reduzir a gordura corporal e a inflamação, além de manter o colesterol equilibrado

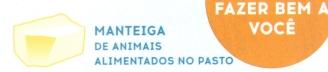

MANTEIGA DE ANIMAIS ALIMENTADOS NO PASTO

- Excelente para pratos leves e confeitaria; o ponto de fumaça é 177°C
- Fácil de encontrar, pode ser comprada em praticamente qualquer mercado
- Deve ser refrigerada

➕ Rica fonte de ácidos graxos de cadeia curta, que reduzem inflamações

➕ A vitamina K2 ajuda a descalcificar as artérias

➕ A gordura saturada diminui o risco de doenças cardíacas e aumenta o equilíbrio entre HDL e LDL, além de regular o tamanho das partículas de LDL

SEM GRÃOS

Se você está fazendo a transição para um estilo de vida alimentar rico em gorduras a partir da dieta paleo, já está acostumada às refeições sem grãos. Entretanto, caso ainda tenha o hábito de comer torradas no café da manhã, arroz frito no almoço e pilaf de quinoa no jantar, temos um longo caminho pela frente. Não vou dourar a pílula: você terá que substituir esses velhos costumes por novos hábitos. Mas estou aqui para ajudar!

ATENÇÃO: *Grãos integrais conservam todas as partes da semente, enquanto os refinados geralmente têm o farelo ou o gérmen removidos, restando apenas o endosperma, rico em amido. Muitas vezes, ouvimos que grãos integrais são saudáveis, mas fazem tão mal quanto os refinados.*

O melhor conselho que posso dar é: vá devagar e lembre-se de que Roma não foi feita em um dia. Se você abandonar os grãos de uma vez e começar a se sentir mal por causa da quantidade de alimentos que foram eliminados repentinamente da sua dieta, será menos provável que mantenha o novo estilo alimentar a longo prazo. Mas se a transição para a dieta cetogênica for feita como um aprendizado natural de entender o que faz bem para seu corpo, vai ser mais fácil manter-se em seu propósito.

> **Quando for convidada para uma festa e o anfitrião perguntar o que você gosta de comer, diga que adora hortaliças e carnes ao invés de ficar explicando tudo o que não pode consumir. É muito mais simples.**

Os desafios que surgem ao remover algum alimento de sua dieta não são algo exclusivo de quem opta pelo estilo de alimentação cetogênico. Qualquer mudança que retire um ingrediente básico de seu arsenal será difícil, porque força você a alterar a maneira como faz as coisas. E qualquer transformação na rotina é sempre frustrante no início. Simples assim.

Existem duas coisas que tornam o processo de remover algo da dieta mais fácil e exequível. A primeira são as substituições, e posso ajudá-la com isso. A segunda é a paixão, algo com que conseguirei contribuir indiretamente.

Trocas são fáceis. Nas páginas seguintes, você encontrará um guia com ideias que lhe permitirão usar substitutos baratos em lugar de grãos.

A paixão, porém, é mais complicada. Você precisa querer tentar alguma coisa nova com base em sua vontade de sentir-se melhor. Essa é a base de tudo. Posso dizer que estou muito bem desde que abandonei os grãos – e, com eles, me livrei das inflamações que o corpo manifestava por meio de rigidez articular, digestão irregular, cansaço mental, apetite incontrolável e deficiências nutricionais... mas decidir se isso é motivo suficiente para que você se disponha a eliminar os grãos de sua dieta é um fator que depende de suas prioridades.

> Em um restaurante, consulte o menu de sugestões sem glúten ou escolha um prato principal que inclua frango assado ou filé com hortaliças cozidas no vapor ou saladas. (Leia mais sobre a dieta low carb em restaurantes na p. 86).

Disponibilizarei uma lista que consulto sempre que me esqueço de como me sentia péssima ao comer grãos. Sua versão pode incluir arroz branco, aquela tigela ocasional de quinoa germinada ou pão fresco de fermentação natural. E tudo bem: a atitude de cada pessoa será diferente.

Com qualquer mudança surge um período de angústia que é característico de quando colocamos o pé no chão e nos familiarizamos com o novo panorama à nossa volta. Espero que, com esse compartilhamento de ferramentas, dicas e dados, eu possa ajudá-la a se sentir confiante com soluções e informações apaixonantes.

> Não se deixe enganar pelo marketing enganoso dos produtos. Se o alimento tiver um desses itens, contém grãos – integrais ou não.

> Se você consome grãos de vez em quando, saiba que germinar e fermentar ajuda a deixá-los mais nutritivos.

Antes de chegarmos à parte da exclusão, vamos ver o que são esses ingredientes e por que abriremos mão deles.

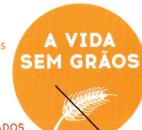

A VIDA SEM GRÃOS

GRÃOS A SEREM ABANDONADOS

CE CEVADA	TG TRIGUILHO	EK EINKORN	FA FARRO	DR DURUM
KT KAMUT	CN CENTEIO	ES ESPELTA	TT TRITICALE	TR TRIGO
AA (SG) AMARANTO	TS (SG) TRIGO-SARRACENO	MI (SG) MILHO	CH (SG) CANIHUA	ML (SG) MILHETO
AV (SG) AVEIA	QN (SG) QUINOA	AR (SG) ARROZ	SR (SG) SORGO	TE (SG) TEFF
AS (SG) ARROZ SELVAGEM				

ALTERNATIVAS

AM AMÊNDOA	PM PURÊ DE MAÇÃ
CF COUVE-FLOR	CI CHIA	CO COCO	FG FARINHA DE GRILO	LI SEMENTES DE LINHAÇA
CA SEMENTES DE LINHAÇA	PP PROTEÍNA EM PÓ	PA PURÊ DE ABÓBORA	AB ABÓBORA	SG SEMENTES DE GIRASSOL

(SG) sem glúten

SINTOMAS RELACIONADOS AO CONSUMO DE GRÃOS

- Amenorreia (ausência de menstruação)
- Doenças autoimunes
- Bolhas com pus
- Cansaço mental
- Constipação
- Desejo intenso de comer
- Problemas no esmalte dos dentes
- Depressão
- Diabetes
- Diarreia
- Pele seca
- Eczema
- Fadiga
- Sensação de desmaio
- Sensibilidade alimentar
- Inflamação intestinal
- Pressão alta
- Colesterol alto
- Resistência à insulina
- Falta de apetite
- Doenças hepáticas
- Perda de memória
- Dores musculares
- Atrofia muscular
- Cegueira noturna
- Psoríase
- Brotoejas
- Má qualidade do sono
- Artrite reumatoide
- Crescimento lento em crianças
- Ganho de peso

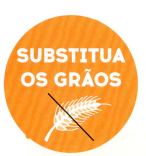

SUBSTITUA OS GRÃOS

Truques e receitas para eliminá-los de sua dieta.

ARROZ BRANCO OU INTEGRAL = ARROZ DE COUVE-FLOR
2 xícaras (390 g) de arroz cozido = 1 punhado Arroz de couve-flor

> Melhor utilizados em receitas que pedem quinoa cozida polvilhada, como saladas

 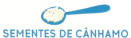

QUINOA = SEMENTES DE CÂNHAMO
1 colher (sopa) de quinoa cozida = 1 colher (sopa) de sementes de cânhamo sem casca

MASSA DE BOLO = FARINHA DE AMÊNDOA OU COCO

BISCOITO DE ÁGUA E SAL = CARNE CROCANTE OU HORTALIÇAS LOW CARB DESIDRATADAS

Bolo de cenoura | Bolo St. Louis "amanteigado"

Salgadinhos de bacon | Chips picantes de repolho | Salgadinhos de frango

NOODLES = HORTALIÇAS ESPIRALADAS

Use um cortador de legumes espiral para transformar abobrinha-italiana, rabanete, nabo, pepino, talos de brócolis ou rabanete-branco em excelentes substitutos para o macarrão. Enquanto estiver fazendo os reforços de carboidratos, hortaliças amiláceas como jicama, cenoura, batata, beterraba, pastinaca e batata-doce podem ser uma opção divertida.

PÃO

Use fatias de pepino ou picles para fazer minissanduíches. | Corte um pimentão ao meio, retire as sementes e use os pedaços como pão. | Use folhas grandes de alface como *wraps*.

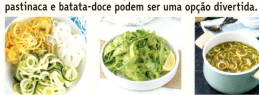

Noodles de abobrinha e rabanete-branco | Noodles de abobrinha com pesto | Sopa de frango e noodles

Sloppy Jolene indiano | Pão crocante para sanduíche | *Wraps* de sardinha

PIZZA = FAÇA UMA BASE DE CARNE

Pizza de pepperoni do Michael

AVEIA EM FLOCOS = SEMENTES DE CÂNHAMO
1 xícara (100 g) de aveia em flocos = 1 xícara (150 g) de sementes de cânhamo sem casca

Mingau de sementes de cânhamo

Parte 2: ALIMENTAÇÃO KETO 149

ÍNDICE

A

abobrinha-italiana, 87, 129, 149
   abusos, 40-42, 47
acetona, 66, 99, 102
ácido beta-hidroxibutírico, 66
acne, 97, 108, 140
acompanhamento, 87, 112
açúcar de coco, 117
açúcar mascavo, 109
açúcar refinado, 109
açúcar, 109, 118
adaptação à gordura, 28, 103
adoçantes artificiais, 109
adoçantes, 117, 118–119, 128
água de coco, 121-122
água, para a gripe keto, 95
alcachofra, 81, 95, 116
álcool, 100, 119–121
alga marinha, como superalimento para a dieta cetogênica, 113
alho, 112
alimentos "não", 108–109
alimentos "talvez", 108–109
alimentos cetogênico, 106
alimentos em conserva, 123
alimentos naturais, 142
alimentos naturais, na lista de alimentos cetogênicos, 115
alimentos processados, 109
alimentos ricos em eletrólitos para a gripe keto, 81, 94
alimentos. *Veja também* alimentos cetogênicos
amendoim, 108
amidos na lista de alimentos cetogênicos, 117
amidos resistentes, como superalimento para a dieta cetogênica, 113
arroz branco, substitutos para, 149
arroz integral, substitutos para, 149
arroz, 109
aspartame, 109
autoconfiança, 17
autocuidado, 17
aveia, 109
aveia, substitutos, 149
avelã, 132, 144
aves, 116. *Veja também os tipos específicos*
azeite de oliva extravirgem, 137

azeite de oliva, 132, 138, 139

B

bacon, 69
baixa tolerância ao álcool, 100
banha, 138, 141
batata, 129
bebidas na lista de alimentos cetogênicos, 119
   benefícios, 31-33
biscoito água e sal, substitutos, 149
"bombinhas" de gorduras, 114
bourbon, 120
brócolis, 112

C

cafés, 87
cálculo tardio de macros, 60
caminho cetogênico com gorduras em moderação e rico em proteínas, 46
caminho cetogênico pobre em carboidratos e rico em gorduras com reforço de carboidratos, 46
caminho cetogênico pobre em carboidratos e rico em gorduras, 46
caminhos da dieta cetogênica, 46
canola, 136
carboidratos
carboidratos líquidos em gorduras de alimentos naturais, 143
carne bovina
carne de caça, na lista de alimentos cetogênicos, 116
carne de porco
carne, como acrescentar gorduras, 67. *Veja também tipos específicos de carne*
caspa, 99–100
castanha-de-caju
castanha-do-brasil, 144
cerveja stout, 120
cerveja, 120
cetoacidose comparada com cetose, 24
   cetogênicas, 144
cetonas. *Veja* corpos cetônicos
cetose
cetose cíclica. *Veja* reforços de carboidratos
cetose nutricional, 7, 27, 28

champanhe, 120
chocolate, 79, 81
chocolate amargo, 112
coceira no couro cabeludo, 99–100
coco ralado, 122
coco, produtos derivados de, 121–122
cogumelo
colágeno, 126
colesterol, 31–34, 100
   combinada com dieta paleo, 27–28
   como acrescentar à dieta, 69
   como acrescentar gorduras, 69
   como determinar, 54-56
   como gordura monoinsaturada, 132
   como gordura saturada, 132
   como gorduras de alimentos naturais, 142
   como MUFA, 132
   como pedir em restaurantes, 87
   como superalimento para a dieta cetogênica, 111–113
   comparada à cetoacidose, 24
   comparada com a dieta cetogênica, 27
   comparada com a dieta low carb, 27
colesterol alto, 100
condimentos na lista de alimentos cetogênicos, 117
confeitaria, gorduras e óleos cetogênicos para, 141
conhaque, 120
constipação, 98
   contagem de, 91, 92
controle de refeições, 59
cordeiro
corpos cetônicos, 26, 63
cortisol, 90–91
couve-flor
cozidos, gorduras e óleos cetogênicos para, 141
cozinha chinesa, 87
cozinha indiana, 87
cozinha mexicana, 87
cozinhando
cream cheese sem laticínios, 146
creme azedo sem laticínios, 146
creme de abacate sem laticínios, 146

cremes veganos, ranking, 139
cúrcuma, suplemento de, 76
custo de gorduras originadas de alimentos naturais, 142
customização, 44–49

D

de animais alimentados no pasto, 147
deficiência de nutrientes e queda de cabelo, 101
desequilíbrio na saúde e queda de cabelo, 101
desequilíbrio, 94
dieta cetogênica, 30
dieta cetogênica padrão, 36–39
dieta low carb
dieta paleo combinada à dieta low carb 28–30
dietas especiais, ajustes para, 128–129
drinques tropicais, 120

E

efeitos colaterais, usando carboidratos para equilibrar, 42
eletrólitos, 78, 95
   em gorduras de alimentos naturais, 143
   em viagens, 84
emagrecimento, 18, 101
enzimas, suplementos para, 76
ervilha, 108
estresse psicológico e queda de cabelo, 101
estresse, 90–91
exercício anaeróbico, 73–75
exercícios positivos, 15, 75
exercícios, 73–75, 101
extração de óleos com solvente, 137
extras na lista de alimentos cetogênicos, 117

F

farinha de coco, 122
Fat Fueled (Vogel), 9
fé, falta de, 92
fermentação acética, 123
fermentação ácido-láctica, 123
fermentação com levedura, 123
fermentação simbiótica, 123
   fermentados, 123
fibras, 62

filé, como pedir em restaurantes, 87
FODMAPs, 128
fortalecimento muscular, 42
fortalecimento ósseo, suplementos para, 76
fritura por imersão, gorduras e óleos cetogênicos para, 141
frutas na lista de alimentos cetogênicos, 116, 117. *Veja também tipos específicos de frutas*
frutos do mar. *Veja também os tipos específicos*
frutose, 18, 128

G
ghee de animais alimentados no pasto, 147
ghee, 138
gim, 120
gliconeogênese (GNG), 27, 36
glicose, 25–26
gordura bovina
gordura bovina de animais alimentados com grama, como superalimento para a dieta cetogênica, 112
gordura de frango, 138
gordura de ganso, ranking, 138
gordura de pato, 138
gordura vegetal, ranking, 139
gorduras
gorduras alimentares, mitos sobre, 33
gorduras cetogênicas e, 141
gorduras de alimentos naturais, 142–144
gorduras de animais alimentados no pasto, 137
gorduras e óleos cetogênicos, 141
gorduras monoinsaturadas (MUFAs), 132, 134
gorduras poli-insaturadas (PUFA), 133, 134
gorduras saturadas, 132, 134
gorduras trans, 133, 134
gorduras: carboidratos líquidos: proteínas, 143
grãos, 109, 145, 147–149
gripe keto, 94–95

H
hambúrguer
HDL (lipoproteína de alta densidade), 34–35
Healthful Pursuit, 11

histórias pessoais, 23, 36, 57, 88, 130
homem das cavernas, jejum, 70
hora certa, 41–43
hormônios, 71–72
hortaliças orgânicas, 110
hortaliças. *Veja também os tipos específicos*

I
importância dos exercícios, 15, 95
informações gerais, 12–15, 24–25, 108, 145
ingredientes da despensa, 67, 117
insônia, 102
insulina, 27–28
inulina, 118
iodo, suplementos, 76

J
jejum altos e baixos, 70
jejum de 16 horas, 70
jejum de 24 horas, 70
jejum e, 68–72
jejum intermitente, 70
jejum, 68–72, 92

K
Keto Adaptado, perfil Fat Fueled
Keto Clarity (Moore), 9
Keto Clássico, 46-47
Keto Clássico, perfil Fat Fueled
Keto Completo, 46-47
Keto Completo, perfil Fat Fueled
Keto Total, 46-47
Keto Total, perfil Fat Fueled
Keto Turbinado, 46-47
Keto Turbinado, perfil Fat Fueled

L
LDL (lipoproteína de baixa densidade), 34–35
leguminosas, 108
leite
leite de coco
lentilha, 108

M
macronutrientes (macros), 18, 60
magnésio, 76, 78, 95
maionese, 141
maltitol, 118
manteiga clarificada, 147
manteiga de animais alimentados no pasto, 147

manteiga de coco, 121, 122,
manteiga/óleo de cacau, 138
margarina, ranking, 139
massa de bolo, substituições, 149
massas, 87
mau hálito, 99
MCT, 140
metas irreais, 92–93
métodos de extração e processamento de óleos, 135, 137
milho, 109
mirtilo, como superalimento para a dieta cetogênica, 111
mixer, 166
modelo padrão de dieta cetogênica, 20, 28, 36–37
modelos, 20
molhos para salada, 141,
molhos quentes, gorduras e óleos cetogênicos para, 141
molhos, gorduras e óleos cetogênicos para, 141
monoinsaturadas (MUFAs), 132, 134
multivitaminas, suplementos, 76

N
néctar de agave, 109
niacina, suplemento, 76

O
o que acontece com o corpo na, 27–28
o que comer, 106–109
o que esperar da, 66
o que não comer, 106–109
o que um bom óleo precisa ter, 135–136
oleaginosas cetogênicas, 144
óleos, 135–141
óleo de abacate, 132, 138
óleo de amêndoa, 132, 139
óleo de amendoim, ranking, 139
óleo de avelã, ranking, 138
óleo de canola, 136, 139, 140
óleo de cártamo, ranking, 139
óleo de coco, 112, 122, 132, 138
óleo de farelo de arroz, ranking, 139
óleo de gergelim, ranking, 139
óleo de gérmen de trigo, ranking, 139
óleo de girassol, ranking, 139

óleo de macadâmia, ranking, 138
óleo de milho, ranking, 139
óleo de nozes, 139, 140
óleo de palma, ranking, 138
óleo de palmiste, ranking, 138
óleo de semente de uva, ranking, 139
óleo de sementes de algodão, ranking, 139
óleo de sementes de cânhamo, 139, 140
óleo de sementes de linhaça, 139, 140
óleo de soja, ranking, 139
óleo extraído a frio, 137
óleo extraído por centrifugação, 137
óleo extraído por prensa, 137
óleo MCT, 122, 139, 140,
óleo não transgênico, 137
óleo não-orgânico, 137
óleo refinado, 137
óleo virgem, 137
óleos e gorduras cetogênicos para, 141
óleos não refinados, 137
óleos orgânicos, 137
óleos. *Veja também os tipos específicos*
ômega-3, 76, 135
ômega-6 para ômega-3 em óleos, 135
ômega-6, 135
opções para uma dieta sem, 145–147
orçamento alimentar, 80
orgânicas, 110
oxidação de carboidratos, 41

P
pão, 109, 149
para a gripe keto, 95
para acrescentar gorduras, 67
para equilibrar o consumo, 37
para quem é, 31
pasta de oleaginosas, 115,
pasta de sementes, 115,
patamar de emagrecimento, 89–94
patamares de emagrecimento, 89–94
patê de sementes, gorduras e óleos cetogênicos para, 141
patês de oleaginosas e sementes, gorduras e óleos cetogênicos para, 141
perfis Fat Fueled, 22, 30, 37, 49–56. *Veja também os perfis específicos*
petiscos, 85, 114, 117

pimenta, 129
pinhole, 144
pistache, 144
pizza, substitutos, 149
poder digestivo para gripe
   keto, 95
   poli-insaturadas (PUFAs),
   133, 134
polpa de coco, como
   superalimento para a
   dieta cetogênica, 113
ponto de fumaça, 135–136,
   138–139
potássio, para a gripe keto,
   95
Pratos com porções diárias,
   60–61
   probióticos, suplementos,
   76
problemas de saúde, 16
problemas no couro
   cabeludo, 99–101
processo de desintoxicação,
   97
produtos de animais
   alimentados no pasto,
   110–111
produtos orgânicos de
   animais alimentados no
   pasto, 110–111
proporções
propósito, como definir, 15
proteína de ovo, 126
proteína em pó, 116,
   125–127, 170
proteína vegetal, 116,
   126–127
proteínas. *Veja também os tipos
   específicos*
protocolo autoimune (AIP),
   128
prurigo pigmentosa,
   102–103

Q
qualidade dos ingredientes,
   151–152
qualidade dos, 110–111
queda de cabelo e redução
   de, 101
queda de cabelo, 100–101
queijo derretido, substituto,
   146
queijo, 108. *Veja também
   levedura nutricional*
quinoa, 109, 149

R
rabanete
ralado, 122
ranking, 138
reconhecendo, 63–65
redes de apoio, 92
   refeições diárias, 85
reforços de carboidratos,
   39–41, 43, 49, 117
repolho
resistência fisiológica à
   insulina, 96
resistência fisiológica à
   insulina, 96
resolvendo os problemas
respiração, examinando a 64
restaurantes, dieta
   cetogênica nos, 86–87
ritmo circadiano, 93
rum escuro, 120
rum, 120

S
sal do Himalaia, 124
sal kosher, 124
sal marinho cinza, eletrólitos
   em, 78
sal marinho, 124
sal refinado, 124
sal, tipos de, 124

saladas, como pedir em
   restaurantes, 87
salmão selvagem do Pacífico,
   como superalimento para
   a dieta cetogênica, 113
saltear, 141
sangue, exame de, 64
sardinha
   saturadas, 132, 134
selênio, suplemento, 77
   sem laticínios, 146
sementes
sementes cetogênicas, 144
sementes de abóbora, 144
sensibilidade aos alimentos,
   97
serotonina, 41–42
sidra, 120
sinais de que você precisa
   de mais gordura, 29
sinais do corpo, ignorando
   os, 91
siraitia (fruta-dos-monges),
   119
sódio, 78
soja, 108
solanáceas, 128, 129
sono, 41–42
sopas, gorduras e óleos
   cetogênicos para, 141
sorvete, 108, 146
stévia, 119
substituições, 146, 149
   substitutos para noodles,
   149
   substitutos, 146
superalimentos, 111–114,
   115, 116, 117
suplementos de vitaminas,
   76–77
suplementos, 76–77
sushi, como pedir em
   restaurantes, 87

T
tapas, como pedir em
   restaurantes, 87
taxa metabólica, 18
teste do café da manhã, 30
tireoide, 94
tomate, 129
trigo, 109

U
uísque, 120
urina, exame, 65

V
veganos, ajustes para, 129
verduras escuras, eletrólitos
   em, 78
viagens, 84–86
vinagre de maçã, 111

vinho branco, 120
vinho tinto, 120
vitex, suplemento, 77
vodca, 120
Vogel, Leanne, história
   pessoal, 11–13

W
whey, 127

X
xarope de milho, 109
xilitol, 119, 171

Z
zinco, suplementos, 77

REFERÊNCIAS

Abdel-Aal, El-Sayed M., Humayoun Akhtar, Khalid Zaheer, and Rashida Ali. "Dietary Sources of Lutein and Zeaxanthin Carotenoids and Their Role in Eye Health." *Nutrients* 5, no. 4 (2013): 1169–85. doi: 10.3390/nu5041169.

Afaghi, Ahmad, Helen O'Connor, and Chin Moi Chow. "High-Glycemic-Index Carbohydrate Meals Shorten Sleep Onset." *American Journal of Clinical Nutrition* 85, no. 2 (2007): 426–30. http://ajcn.nutrition.org/content/85/2/426.full.

Ainslie, Deborah A., Joseph Proietto, Barbara C. Fam, and Anne W. Thorburn. "Short-Term, High-Fat Diets Lower Circulating Leptin Concentrations in Rats." *American Journal of Clinical Nutrition* 71, no. 2 (2000): 438–42. http://ajcn.nutrition.org/content/71/2/438.full.

Alberts, Bruce, Alexander Johnson, Julian Lewis, Martin Raff, Keith Roberts, and Peter Walter. *Molecular Biology of the Cell.* 4th ed. New York: Garland Science, 2002.

Alirezaei, Mehrdad, Christopher C. Kemball, Claudia T. Flynn, Malcolm R. Wood, J. Lindsay Whitton, and William B. Kiosses. "Short-Term Fasting Induces Profound Neuronal Autophagy." *Autophagy* 6 no. 6 (2010): 702–10. doi: 10.4161/auto.6.6.12376.

Alsheikh-Ali, Alawi A., Prasad V. Maddukuri, Hui Han, and Richard H. Karas. "Effect of the Magnitude of Lipid Lowering on Risk of Elevated Liver Enzymes, Rhabdomyolysis, and Cancer." *Journal of the American College of Cardiology* 50, no. 5 (2007): 409–18. doi: 10.1016/j.jacc.2007.02.073.

Anson, Michael R., Zhihong Guo, Rafael de Cabo, Titilola Iyun, Michelle Rios, Adrienne Hagepanos, Donald K. Ingram, Mark A. Lane, and Mark P. Mattson. "Intermittent Fasting Dissociates Beneficial Effects of Dietary Restriction on Glucose Metabolism and Neuronal Resistance to Injury from Calorie Intake." *Proceedings of the National Academy of Sciences of the United States of America* 100, no. 10 (2003): 6216–20. doi: 10.1073/pnas.1035720100.

Bannai, Makoto, Nobuhiro Kawai, Kaori Ono, Keiko Nakahara, and Noboru Murakami. "The Effects of Glycine on Subjective Daytime Performance in Partially Sleep-Restricted Healthy Volunteers." *Frontiers in Neurology* 3 (2012): 61. doi: 10.3389/fneur.2012.00061.

Batterham, Rachel L., Helen Heffron, Saloni Kapoor, Joanna E. Chivers, Keval Chandarana, Herbert Herzog, Carel W. Le Roux, E. Louise Thomas, Jimmy D. Bell, and Dominic J. Withers. "Critical Role for Peptide YY in Protein-Mediated Satiation and Body-Weight Regulation." *Cell Metabolism* 4, no. 3 (2006): 223–33. doi: 10.1016/j.cmet.2006.08.001.

Béliveau, Richard, and Denis Gingras. "Role of Nutrition in Preventing Cancer." *Canadian Family Physician* 53, no. 11 (2007): 1905–11. www.ncbi.nlm.nih.gov/pmc/articles/PMC2231485/.

Berg, J. M., J. L. Tymoczko, L. Stryer. "Fuel Choice During Exercise Is Determined by Intensity and Duration of Activity." Section 30.4 in *Biochemistry,* 5th ed. New York: W. H. Freeman, 2002. www.ncbi.nlm.nih.gov/books/NBK22417/.

Bielohuby, Maximilian, Dominik Menhofer, Henriette Kirchner, Barbara J. M. Stoehr, Timo D. Müller, Peggy Stock, Madlen Hempel et al. "Induction of Ketosis in Rats Fed Low-Carbohydrate, High-Fat Diets Depends on the Relative Abundance of Dietary Fat and Protein." *Journal of Physiology—Endocrinology and Metabolism* 300, no. 1 (2010): E65–76. doi: 10.1152/ajpendo.00478.2010.

Bosse, John D., and Brian M. Dixon. "Dietary Protein to Maximize Resistance Training: A Review and Examination of Protein Spread and Change Theories." Journal of the International Society of Sports Nutrition 42, no. 9 (2012). doi: 10.1186/1550-2783-9-42.

Burdge, Graham C., and Philip C. Calder. "Conversion of Alpha-Linolenic Acid to Longer-Chain Polyunsaturated Fatty Acids in Human Adults." *Reproduction Nutrition Development* 45, no. 5 (2005): 581–97. doi: 10.1051/rnd:2005047.

Campbell-McBride, Natasha. "Cholesterol: Friend or Foe?" *Weston A. Price Foundation.* Posted on May 4, 2008. www.westonaprice.org/know-your-fats/cholesterol-friend-or-foe/.

Campos, Hannia, Jacques J. Genest, Jr., Erling Blijlevens, Judith R. McNamara, Jennifer L. Jenner, José M Ordovas, Peter W. F. Wilson, and Ernst J. Schaefer. "Low Density Lipoprotein Particle Size and Coronary Artery Disease." *Arteriosclerosis, Thrombosis, and Vascular Biology* 12, no. 2 (1992): 187–95.

Canadian Medical Association. "Intermittent Fasting: The Science of Going Without." *Canadian Medical Association Journal* 185, no. 9 (2013). doi: 10.1503/cmaj.109–4451.

Carr, Richard D., Marianne O. Larsen, Maria Sörhede Winzell, Katarina Jelic, Ola Lindgren, Carolyn F. Deacon, and Bo Ahrén. "Incretin and Islet Hormonal Responses to Fat and Protein Ingestion in Healthy Men." *American Journal of Physiology—Endocrinology and Metabolism* 295, no. 4 (1990): E779–84. doi: 10.1152/ajpendo.90233.2008.

Chalon, Sylvie, Sylvie Vancassel, Luc Zimmer, Denis Guilloteau, and Georges Durand. "Polyunsaturated Fatty Acids and Cerebral Function: Focus on Monoaminergic Neurotransmission." *Lipids* 36, no. 9 (2001): 937–44. doi: 10.1007/s11745-001-0804-7.

Chavarro, J. E., J. W. Rich-Edwards, B. Rosner, and Walter C. Willett. "A Prospective Study of Dairy Foods Intake and Anovulatory Infertility." *Human Reproduction* 22, no. 5 (2007): 1340–47. doi: 10.1093/humrep/dem019.

Conn, Jerome W. "The Advantage of a High Protein Diet in the Treatment of Spontaneous Hypoglycemia: Preliminary Report." *Journal of Clinical Investigation* 15, no. 6 (1936): 673–78. doi: 10.1172/JCI100819.

Conn, Jerome W., and L. H. Newburgh. "The Glycemic Response to Isoglucogenic Quantities of Protein and Carbohydrate." *Journal of Clinical Investigation* 15, no. 6 (1936): 665–71. doi: 10.1172/JCI100818.

Connor, William E., and Sonja L. Connor. "The Importance of Fish and Docosahexaenoic Acid in Alzheimer Disease." *American Journal of Clinical Nutrition* 85, no. 4 (2007): 929–30. http://ajcn.nutrition.org/content/85/4/929.full.

Dahl-Jorgensen, Knut, Geir Joner, and Kristian F. Hanssen. "Relationship Between Cows' Milk Consumption and Incidence of IDDM in Childhood." *Diabetes Care* 14, no. 11 (1991): 1081–83. doi: 10.2337/diacare.14.11.1081.

Daley, Cynthia A., Amber Abbott, Patrick S. Doyle, Glenn A. Nader, and Stephanie Larson. "A Review of Fatty Acid Profiles and Antioxidant Content in Grass-Fed and Grain-Fed Beef." *Nutrition Journal* 9, no. 10 (2010). doi: 10.1186/1475-2891-9-10.

Davis, P. G., and Stephen D. Phinney. "Differential Effects of Two Very Low Calorie Diets on Aerobic and Anaerobic Performance." *International Journal of Obesity* 14, no. 9 (1990): 779–87.

de Roos, Nicole M., Evert G. Schouten, and Martjin B. Katan. "Consumption of a Solid Fat Rich in Lauric Acid Results in a More Favorable Serum Lipid Profile in Healthy Men and Women than Consumption of a Solid Fat Rich in Trans-Fatty Acids." *Journal of Nutrition* 131, no. 2 (2001): 242–45.

de Souza, Russell J., Andrew Mente, Adriana Maroleanu, Adrian I. Cozma, Vanessa Ha, Teruko Kishibe, Elizabeth Uleryk et al. "Intake of Saturated and Trans Unsaturated Fatty Acids and Risk of All Cause Mortality, Cardiovascular Disease, and Type 2 Diabetes: Systematic Review

LOW CARB 153

and Meta-Analysis of Observational Studies." *British Medical Journal* 351 (2015): h3978. doi: 10.1136/bmj.h3978.

Dinan, T. G., and J. F. Cryan. "Melancholic Microbes: A Link Between Gut Microbiota and Depression?" *Neurogastroenterology and Motility* 25, no. 9 (2013): 713–19. doi: 10.1111/nmo.12198.

Dulloo, A. G., M. Fathi, N. Mensi, and L. Girardier. "Twenty-Four-Hour Energy Expenditure And Urinary Catecholamines Of Humans Consuming Low-To-Moderate Amounts Of Medium-Chain Triglycerides: A Dose-Response Study In A Human Respiratory Chamber." *European Journal of Clinical Nutrition* 50, no. 3 (1996): 152–58.

Eckel, Robert H., Alan S. Hanson, Arnold Y. Chen, Jeffrey N. Berman, Trudy J. Yost, and Eric P. Brass. "Dietary Substitution of Medium-Chain Triglycerides Improves Insulin-Mediated Glucose Metabolism in NIDDM Subjects." *Diabetes* 41, no. 5 (1992): 641–47. doi: 10.2337/diab.41.5.641.

Enig, Mary. "Saturated Fats and the Lungs." *Weston A. Price Foundation.* Posted on June 30, 2000. www.westonaprice.org/know-your-fats/saturated-fats-and-the-lungs/.

Enriori, Pablo J., Anne E. Evans, Puspha Sinnayah, and Michael A. Cowley. "Leptin Resistance and Obesity." *Obesity* 14, no. S8 (2006): 254S–58S. doi: 10.1038/oby.2006.319.

Faeh, David, Kaori Minehira, Jean-Marc Schwarz, Raj Periasamy, Seongsoo Park, and Luc Tappy. "Effect of Fructose Overfeeding and Fish Oil Administration on Hepatic De Novo Lipogenesis and Insulin Sensitivity in Healthy Men." *Diabetes* 54, no. 7 (2005): 1907–13. doi: 10.2337/diabetes.54.7.1907.

Faris, Mo'es Al-Islam E., Safia Kacimi, Ref'at A. Al-Kurd, Mohammad A. Fararjeh, Yasser K. Bustanji, Mohammad K. Mohammad, and Mohammad L. Salem. "Intermittent Fasting During Ramadan Attenuates Proinflammatory Cytokines and Immune Cells in Healthy Subjects." *Nutrition Research* 32, no. 12 (2012): 947–55. doi: 10.1016/j.nutres.2012.06.021.

Forsythe, Cassandra E., Stephen D. Phinney, Maria Luz Fernandez, Erin E. Quann, Richard J. Wood, Doug M. Bibus, William J. Kraemer, Richard D. Feinman, and Jeff S. Volek. "Comparison of Low Fat and Low Carbohydrate Diets on Circulating Fatty Acid Composition and Markers of Inflammation." *Lipids* 43, no. 1 (2008): 65–77. doi: 10.1007/s11745-007-3132-7.

Gao, Zhanguo, Jun Yin, Jin Zhang, Robert E. Ward, Roy J. Martin, Michael Lefevre, William T. Cefalu, and Jianping Ye.

"Butyrate Improves Insulin Sensitivity and Increases Energy Expenditure in Mice." *Diabetes* 58, no. 7 (2009): 1509–17. doi: 10.2337/db08-1637.

Gibson, A. A., R.V. Seimon, C. M. Lee, J. Ayre, J. Franklin, T. P. Markovic, I. D. Caterson, and A. Sainsbury. "Do Ketogenic Diets Really Suppress Appetite? A Systematic Review and Meta-Analysis." *Obesity Reviews* 16, no. 1 (2015): 64–76. doi: 10.1111/obr.12230.

Ginsberg, Henry, Jerrold M. Olefsky, George Kimmerling, Phyllis Crapo, and Gerald M. Reaven. "Induction of Hypertriglyceridemia by a Low-Fat Diet." *Journal of Clinical Endocrinology & Metabolism* 42, no. 4 (2016): 729–35. doi: 10.1210/jcem-42-4-729.

Hamazaki T., H. Okuyama, Y. Ogushi, and R. Hama. "Towards A Paradigm Shift in Cholesterol Treatment: A Re-Examination of the Cholesterol Issue in Japan." *Annals of Nutrition & Metabolism* 66, suppl. 4 (2015): 1–116. doi: 10.1159/000381654.

Hanif Palla, Amber, and Anwar-ul Hassan Gilani. "Dual Effectiveness of Flaxseed in Constipation and Diarrhea: Possible Mechanism." *Journal of Ethnopharmacology* 169 (2015): 60–8. doi: 10.1016/j.jep.2015.03.064.

Havemann, L., S. J. West, J. H. Goedecke, I. A. Macdonald, A. St. Clair Gibson, T. D. Noakes, and E. V. Lambert. "Fat Adaptation Followed by Carbohydrate Loading Compromises High-Intensity Sprint Performance." *Journal of Applied Physiology* 100, no. 1 (2006): 194–202. doi: 10.1152/japplphysiol.00813.2005.

Heilbronn, Leonie K., Steven R. Smith, Corby Martin, Stephen D. Anton, and Eric Ravussin. "Alternate-Day Fasting in Non-Obese Subjects: Effects on Body Weight, Body Composition, and Energy Metabolism." *American Journal of Clinical Nutrition* 81, no. 1 (2005): 69–73. http://ajcn.nutrition.org/content/81/1/69.long.

Henderson, Samuel T. "Ketone Bodies as a Therapeutic for Alzheimer's Disease." *Neurotherapeutics* 5, no. 3 (2008): 470–80. doi: 10.1016/j.nurt.2008.05.004.

Hibbeln, Joseph R., Levi R. G. Nieminen, Tanya L. Blasbalg, Jessica A. Riggs, and William E. M. Lands. "Healthy Intakes of N–3 and N–6 Fatty Acids: Estimations Considering Worldwide Diversity." *American Journal of Clinical Nutrition* 83, no. 6 (2006): S1483–1493S. http://ajcn.nutrition.org/content/83/6/S1483.full.

Higdon, Jane V., Barbara Delage, David E. Williams, and Roderick H. Dashwood. "Cruciferous Vegetables and Human Cancer Risk: Epidemiologic Evidence and Mechanistic Basis." *Pharmacological Research* 55, no. 3 (2007): 224–36.

Ho, K. Y., J. D. Veldhuis, M. L. Johnson, R. Furlanetto, W. S. Evans, K. G. Alberti, and M. O. Thorner. "Fasting Enhances Growth Hormone Secretion and Amplifies the Complex Rhythms of Growth Hormone Secretion in Man." *Journal of Clinical Investigation* 81, no. 4 (1988): 968–75. doi: 10.1172/JCI113450.

Hooper, Lee, Carolyn D. Summerbell, Julian P. T. Higgins, Rachel L. Thompson, Gillian Clements, Nigel Capps, George Davey Smith, Rudolph Riemersma, and Shah Ebrahim. "Reduced or Modified Dietary Fat for Preventing Cardiovascular Disease." *Cochrane Database of Systematic Reviews*, no. 2 (2000): CD002137. doi: 10.1002/14651858.CD002137.

Howard, Barbara V., Linda Van Horn, Judith Hsia, JoAnn E. Manson, Marcia L. Stefanick, Sylvia Wassertheil-Smoller, Lewis H. Kuller et al. "Low-Fat Dietary Pattern and Risk of Cardiovascular Disease the Women's Health Initiative Randomized Controlled Dietary Modification Trial." *Journal of the American Medical Association* 295, no. 6 (2006): 655–66. doi: 10.1001/jama.295.6.655.

Hu X, R.J. Jandacek, and W.S. White. "Intestinal Absorption of Beta-Carotene Ingested with a Meal Rich in Sunflower Oil or Beef Tallow: Postprandial Appearance in Triacylglycerolrich Lipoproteins in Women." *American Journal of Clinical Nutrition* 71, no. 5 (2000): 1170–80.

Jahoor, F., E. J. Peters, and R. R. Wolfe. "The Relationship Between Gluconeogenic Substrate Supply and Glucose Production in Humans." *American Journal of Physiology—Endocrinology and Metabolism* 258, no. 2 (1990): E288–96.

Johnson, James B., Warren Summer, Roy G. Cutler, Bronwen Martin, Dong-Hoon Hyun, Vishwa D. Dixit, M. Pearson et al. "Alternate Day Calorie Restriction Improves Clinical Findings and Reduces Markers of Oxidative Stress and Inflammation in Overweight Adults with Moderate Asthma." *Free Radical Biology and Medicine* 42, no. 5 (2005): 129–37. doi: 10.1016/j.freeradbiomed.2006.12.005.

Johnston, Carol S., Carol S. Day, and Pamela D. Swan. "Postprandial Thermogenesis Is Increased 100% on a High-Protein, Low-Fat Diet Versus a High-Carbohydrate, Low-Fat Diet in Healthy, Young Women." *Journal of the American College of Nutrition* 21, no. 1 (2002):55–61. doi: 10.1080/07315724.2002.10719194.

Johnstone, Alexandra M., Graham W. Horgan, Sandra D. Murison, David M. Bremner, and Gerald E. Lobley. "Effects of a High-Protein Ketogenic Diet on Hunger, Appetite, and Weight Loss in Obese Men

Feeding Ad Libitum." *American Journal of Clinical Nutrition* 87, no. 1 (2008): 44–55.

Kahlon, Talwinder S., Mei-Chen Chiu, and Mary H. Chapman. "Steam Cooking Significantly Improves In Vitro Bile Acid Binding of Collard Greens, Kale, Mustard Greens, Broccoli, Green Bell Pepper, and Cabbage." *Nutrition Research* 28, no. 6 (2008): 351–7. doi: 10.1016/j.nutres.2008.03.007.

Katayose, Yasuko, Mami Tasaki, Hitomi Ogata, Yoshio Nakata, Kumpei Tokuyama, and Makoto Satoh. "Metabolic Rate and Fuel Utilization During Sleep Assessed by Whole-Body Indirect Calorimetry." *Metabolism Clinical and Experimental* 58, no. 7 (2009): 920–26. doi: 10.1016/j.metabol.2009.02.025.

Koppes, Lando L. J., Jacqueline M. Dekker, Henk F. J. Hendriks, Lex M. Bouter, and Robert J. Heine. "Moderate Alcohol Consumption Lowers the Risk of Type 2 Diabetes." *Diabetes Care* 28, no. 3 (2005): 719–25. doi: 10.2337/diacare.28.3.719.

Krikorian, Robert, Marcelle D. Shidler, Krista Dangelo, Sarah C. Couch, Stephen C. Benoit, and Deborah J. Clegg. "Dietary Ketosis Enhances Memory in Mild Cognitive Impairment." *Neurobiology of Aging* 33, no. 2 (2012): 425e19–e27. doi: 10.1016/j.neurobiolaging.2010.10.006.

Kruger, Marlena C., and David F. Horrobin. "Calcium Metabolism, Osteoporosis and Essential Fatty Acids: A Review." *Progress in Lipid Research* 36, no. 2–3 (1997): 131–51.

Langfort, J., W. Pilis, R. Zarzeczny, K. Nazar, and H. Kaciuba-Uściłko. "Effect of Low-Carbohydrate-Ketogenic Diet on Metabolic and Hormonal Responses to Graded Exercise in Men." *Journal of Physiology Pharmacology* 47, no. 2 (1996): 361–71.

Lee, Changhan, Lizzia Raffaghello, Sebastian Brandhorst, Fernando M. Safdie, Giovanna Bianchi, Alejandro Martin-Montalvo, Vito Pistoia et al. "Fasting Cycles Retard Growth of Tumors and Sensitize a Range of Cancer Cell Types to Chemotherapy." *Science Translational Medicine* 4, no. 124 (2012): 124–27. doi: 10.1126/scitranslmed.3003293.

Linn, T., B. Santosa, D. Grönemeyer, S. Aygen, N. Scholz, M. Busch, and R. G. Bretzel. "Effect of Long-Term Dietary Protein Intake on Glucose Metabolism in Humans." *Diabetologia* 43, no. 10 (2000): 1257–65.

Malosse, D., H. Perron, A. Sasco, and J. M. Seigneurin. "Correlation Between Milk and Dairy Product Consumption and Multiple Sclerosis Prevalence: A Worldwide Study." *Neuroepidemiology* 11 (1992): 304–12. doi: 10.1159/000110946.

Martin, III., W. H., G. P. Dalsky, B. F. Hurley, D. E. Matthews, D. M. Bier, J. M. Hagberg, M. A. Rogers, D. S. King, and J. O. Holloszy. "Effect of Endurance Training on Plasma Free Fatty Acid Turnover and Oxidation During Exercise." *Journal of Physiology—Endocrinology and Metabolism* 265, no. 5 (1993): E708–14.

Mavropoulos, John C., William S. Yancy, Juanita Hepburn, and Eric C. Westman. "The Effects of a Low-Carbohydrate, Ketogenic Diet on the Polycystic Ovary Syndrome: A Pilot Study." *Nutrition & Metabolism* 2, no. 35 (2005). doi: 10.1186/1743-7075-2-35.

McBride, Patrick E. "Triglycerides and Risk for Coronary Heart Disease." *Journal of the American Medical Association* 298, no. 3 (2007): 336–38. doi: 10.1001/jama.298.3.336.

McClernon, F. Joseph, William S. Yancy, Jr., Jacqueline A. Eberstein, Robert C. Atkins, and Eric C. Westman. "The Effects of a Low-Carbohydrate Ketogenic Diet and a Low-Fat Diet on Mood, Hunger, and Other Self-Reported Symptoms." *Obesity* 15, no. 1 (2007): 182–87.

Nanji, Amin A., D. Zakim, Amir Rahemtulla, T. Daly, L. Miao, S. Zhao, S. Khwaja, S. R. Tahan, and Andrew J. Dannenberg. "Dietary Saturated Fatty Acids Down-Regulate Cyclooxygenase-2 and Tumor Necrosis Factor Alfa and Reverse Fibrosis in Alcohol-Induced Liver Disease in the Rat." *Hepatology* 26, no. 6 (1997): 1538–45. doi: 10.1002/hep.510260622.

Nanji, Amin A., Kalle Jokelainen, George L. Tipoe, Amir Rahemtulla, and Andrew J. Dannenberg. "Dietary Saturated Fatty Acids Reverse Inflammatory and Fibrotic Changes in Rat Liver Despite Continued Ethanol Administration." *Journal of Pharmacology and Experimental Therapeutics* 299, no. 2 (2001): 638–44.

Noakes, Manny, Jennifer B. Keogh, Paul R. Foster, and Peter M. Clifton. "Effect of an Energy-Restricted, High-Protein, Low-Fat Diet Relative to a Conventional High-Carbohydrate, Low-Fat Diet on Weight Loss, Body Composition, Nutritional Status, and Markers of Cardiovascular Health in Obese Women." *American Journal of Clinical Nutrition* 81, no. 6 (2005): 1298–306.

Odegaard, Andrew O., and Mark A. Pereira. "Trans Fatty Acids, Insulin Resistance, and Type 2 Diabetes." *Nutrition Reviews* 64, no. 8 (2006): 364–72. doi: 10.1111/j.17534887.2006.tb00221.x.

Phinney, S. D., B. R. Bistrian, W. J. Evans, E. Gervino, and G. L. Blackburn. "The Human Metabolic Response to Chronic Ketosis Without Caloric Restriction: Preservation of Submaximal Exercise Capability with Reduced Carbohydrate Oxidation." *Metabolism* 32, no. 8 (1983): 769–76.

Raatz, Susan K., Jeffrey T. Silverstein, Lisa Jahns, and Matthew J. Picklo, Sr. "Issues of Fish Consumption for Cardiovascular Disease Risk Reduction." *Nutrients* 5, no. 4 (2013): 1081–97. doi: 10.3390/nu5041081.

Redman, Leanne M., Leonie K. Heilbronn, Corby K. Martin, Lilian de Jonge, Donald A. Williamson, James P. Delany, and Eric Ravussin. "Metabolic and Behavioral Compensations in Response to Caloric Restriction: Implications for the Maintenance of Weight Loss." *PLoS ONE* (2009). doi: 10.1371/journal.pone.0004377.

Ridker, Paul M., Nader Rifai, Lynda Rose, Julie E. Buring, and Nancy R. Cook. "Comparison Of C-Reactive Protein and Low-Density Lipoprotein Cholesterol Levels in The Prediction of First Cardiovascular Events." *New England Journal of Medicine* 347 (2002): 1557–65. doi: 10.1056/NEJMoa021993.

Russo, Gian Luigi. "Dietary N-6 And N-3 Polyunsaturated Fatty Acids: From Biochemistry to Clinical Implications in Cardiovascular Prevention." *Biochemical Pharmacology* 77, no. 6 (2009): 937–46. doi: 10.1016/j.bcp.2008.10.020.

Santos, F. L., S. S. Esteves, A. da Costa Pereira, William S. Yancy, Jr., and J. P. L. Nunes. "Systematic Review and Meta-Analysis of Clinical Trials of the Effects of Low Carbohydrate Diets on Cardiovascular Risk Factors." *Obesity Reviews* 13, no. 1 (2012): 1048–66. doi: 10.1111/j.1467-789X.2012.01021.x.

Seale, J. L., and J. M. Conway. "Relationship Between Overnight Energy Expenditure and BMR Measured in a Room-Sized Calorimeter." *European Journal of Clinical Nutrition* 53, no. 2 (1999): 107–11.

Seely, Stephen, and David F. Horrobin. "Diet and Breast Cancer: The Possible Connection with Sugar Consumption." *Medical Hypotheses* 11, no. 3 (1983): 319–27. doi: 10.1016/0306-9877(83)90095-6.

Seyfried, Thomas N., and Laura M. Shelton. "Cancer as a Metabolic Disease." *Nutrition & Metabolism* 7, no. 7 (2010). doi: 10.1186/1743-7075-7-7.

Shimomura, Iichiro, Robert E. Hammer, Shinji Ikemoto, Michael S. Brown, and Joseph L. Goldstein. "Letters to Nature." *Nature* 401 (1999): 73–76. doi: 10.1038/43448.

Siri-Tarino, Patty W., Qi Sun, Frank B. Hu, and Ronald M. Krauss. "Saturated Fat, Carbohydrate, and Cardiovascular Disease." *American Journal of Clinical Nutrition* 91, no. 3 (2010): 502–9. doi: 10.3945/ajcn.2008.26285.

Slavin, Joanne. "Fiber and Prebiotics: Mechanisms and Health Benefits." *Nutrients* 5, no. 4 (2013): 1417–35. doi: 10.3390/nu5041417.

Sofer, Sigal, Abraham Eliraz, Sara Kaplan, Hillary Voet, Gershon Fink, Tzadok Kima, and Zecharia Mada. "Greater Weight Loss and Hormonal Changes After 6 Months Diet with Carbohydrates Eaten Mostly at Dinner." *Obesity* 19, no. 10 (2011): 2006–14. doi: 10.1038/oby.2011.48.

St-Onge, Marie-Pierre, and Aubrey Bosarge. "Weight-Loss Diet That Includes Consumption of Medium-Chain Triacylglycerol Oil Leads to a Greater Rate of Weight and Fat Mass Loss Than Does Olive Oil." *American Journal of Clinical Nutrition* 87, no. 3 (2008): 621–26. http://ajcn.nutrition.org/content/87/3/621.long.

St-Pierre, Annie C., Bernard Cantin, Gilles R. Dagenais, Pascale Mauriège, Paul-Marie Bernard, Jean-Pierre Després, and Benoît Lamarche. "Low-Density Lipoprotein Subfractions And the Long-Term Risk of Ischemic Heart Disease in Men: 13-Year Follow-Up Data from the Québec Cardiovascular Study." *Arteriosclerosis, Thrombosis, and Vascular Biology* 25, no. 3 (2005): 553–59, doi: 10.1161/01. ATV.0000154144.73236.f4.

Stubbs, R. J., and C. G. Harbron. "Covert Manipulation of the Ratio of Medium- to Long-Chain Triglycerides in Isoenergetically Dense Diets: Effect on Food Intake in Ad Libitum Feeding Men." *International Journal of Obesity and Related Metabolic Disorders* 20, no. 5 (1996): 435–44.

Sumithran, P., L. A. Prendergast, E. Delbridge, K. Purcell, A. Shulkes, A. Kriketos, and J. Proietto. "Ketosis and Appetite-Mediating Nutrients and Hormones After Weight Loss." *European Journal of Clinical Nutrition* 67, no. 7 (2013): 759–64. doi: 10.1038/ejcn.2013.90.

Swallow, Dallas M. "Genetics of Lactase Persistence and Lactose Intolerance." *Annual Review of Genetics* 37 (2003): 197–219. doi: 10.1146/annurev.genet.37.110801.143820.

Swanson, Danielle, Robert Block, and Shaker A. Mousa. "Omega-3 Fatty Acids EPA and DHA: Health Benefits Throughout Life." *Advances in Nutrition* 3 (2012): 1–7. doi: 10.3945/an.111.000893.

Tarpila, S., A. Aro, I. Salminen, A. Tarpila, P. Kleemola, J. Akkila, and H. Adlercreutz. "The Effect of Flaxseed Supplementation in Processed Foods on Serum Fatty Acids and Enterolactone." *European Journal of Clinical Nutrition* 56, no. 2 (2002): 157–65. doi: 10.1038/sj.ejcn.1601298.

Taubes, Gary. "The Soft Science of Dietary Fat." *Science* 291 (2001): 2536–45. doi: 10.1126/science.291.5513.2536.

Thomas, Jaya Mary, Joyamma Varkey, and Bibin Baby Augustine. "Association Between Serum Cholesterol, Brain Serotonin, and Anxiety: A Study in Simvastatin Administered Experimental Animals." *International Journal of Nutrition, Pharmacology, Neurological Diseases* 4, no. 1 (2014): 69–73. doi: 10.4103/2231-0738.124617.

Toth, Peter P. "The 'Good Cholesterol': High-Density Lipoprotein." *Circulation* 111 (2005): e89–91. doi: 10.1161/01. CIR.0000154555.07002.CA.

Van Wymelbeke, V., A. Himaya, J. Louis-Sylvestre, and M. Fantino. "Influence of Medium-Chain and Long-Chain Triacylglycerols on the Control of Food Intake in Men." *American Journal of Clinical Nutrition* 68, no. 2 (1998): 226–34.

Veldhorst, Margriet A. B., Margriet S. Westerterp-Plantenga, and Klaas R. Westerterp. "Gluconeogenesis and Energy Expenditure After a High-Protein, Carbohydrate-Free Diet." *American Journal of Clinical Nutrition* 90, no. 3 (2009): 519–26. doi: 10.3945/ajcn.2009.27834.

Verhoeven, D. T. H., R. A. Goldbohm, G. van Poppel, H. Verhagen, and P. A. van den Brandt. "Epidemiological Studies on Brassica Vegetables and Cancer Risk." *Cancer Epidemiology, Biomarkers & Prevention* 5, no. 9 (1996): 733–48.

Volek, Jeff S., Maria Luz Fernandez, Richard D. Feinman, and Stephen D. Phinney. "Dietary Carbohydrate Restriction Induces a Unique Metabolic State Positively Affecting Atherogenic Dyslipidemia, Fatty Acid Partitioning, and Metabolic Syndrome." *Progress in Lipid Research* 47 (2008): 307–18. doi: 10.1016/j.plipres.2008.02.003.

Volkow, N. D., G. J. Wang, J. S. Fowler, D. Tomasi, and R. Baler. "Food and Drug Reward: Overlapping Circuits in Human Obesity and Addiction." In *Brain Imaging in Behavioral Neuroscience*, edited by Cameron S. Carter and Jeffrey W. Dailey, 1–24. Heidelberg: Springer Berlin Heidelberg, 2012. doi: 10.1007/7854_2011_169.

Wake Forest University Baptist Medical Center. "Trans Fat Leads to Weight Gain Even on Same Total Calories, Animal Study Shows." Published June 19, 2006. www.wakehealth.edu/News-Releases/2006/Trans_Fat_Leads_To_Weight_Gain_Even_on_Same_Total_Calories,_Animal_Study_Shows.htm.

Watras, Abigail C., A. C. Buchholz, R. N. Close, Z. Zhang, and D. A. Schoeller. "The Role of Conjugated Linoleic Acid in Reducing Body Fat and Preventing Holiday Weight Gain." *International Journal of Obesity* 31, no. 3 (2007): 481–87. doi: 10.1038/sj.ijo.0803437.

Weigle, David S., Patricia A. Breen, Colleen C. Matthys, Holly S. Callahan, Kaatje E. Meeuws, Verna R. Burden, and Jonathan Q. Purnell. "A High-Protein Diet Induces Sustained Reductions in Appetite, Ad Libitum Caloric Intake, and Body Weight Despite Compensatory Changes in Diurnal Plasma Leptin and Ghrelin Concentrations." *American Journal of Clinical Nutrition* 82, no. 1 (2005): 41–48. http://ajcn.nutrition.org/content/82/1/41.long.

Westman, Eric C., and Mary C. Vernon. "Has Carbohydrate-Restriction Been Forgotten as a Treatment for Diabetes Mellitus? A Perspective on the ACCORD Study Design." *Nutrition & Metabolism* 5 (2008): 10. doi: 10.1186/1743-7075-5-10.

Wolk, Alicja, Reinhold Bergström, David Hunter, Walter C. Willett, Håkan Ljung, Lars Holmberg, Leif Bergkvist, Åke Bruce, and Hans-Olov Adami. "A Prospective Study of Association of Monounsaturated Fat and Other Types of Fat with Risk of Breast Cancer." *Archives of Internal Medicine* 158, no. 1 (1998): 41–45. doi: 10.1001/archinte.158.1.41.

Wu, Felicia, Shaina L. Stacy, and Thomas W. Kensler. "Global Risk Assessment of Aflatoxins in Maize and Peanuts: Are Regulatory Standards Adequately Protective?" *Toxicological Sciences* 135, no. 1 (2013): 251–59. doi: 10.1093/toxsci/kft132.

Yancy Jr., William S., Marjorie Foy, Allison M. Chalecki, Mary C. Vernon, and Eric C. Westman. "A Low-Carbohydrate, Ketogenic Diet to Treat Type 2 Diabetes." *Nutrition & Metabolism* 2, no. 34 (2005). doi: 10.1186/1743-7075-2-34.

Zhong, Zhi, Michael D. Wheeler, Xiangli Li, Matthias Froh, Peter Schemmer, Ming Yin, Hartwig Bunzendaul, Blair Bradford, and John J. Lemasters. "L-Glycine: A Novel Antiinflammatory, Immunomodulatory, and Cytoprotective Agent." *Current Opinion in Clinical Nutrition & Metabolic Care* 6, no. 2 (2003): 229–40.

CONFIRA TODAS AS RECEITAS NO LIVRO

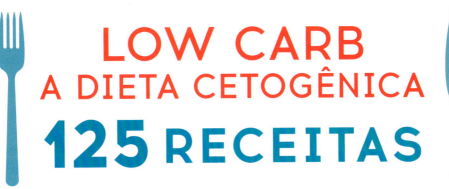

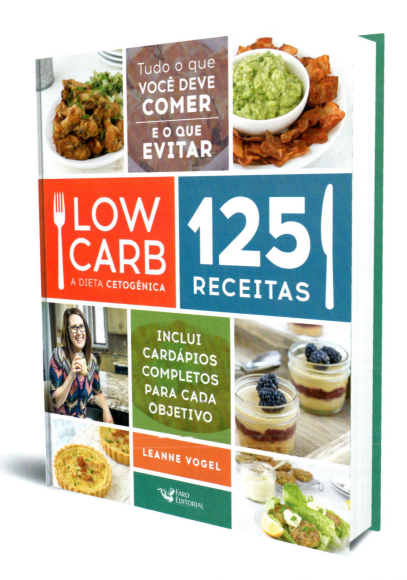

Nas páginas a seguir as duas receitas preferidas da Leanne: o Latte Turbinado e a Limonada Keto.

LATTE TURBINADO

PREPARO: 5 minutos   **RENDIMENTO:** 1 porção de 475 ml ou 2 porções de 240 ml

SEM OVO • MENOS FODMAPS • SEM SOLANÁCEAS • SEM OLEAGINOSAS   **OPÇÃO:** VEGANO

Este latte cremoso é uma versão melhorada do clássico café keto amanteigado, mas sem manteiga. E tem um saborzinho de chocolate branco! Criei a bebida especialmente para ajudar a queimar gorduras durante toda a manhã e, ao mesmo tempo, equilibrar os hormônios e afastar aquela vontade intensa de comer. Se beber o Latte turbinado sozinho, de manhã, você continua em jejum. Caso queira comer alguma coisa, pode dividir a bebida em duas porções (guarde uma para o dia seguinte) e servir com delícias keto como bacon, ovos e verduras! Se não tiver um liquidificador possante para bater as sementes de cânhamo, substitua o ingrediente por sua pasta low carb preferida de oleaginosas ou sementes.

- 1¾ xícara/415 ml de café (normal ou descafeinado) ou chá quentes
- 1 colher (sopa) de óleo MCT ou óleo de coco
- 1 colher (sopa) de manteiga de cacau
- 1 colher (sopa) de sementes de cânhamo sem casca
- 2 a 4 gotas de stévia líquida (opcional)
- ¼ colher (chá) de extrato de baunilha ou baunilha em pó
- Uma pitada de sal do Himalaia fino (opcional)
- 1 colher (sopa) de peptídeos de colágeno ou proteína em pó ou 1½ colher (chá) de gelatina sem sabor
- Uma pitada de canela em pó, para decorar

1. Coloque o café quente, o óleo, a manteiga de cacau, as sementes de cânhamo, a stévia, a baunilha e o sal em um liquidificador potente (leia cima). Bata em velocidade alta por 1 minuto, ou até pulverizar as sementes.

2. Durante os 10 segundos finais, acrescente o colágeno e continue a bater.

3. Transfira para uma caneca, polvilhe a caneca e sirva.

GUARDE: Mantenha em um recipiente de fecho hermético, na geladeira, por até 3 dias.

REAQUEÇA: Em uma panela, em fogo médio, mexendo sempre até começar a borbulhar. Ou no micro-ondas, até obter a temperatura desejada.

PREPARO ANTECIPADO: Faça ou café ou chá, espere esfriar e guarde na geladeira por até 3 dias. Na hora de preparar o Latte, reaqueça no fogão ou no micro-ondas e siga as instruções acima.

VEGANO: Substitua o colágeno por mais 2 colheres (sopa) de sementes de cânhamo sem casca.

VARIAÇÃO: "CHOCOLATE" QUENTE. Misture 1¾ xícara/415 ml de café ou chá quentes (o chá de hortelã fica delicioso nesta versão!), 1 colher (sopa) de manteiga de cacau, 1 colher (sopa) de óleo MCT ou óleo de coco, 1 colher (sopa) de sementes de chia, 1 colher (sopa) de cacau em pó, 2 a 4 gotas de stévia líquida (opcional), uma pitada de sal do Himalaia fino (opcional) e 1 colher (sopa) de peptídeos de colágeno ou proteína em pó, ou 1½ colher (chá) de gelatina sem sabor.

VARIAÇÃO: FESTA DO COCO. Misture 1¾ xícara/415 ml de café ou chá quentes, 1 colher (sopa) de óleo de coco, 1 colher (sopa) de óleo MCT, 1 colher (sopa) de manteiga de cacau derretida, ¼ colher (chá) de extrato de baunilha ou baunilha em pó, 2 a 4 gotas de stévia líquida (opcional), uma pitada de sal do Himalaia fino (opcional) e 1 colher (sopa) de peptídeos de colágeno ou proteína em pó, ou 1½ colher (chá) de gelatina sem sabor.

VARIAÇÃO: LATTE DE CHÁ VERDE. Misture 1¾ xícara/415 ml de água quente, 2 colheres (sopa) de óleo de coco, 2 colheres (sopa) de leite de coco integral, 2 colheres (chá) de matchá em pó, 2 a 4 gotas de stévia líquida (opcional) e 1 colher (sopa) de peptídeos de colágeno ou proteína em pó, ou 1½ colher (chá) de gelatina sem sabor.

VARIAÇÃO: EGGNOG. Misture 1¾ xícara/415 ml de café ou chá quentes, 2 colheres (sopa) de leite de coco integral, 1 colher (sopa) de óleo MCT, ½ colher (chá) de canela em pó, ¼ colher (chá) de noz-moscada em pó, 2 a 4 gotas de stévia líquida (opcional) e 1 colher (sopa) de peptídeos de colágeno ou proteína em pó, ou 1½ colher (chá) de gelatina sem sabor.

VARIAÇÃO: LATTE AIURVÉDICO. Misture 1¾ xícara/415 ml de café ou chá quentes, 1 colher (sopa) de óleo de coco, 1 colher (sopa) de óleo MCT, 1 colher (sopa) de tahini, ½ colher (chá) de cúrcuma em pó, ¼ colher (chá) de cardamomo moído, ¼ colher (chá) de gengibre em pó, 2 a 4 gotas de stévia líquida (opcional), uma pitada de sal do Himalaia fino (opcional) e 1 colher (sopa) de peptídeos de colágeno ou proteína em pó, ou 1½ colher (chá) de gelatina sem sabor.

INFORMAÇÕES NUTRICIONAIS (PORÇÃO DE 475 ML):
calorias: 339 | calorias de gorduras: 301 | gordura total: 33,4 g | gordura saturada: 24,9 g | colesterol: 0 mg
sódio: 192 mg | carboidratos: 1 g | fibras: 1 g | carboidratos líquidos: 0 g | açúcar: 0 g | proteína: 8,5 g

PROPORÇÕES:
gorduras: 89%   carboidratos: 1%   proteínas: 10%

LIMONADA KETO

PREPARO: 3 minutos   **RENDIMENTO:** 1,1 litro

SEM COCO • SEM OVO • MENOS FODMAPS • SEM SOLANÁCEAS • SEM OLEAGINOSAS • VEGANO

Feita para você beber o dia todo, esta limonada é perfeita para prevenir a temível gripe keto por causa da quantidade épica de eletrólitos que possui naturalmente. Para se garantir, consuma durante sua adaptação à dieta cetogênica. Se não costuma ingerir suco de babosa e quiser experimentar, comece com 1 colher (sopa) e vá aumentando a quantidade. Meu intestino fica fantástico quando acrescento o ingrediente à Limonada keto – e pode funcionar com o seu também! É possível encontrar o suco engarrafado na maior parte das lojas de produtos naturais e farmácias. Se precisar de proteínas, acrescente umas duas colheradas de colágeno.

- 4 xícaras/950 ml de água
- ⅓ xícara/80 ml de suco fresco de limão-siciliano
- 1 a 4 colheres (sopa) de suco de babosa feito da parte central da planta (opcional)
- ¼ colher (chá) de sal do Himalaia fino
- 4 a 6 gotas de stévia líquida (opcional)
- 1 xícara/160 g de cubos de gelo, para servir
- Folhas de hortelã fresca, para decorar (opcional)
- 1 limão-siciliano em fatias finas, para servir (opcional)

1. Coloque a água, o suco de limão, o suco de babosa, o sal e a stévia em um recipiente com tampa, a exemplo de um vidro. Tampe e chacoalhe.

2. Na hora de beber, transfira para um copo e junte o gelo. Se quiser, decore com algumas folhas de hortelã e fatias de limão.

> **GUARDE:** *Em um recipiente de fecho hermético, na geladeira, por até 3 dias.*
>
> **VARIAÇÃO:** *LIMONADA KETO DE LIMÃO-TAITI. Substitua o suco de limão-siciliano por suco de limão-taiti.*

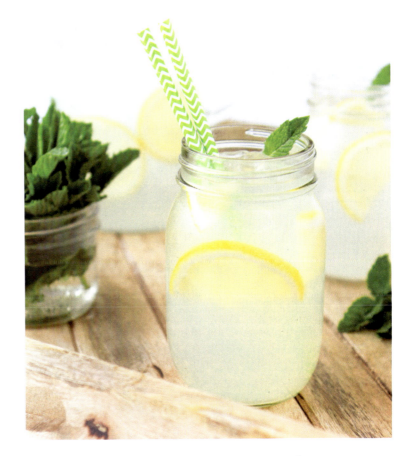

INFORMAÇÕES NUTRICIONAIS:
calorias: 20 | calorias de gorduras: 6 | gordura total: 0,7 g | gordura saturada: 0,7 g | colesterol: 0 mg
sódio: 6 mg | carboidratos: 2,7 g | fibras: 0 g | carboidratos líquidos: 0 g | açúcar: 1,7 g | proteína: 0,7 g

PROPORÇÕES:

gorduras	carboidratos	proteínas
32%	54%	14%

ASSINE NOSSA NEWSLETTER E RECEBA INFORMAÇÕES DE TODOS OS LANÇAMENTOS

www.faroeditorial.com.br

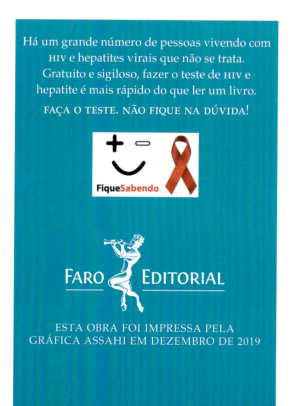